全国高等医药院校临床实习指南系列教材
全国高等医药院校规划教材

案例版™

编写委员会主任委员　张晓杰

编写委员会副主任委员　毕红霞　罗庆东　宁景志　李晓华

医学影像学临床实习指南

主　编　蔡庆斌　李晓华　高一群

副主编　宁景志　刘海丽　刘　琳

编　委（以姓氏汉语拼音为序）

毕红霞　蔡庆斌　丁国旭　丁　岩　高一群

姜　敏　李宏伟　李晓华　刘海丽　刘　琳

孟　鑫　莫庆国　宁景志　沈建飞　隋雪峰

孙兴元　王　丽　王淑英　温丽娟　奚永强

辛明志　闫文颢　张　强　张忠太　赵宏宇

科学出版社

北京

举报电话:010-64030229;010-64034315;13501151303(打假办)

内 容 简 介

　　本书是依据医学影像学的最新教学大纲要求,结合多年的临床实践经验,按照影像诊断学、介入放射学两部分进行编写的。将疾病按部位分类划分章节,每种疾病以案例式分别列出病史摘要、典型影像学图片、影像学表现及诊断、病理诊断,并在理论知识中概述了相应疾病的病理基础、临床表现及鉴别诊断等知识要点。每章节后还列出了思考题及参考答案。

　　本书配置了大量的图片,力求系统、全面、图文并茂地为学生讲解临床常见疾病的影像学表现。本书既可以作为医学生临床影像实习的指导用书,又可作为临床医务工作者学习影像诊断知识的参考书。

图书在版编目(CIP)数据

医学影像学临床实习指南 / 蔡庆斌,李晓华,高一群主编 .—北京:科学出版社,2013.2

全国高等医药院校临床实习指南系列教材·全国高等医药院校规划教材

ISBN 978-7-03-036649-8

Ⅰ. 医…　Ⅱ.①蔡…　②李…　③高…　Ⅲ. 影像诊断-实习-医学院校-教学参考资料　Ⅳ. R445-45

中国版本图书馆 CIP 数据核字(2013)第 022931 号

责任编辑:王　颖　周万灏 / 责任校对:彭　涛
责任印制:徐晓晨 / 封面设计:范璧合

科 学 出 版 社 出版
北京东黄城根北街 16 号
邮政编码:100717
http://www.sciencep.com

北京凌奇印刷有限责任公司 印刷
科学出版社发行　各地新华书店经销

*

2013 年 2 月第　一　版　　开本:787×1092　1/16
2021 年 1 月第二次印刷　　印张:22 1/2
字数:535 000
定价:88.00 元
(如有印装质量问题,我社负责调换)

序

　　医学是复杂的实践科学,医学实践教学在整个医学教育中占有极为重要的地位,提高医学实践教学质量将有助于提高医学教育的整体水平。临床实习是培养医学生综合运用所学的基础理论、专业知识、基本技能等处理临床实际问题的重要环节,对医学生临床综合思维能力的培养起着关键作用。近年来,由于诸多原因,致使部分住院医师不注重临床技能的提高,分析问题、解决问题的能力得不到有效提升,严重影响未来医疗事业的发展和为广大群众服务的质量。国内很多院校对传统的实践教学进行积极改革和有益的尝试,积累了非常宝贵的经验。目前虽有诸多高等医药院校临床实习教材,但适用于医学生临床实习的案例版实习指南系列教材却较为少见。2011年国家教育部下发的《关于全面提高高等教育质量的若干意见》,对教育教学改革和提高教学质量提出了更高的要求。

　　在上述背景下,齐齐哈尔医学院成立了以附属第三医院为主的《全国高等医药院校临床实习指南系列教材》编写委员会,组织具有丰富临床和教学经验的专家、教授共同编写了这套教材。全套教材吸收了临床教学专家多年医学教学的改革经验,在总结临床实习教学经验,不断积累典型案例的基础上编写而成,涵盖了内科学,外科学,妇产科学、儿科学,眼科学、耳鼻咽喉-头颈外科学,医学影像学,神经与精神病学等六册十个学科。其内容除包括丰富的临床典型案例及分析外,还配备了大量灵活多变的临床综合思考题。

　　该套临床实习指南系列教材具有创新性,其特点是构思新颖、视角独特。以临床思维为抓手,激发学生积极参与临床实习的兴趣,培养学生自主学习的能力;以典型案例为切入点,深入浅出,立足多角度、多视野、多途径锻炼医学生的临床综合分析能力;以国家执业医师考试为准绳,培养学生理论与实践相结合的能力。本套教材不仅适用于各专业医学生的临床实习,也是住院医师规范化培训不可多得的教材。

　　本套教材的编写与应用已经被批准为黑龙江省新世纪教改工程项目,部分成果已经应用于临床实习并取得较好的成果。

　　本套教材的编写出版,得到了齐齐哈尔医学院有关部门领导、专家的支持和指导,同时出版社给予了总体策划、严格审校,更凝聚了众多临床一线教师的心血与智慧。谨在此一并表示衷心的感谢。

　　虽然编写组在编写过程中不断总结、修改并反复完善,但仍难免存在缺陷和不足,衷心希望使用该套教材的广大教师、学生及临床医生提出宝贵的意见,以便我们进一步修订完善,亦敬请同行不吝赐教。

《全国高等医药院校临床实习指南系列教材》编写委员会

2012 年 7 月

前　言

　　临床实习是临床理论教学的延续,是理论联系实践的关键性培养阶段,是巩固知识、锻炼技能、开拓思维的重要过程。它要求医学生通过临床实习熟练掌握临床基本技能,学习临床工作方法,以达到能够独立进行常见病、多发病诊治的目的。

　　为适应现代医学专业的培养模式和提高临床实习的教学质量的要求,依据医学影像学的最新教学大纲要求,我们组织了实践经验丰富的临床专家教授,编写了这本临床实习指南。

　　本书应用了案例式的编写模式:首先根据病史提出病历摘要及影像资料,其次结合病例,提出影像学诊断及病理诊断有关的问题,然后引出重点理论知识,其中包括相应疾病的病理基础、临床表现及鉴别诊断等知识要点,最后附有复习思考题,并给出简明扼要的参考答案;以加深理解和掌握知识点。旨在加强临床理论向临床实践的过渡,为学生走上工作岗位打下基础。

　　本书内容系统全面、简明扼要、重点突出,临床实用性和可操作性强,突出"三基"要求,知识点明确,可以使学生在尽可能短的时间内掌握所学课程的知识点。

　　本书以 5 年制医学本科生为基本点,以临床医学专业为重点对象,并兼顾预防、基础、口腔、麻醉、影像等专业要求。

　　本书含有大量真实的临床案例,供高等医药院校医学生临床实习时使用;同时,案例和案例分析题紧跟国家执业医师资格考试和研究生入学考试案例分析的命题方向,可供参加这类考试的人员使用。

　　尽管我们在编写过程中作出了很大的努力,但由于医学影像学领域发展迅速和作者水平有限,书中难免有纰漏,望广大读者指正,以便再版时改进。

蔡庆斌
2012 年 5 月 17 日

目　录

第一篇　影像诊断学

第二篇　介入放射学

第一篇　影像诊断学

第一章　中枢神经系统疾病
第一节　颅内肿瘤
一、星形细胞瘤

病例 1-1-1

【病史摘要】　男性,42 岁。发作性意识丧失伴抽搐 2 年(图 1-1-1)。

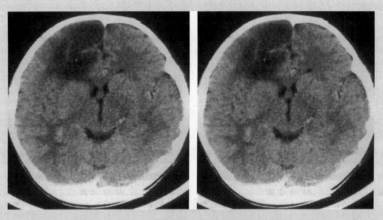

图 1-1-1　右额叶星形细胞瘤的 CT 表现

【CT 表现】　增强扫描示右额叶及大脑纵裂前部见大片状低密度肿块,大小为 5.0cm×6.1cm,其中可见与脑实质等密度的线条状影,病变边缘稍模糊。右侧脑室前角受压变窄,并向左后移位。

【CT 诊断】　右额叶星形细胞瘤。

病例 1-1-2

【病史摘要】　男性,61 岁。突然言语不清,伴左侧肢体活动不便 1 周(图 1-1-2)。

【CT 表现】　平扫示右颞叶一密度近似脑脊液的囊性肿块,大小为 5.8cm×4.2cm,右侧脑室前角闭塞并连同透明隔左移。增强扫描示低密度肿块不强化,其前部有一个 2.5cm×1.8cm 的结节状轻度强化区,突入囊区内;囊壁较薄,密度稍高,病灶后方见带状及片状稍低密度区。

【CT 诊断】　星形细胞瘤。

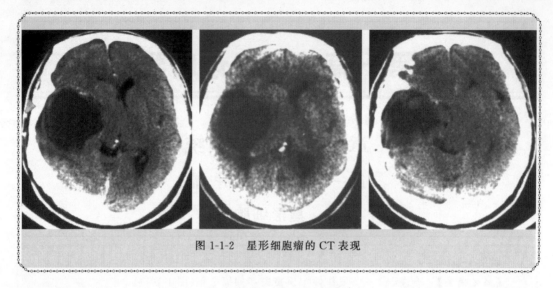

图 1-1-2 星形细胞瘤的 CT 表现

临床思维:星形细胞瘤

星形细胞瘤成人多发生于大脑,儿童多见于小脑。按肿瘤组织学分为 6 种类型,且依细胞分化程度之不同分属于不同级别。即:毛细胞型星形细胞瘤(Ⅰ级)、室管膜下巨细胞星形细胞瘤(Ⅰ级)、弥漫性星形细胞瘤(Ⅱ级)、多形性黄色星形细胞瘤(Ⅱ级)、间变性星形细胞瘤(Ⅲ级)和胶质母细胞瘤(Ⅳ级)。

(1) Ⅰ、Ⅱ级肿瘤的边缘较清楚,多表现为瘤内囊腔或囊腔内瘤结节,肿瘤血管较成熟,CT显示以低密度为主,坏死囊变少,占位征象轻,强化少。

(2) Ⅲ、Ⅳ级肿瘤呈弥漫浸润生长,肿瘤轮廓不规则,分界不清,易发生坏死、出血和囊变,肿瘤血管丰富且分化不良。CT 显示以混杂密度为主,呈花环状,坏死囊变多,占位征象重,肿瘤均有强化。

二、少突胶质细胞瘤

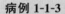

病例 1-1-3
【病史摘要】 女性,58 岁。发作性右侧肢体抽搐 10 个月,近期加重(图 1-1-3)。

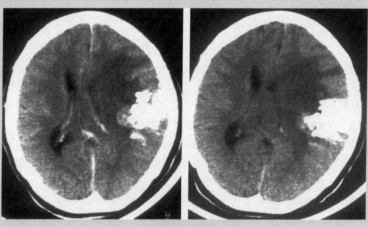

图 1-1-3 少突胶质细胞瘤的 CT 表现

【CT 表现】　平扫左颞顶叶、额叶皮质下等密度与稍高密度的肿块,以高密度的钙化为主,呈条索状,大小为 5.0cm×4.8cm,肿块中线侧有低密度的水肿带,左侧脑室受压变窄。增强扫描原等密度肿块轻度强化,而钙化区未见强化。

【CT 诊断】　少突胶质细胞瘤。

病例 1-1-4

【病史摘要】　男性,31 岁。发作性肢体抽搐 4 月(图 1-1-4)。

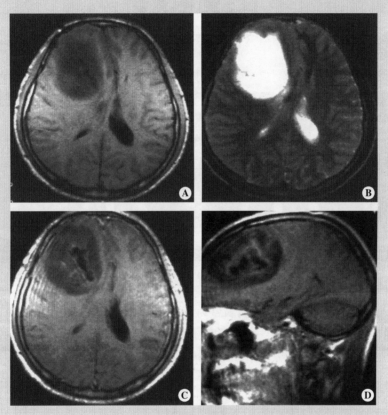

图 1-1-4　少突胶质细胞瘤的 MR 表现

【MR 表现】

　　A. 平扫轴位 T1WI 右额叶大片稍长 T1 信号,边缘较清,其间有条状较长 T1 病灶,水肿不明显,侧脑室受压。

　　B. 平扫轴位 T2WI 上述病灶呈长 T2 信号,其中有点状短 T2 信号。

　　C. 增强轴位 T1WI 上述病灶不规则的多囊状强化。

　　D. 增强矢位 T1WI 上述病灶内呈不规则囊状强化。

【MR 诊断】　少突胶质细胞瘤。

临床思维:少突胶质细胞瘤

　　本病好发于成人,病程进展缓慢。癫痫、神经障碍、偏瘫或偏身感觉障碍为主要表现。肿瘤多发生于大脑的周边,以额叶为多,其次是顶叶和颞叶。

【影像学表现】

1. CT 钙化是少突胶质瘤的特点,约70％的病例有钙化。钙化可呈局限点片状、弯曲条索状、不规则团块状、皮层脑回状。少突胶质细胞瘤多成类圆形,边界不清楚。肿瘤囊变出现率随恶性程度增加而增加,可伴有出血。

2. MRI 少突胶质细胞瘤在T1WI为低信号,T2WI为高信号。钙化均为低信号。低恶度肿瘤边界清楚可有轻度或无水肿,轻度占位。高恶度肿瘤钙化不明显,边界不清,有明显占位象征。

三、室管膜瘤

病例 1-1-5

【病史摘要】 男性,58岁。头痛1周(图1-1-5)。

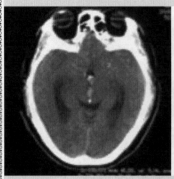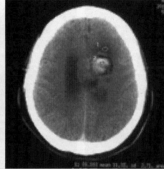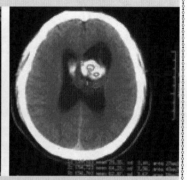

图 1-1-5 颅内多发室管膜瘤的CT表现

【CT表现】 第四脑室及双侧侧脑室内散在多发大小不等高密度结节影,大小约为30mm×25mm,CT值41～68HU,最大者位于左侧脑室体内,边缘见小囊变区。双侧侧脑室明显扩张积水。脑实质未见异常密度改变。

【CT诊断】 颅内多发室管膜瘤。

【病理诊断】 室管膜瘤。

临床思维:室管膜瘤

室管膜瘤(ependymoma)来源于脑室与脊髓中央管的室管膜细胞或脑内白质室管膜细胞巢的中枢神经系统肿瘤。男多于女,多见于儿童及青年。约75％位于幕下,幕上仅占25％。肿瘤大多位于脑室内,少数瘤主体在脑组织内。

【影像学表现】

1. CT 平扫肿瘤呈菜花状的等密度或混杂密度肿块。肿瘤位于第四脑室时,一般在瘤周可见残存的脑室;呈带状或新月形阳性脑脊液密度区,幕上肿瘤常发生在脑室周围,多位于顶、枕叶。少数肿瘤有钙化,呈单发或多发点状。肿瘤常有囊性变;增强扫描肿瘤呈中等强化。可发生阻塞性脑积水。发生室管膜下转移时,侧脑室周边可见局灶性密度增高块影或条状密度增高影。

2. MR 肿瘤呈分叶状,边界清楚。在T1WI为略低信号或等信号,T2WI为高信号,肿瘤血管显示为低信号。注射Gd-DTPA肿瘤有明显强化,常有脑积水。

四、脑 膜 瘤

病例 1-1-6

【病史摘要】　女性,49 岁。右侧头痛、记忆力减退 2 个月(图 1-1-6)。

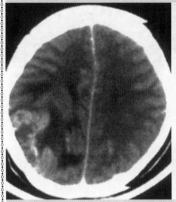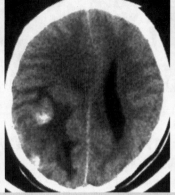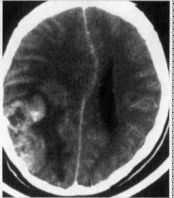

图 1-1-6　脑膜瘤的 CT 表现

【CT 表现】　平扫示右顶、枕区小斑点状稍高密度影,其内侧见低密度水肿带。水肿范围最大区位于肿瘤的上、下两端,右侧脑室受压;增强扫描示右顶、枕区紧贴颅骨内板处见一个"肾形"的中度不均匀强化区,大小为 5.5cm×3.2cm,其中可见斑片状低密度影,右侧受压脑白质与颅骨内板之间的距离加大。

【CT 诊断】　脑膜瘤。

病例 1-1-7

【病史摘要】　男性,68 岁。发作性意识丧失 1 次(图 1-1-7)。

【MR 表现】

A. 轴位 T1WI 右侧额叶凸面巨块状稍长 T1 病灶,基底贴附于脑膜上,局部皮层受压内移,周围少许长 T1 水肿。

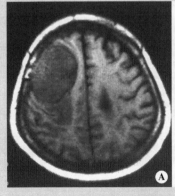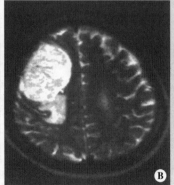

图 1-1-7　右额叶脑膜瘤的 MR 表现

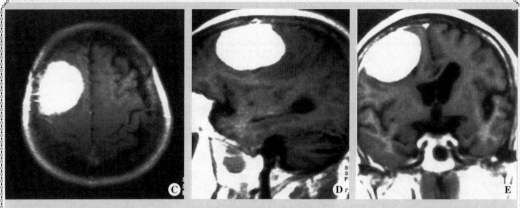

图 1-1-7　右额叶脑膜瘤的 MR 表现(续)

B. 轴位 T2WI 上述病灶呈稍长 T2 改变,中心可见放射状流空效应。

C. 增强轴位 T1WI 上述病灶显著均匀强化。

D. 增强矢位 T1WI 上述病灶矢位观。

E. 增强冠位 T1WI 上述病灶贴附于硬膜,右侧脑室受压下移,中线结构作曲左侧移位。

【MR 诊断】　右额叶脑膜瘤。

病例 1-1-8

【病史摘要】　男性,4 岁 6 个月。3 个月前发现右眼弱视,经矫正视力治疗无效(图 1-1-8)。

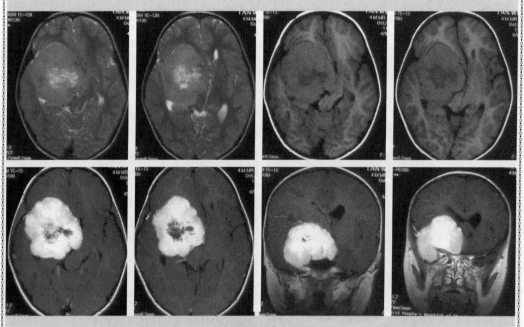

图 1-1-8　右颞部脑膜瘤的 MR 表现

【MR 表现】 鞍上区前中颅窝底见类圆形占位性病变。大小为 7.3cm×6.2cm× 6.9cm。与垂体上缘分界清晰,向下压迫视交叉致其变形并向下移位,蝶鞍受压变扁;向前达前颅窝底;向后达中脑前缘;向右下达中颅窝底。第三脑室、右侧脑室、鞍上池均明显受压变形,中线向左侧移位。肿物内信号不均匀,大部分 T1WI 为稍高信号,T2WI 为稍高信号,注射造影剂后显著强化;中央可见不规则 T1WI 低信号,T2WI 高信号,注射造影剂后未见强化。

【MR 诊断】 右颞部脑膜瘤。

【病理诊断】 合体细胞型脑膜瘤。

临床思维:脑膜瘤

脑膜瘤(meningioma)为常见的颅内肿瘤,仅次于胶质瘤,来自蛛网膜粒细胞,与硬脑膜相连。多见于成年人,女性是男性的 2 倍。

【影像学表现】

1. X 线 颅内压增高征和松果体钙斑移位,骨质改变、肿瘤钙化和血管压迹。脑血管造影示动脉期可见呈放射状排列的小动脉,毛细血管期或静脉期呈致密块影。

2. CT

(1)典型表现:肿瘤一宽基靠近颅骨或者硬脑膜;可有颅骨的增厚、破坏或变薄等脑外肿瘤的征象。平扫大部分(74.4%)略为高密度,少数(14.4%)为等密度,低密度和混杂密度很少;多数肿瘤密度均匀,边界清楚;大多数有瘤周围水肿。瘤内钙化占 10%~20%。增强扫描有均匀一致的强化,密度升高明显,边界锐利。

(2)非典型表现:全瘤以囊性为主;肿瘤内有各种形态的不均匀密度;环形增强、壁结节;全瘤密度低,并有不均匀强化;瘤内出血;肿瘤完全钙化;骨化性脑膜瘤;瘤周低密度区,酷似脑内的肿瘤;多发性脑膜瘤;蝶骨嵴脑膜瘤可以显示成骨性生长,引起蝶骨显著骨质增生,称骨化型脑膜瘤。

3. MRI 在 T1WI 上多数为等信号,少数为低信号;在 T2WI 上,肿瘤可表现为高信号、等信号或低信号。脑膜瘤内部信号不均匀,表现为颗粒状、斑点状,有时呈轮辐状,这些与肿瘤内血管、钙化、囊变、砂粒体和肿瘤内纤维分隔有关。瘤周围水肿。脑膜瘤周围低信号环,介于肿瘤与水肿之间,称为肿瘤包膜。注射 Gd-DTPA,肿瘤明显均一强化。

五、垂 体 腺 瘤

病例 1-1-9

【病史摘要】 男性,50 岁。头痛 1 个月,右眼失明 1 周(图 1-1-9)。

【MR 表现】

A. 轴位 T1WI 鞍内及鞍上块状等 T1 病灶,左前方有长 T1 低信号斑,瘤体内有不均匀的稍长 T1 斑点。

B. 轴位 T2WI 上述病灶呈等长 T2 混杂信号改变。

C. 增强轴位 T1WI 上述病灶显著强化,且不均匀,其中两处有斑状低信号。

D. 增强矢位 T1WI 瘤体内有大片低信号区,蝶鞍扩大,鞍底下陷,蝶窦压缩,病灶充填鞍上池,逼进室间孔。

E. 增强冠位 T1WI 上述病灶冠位观,病灶包绕两侧颈内动脉,侧脑室前角下部已受压。

【MR 诊断】 垂体腺瘤。

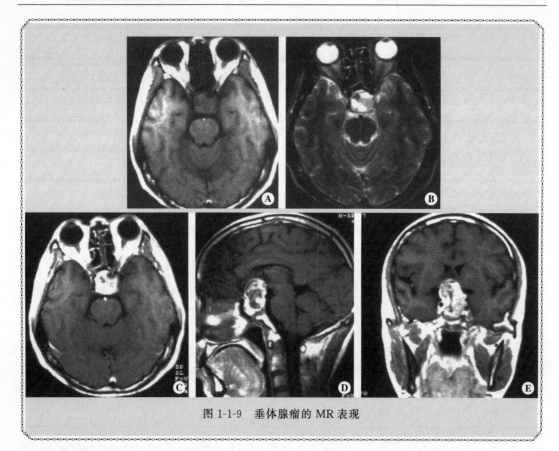

图 1-1-9　垂体腺瘤的 MR 表现

病例 1-1-10

【病史摘要】　女性,39 岁。头晕、头痛、抽搐 2 个月(图 1-1-10)。

【MR 表现】

A. 平扫轴位 T1WI 蝶鞍内小块状等 T1 病灶。

B. 平扫轴位 T2WI 上述病灶呈稍长 T2 改变。

C. 增强轴位 T1WI 上述病灶显著均匀强化。

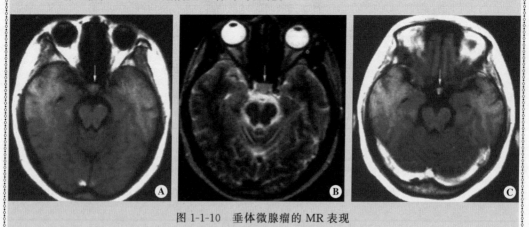

图 1-1-10　垂体微腺瘤的 MR 表现

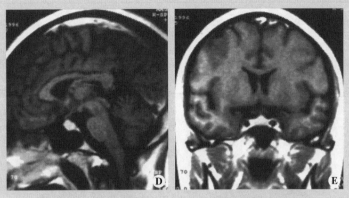

图 1-1-10 垂体微腺瘤的 MR 表现(续)

D. 增强矢位 T1WI 上述病灶矢位观。

E. 增强冠位 T1WI 上述病灶冠位观,可见病灶充填鞍内,鞍隔上抬。

【MR 诊断】 垂体微腺瘤。

临床思维:垂体腺瘤

垂体腺瘤(Pituitary adenoma)按其是否分泌激素可分为非功能性腺瘤和功能性腺瘤。功能性腺瘤包括泌乳素、生长激素、性激素和促肾上腺皮质激素腺瘤等。直径小于 10mm 者为微腺瘤,大于 10mm 者为大腺瘤。肿瘤包膜完整,较大肿瘤常因缺血或出血而发生坏死、囊变,偶可钙化。肿瘤向上生长可穿破鞍隔突入鞍上池,向下可侵入蝶窦,向两侧可侵入海绵窦。

【影像学表现】

1. X 线 显示蝶鞍扩大,呈"鞍内型"改变。可有颅内高压征。

2. CT 蝶鞍扩大,鞍内肿块向上突入鞍上池,可侵犯一侧或者两侧海绵窦。肿块呈等或略高密度,内常有低密度灶,均匀、不均匀或环形强化。局限于鞍内小于 10mm 的微腺瘤,宜采取冠状面观察,平扫不易显示,增强呈等、低或稍高密度结节。间接征象有垂体高度>8mm,垂体上缘隆突,垂体柄偏移和鞍底下陷。

3. MR 垂体微腺瘤显示优于 CT,T1WI 呈稍低信号,T2WI 呈等或高信号。MRA 可显示肿瘤对 Willis 环的形态和血流的影响。

六、颅咽管瘤

病例 1-1-11

【病史摘要】 男性,44 岁。头痛、双眼视力模糊 1 年,伴性欲下降(图 1-1-11)。

【CT 表现】 平扫示鞍上区有一个圆形病变,呈等密度,其中有斑点状低密度影,边缘分界欠清楚,大小为 3.2cm×4.0cm;增强扫描后病灶明显强化,密度欠均匀,边缘清楚。第三脑室受压,侧脑室扩大。

【CT 诊断】 颅咽管瘤。

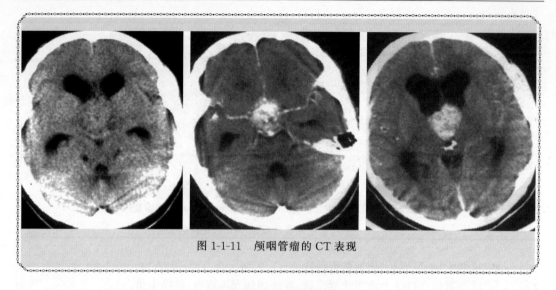

图 1-1-11 颅咽管瘤的 CT 表现

临床思维:颅咽管瘤

颅咽管瘤(craniopharyngioma)是来源于胚胎颅咽管残留细胞的良性肿瘤,儿童多见,多位于鞍上。肿瘤可分为囊性和实性,囊性多见,囊壁和实性部分多有钙化。

【影像学表现】

1. X 线 常显示鞍区钙化、蝶鞍异常和颅内高压征。

2. CT 鞍上池内类圆形肿物,压迫视交叉和第三脑室前部,可出现脑积水。肿物呈不均匀低密度为主的囊实性,囊壁的壳形钙化和实性部分的不规则钙化呈高密度。囊壁和实性部分呈环形均匀或不均匀强化。

3. MRI 肿瘤信号依成分而不同,T1WI 可为高、等、低或混杂信号,T2WI 多为高信号。MRA 可显示肿瘤对 Willis 环形态和血流的影响。

七、松 果 体 瘤

病例 1-1-12

【病史摘要】 女性,19 岁。头痛 1 年余,近日加重,伴呕吐(图 1-1-12)。

【MR 表现】

A. 平扫轴位 T1WI 第三脑室后部,松果体区见块状长、等 T1 混杂病灶,第三脑室后部受压,两侧侧脑室内侧形成压迹,病变侵及中脑,有灶周大片低信号。

B. 平扫轴位 T2WI 上述病灶呈块状等 T2 改变,其中夹杂斑点状高信号,周围呈长 T2 改变。

C、D、E、F. 增强轴位 T1WI 上述病灶呈块状强化,中心少许无强化区,病变侵及中间帆腔,并伸向室间孔,周围水肿明显。

G. 增强矢位 T1WI 上述病灶矢位观,可见中脑及胼胝体压部受累。

H. 增强冠位 T1WI 上述病灶冠位观,瘤周水肿明显。

【MR 诊断】 松果体母细胞瘤。

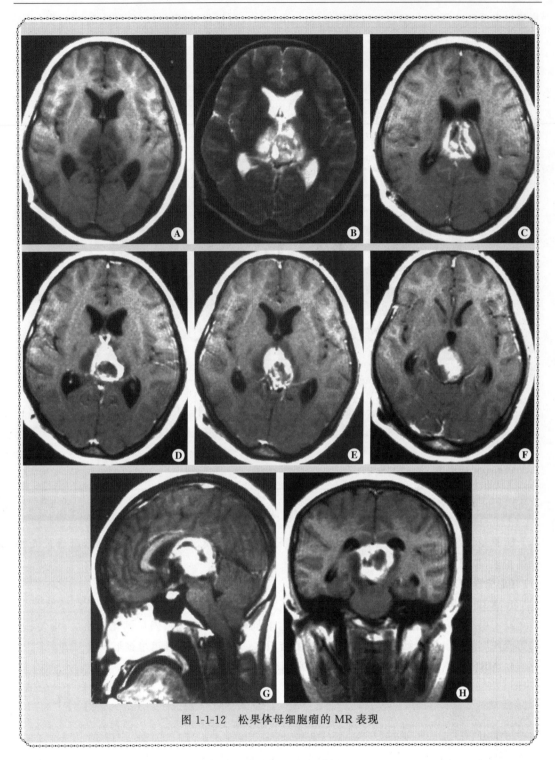

图 1-1-12　松果体母细胞瘤的 MR 表现

临床思维:松果体瘤

　　松果体瘤(pinealoma)占颅内肿瘤的 1‰~2‰,好发于儿童和青少年,它包括发生于松果体部位的一组新生物,而不是单一肿瘤。松果体瘤含有主质细胞(即大细胞和小细胞)以及胶质细胞和胚胎残余细胞,可发生松果体细胞瘤、胶质细胞瘤、畸胎瘤、生殖细胞瘤、胚胎细胞瘤、表皮样囊肿和皮样囊肿等。多为生殖细胞瘤(germinoma),占松果体瘤的50%,其次为畸胎瘤(teratoma)。肿瘤向后生长突入大脑大静脉池。

八、听 神 经 瘤

病例 1-1-13

【病史摘要】 男性,41岁。左侧面部麻木,伴左耳听力下降1年余(图1-1-13)。

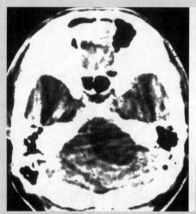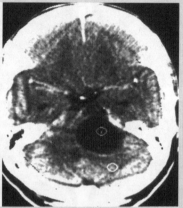

图 1-1-13 听神经瘤的 CT 表现

【CT 表现】 增强扫描示左侧脑桥小脑角区有一个囊性圆形肿块,囊壁厚,呈轻度强化,病变大小为3.1cm×3.4cm,外侧贴近内听道,第四脑室变窄向右后移位。

【CT 诊断】 听神经瘤。

【病理诊断】 神经鞘膜瘤。

临床思维:听神经瘤

听神经瘤系成人常见的颅后窝肿瘤。起源于听神经鞘膜,早期位于内耳道内,以后长入桥小脑角池,包膜完整,可出血、坏死、囊变。

【影像学表现】

1. **X 线** 内耳道呈锥形扩大,骨质可破坏。

2. **CT** 桥小脑角池内等、低或高密度肿块,瘤周轻～中度水肿,偶见钙化或出血,均匀、非均匀或环形强化。第四脑室受压移位,伴幕上脑积水。骨窗观察内耳道呈锥形扩大。

3. **MRI** 与CT相似,增强MRI可无创性诊断内耳道内3mm的小肿瘤。

九、转 移 瘤

病例 1-1-14

【病史摘要】 女性,51岁。乳腺癌术后2年,现头痛加剧(图1-1-14)。

【MR 表现】 MR横断面示双侧小脑半球、右侧颞叶多发圆形或卵圆形异常信号影,T1加权为低信号,T2加权为等信号或较高信号,周围为明显水肿带围绕。增强后多发病灶强化。

【MR 诊断】 颅内转移瘤(乳腺癌脑转移)。

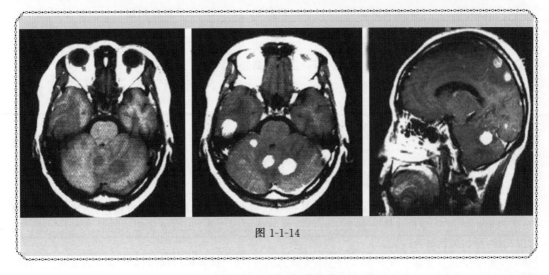

图 1-1-14

临床思维:转移瘤

转移瘤(metastatic tumors)多发于中老年人。顶枕区常见,也见于小脑和脑干。多由肺癌、乳腺癌、前列腺癌、肾癌和绒癌等原发灶,经血行转移而来。常为多发,易出血、坏死、囊变,瘤周水肿明显。

【影像学表现】

1. CT 脑内单发或多发结节,单发者较大,常位于皮髓质交界区,呈等或低密度灶,出血时密度增高。瘤周水肿较重。结节状或环形强化,也可混合出现。

2. MRI 转移瘤一般呈长 T1 和长 T2 信号,瘤内出血则呈短 T1 和长 T2 信号。MRI 更易发现脑干和小脑的转移瘤,增强扫描更敏感地发现小转移瘤。

复习思考题

一、选择题

1. 下列是脑膜瘤典型 CT 表现的是( )

   A. 钙化、囊变坏死　　　　　　　B. 骨质破坏　　　　　　　　C. 明显瘤周水肿

   D. 等密度,明显均匀增强　　　　E. 占位效应明显

2. 患儿,男性,12 岁。CT 示松果体区肿瘤,内有点状钙化,肿瘤和侧脑室室管膜增强,诊断为( )

   A. 松果体瘤　　　　　　　　　　B. 生殖细胞瘤　　　　　　　C. 畸胎瘤

   D. 转移瘤　　　　　　　　　　　E. 室管膜瘤

3. 患者,男性,50 岁,头痛一个月,CT 示左额叶有一个 3cm×2.5cm 低密度病变,内有斑片样钙化,轻度不均匀强化,灶周轻度水肿,中线右偏,最大可能为( )

   A. 少支胶质细胞瘤　　　　　　　B. 恶性星形细胞瘤　　　　　C. 胶质母细胞瘤

   D. 转移瘤　　　　　　　　　　　E. 淋巴瘤

4. 患儿,女性,6 岁,头痛半年,CT 示小脑蚓部有一个 3cm×3.5cm 高密度影,明显增强,四脑室受压变窄,前移,幕上脑积水,诊断为( )

   A. 髓质母细胞瘤　　　　　　　　B. 脑膜瘤　　　　　　　　　C. 脉络丝乳头状瘤

   D. 结核　　　　　　　　　　　　E. 血管网状细胞

5. 患者,女性,40 岁,头痛 2 年,CT 示右小脑桥脑角有一个 4cm×5cm 囊实性占位病变跨越到鞍旁,实性部分增强,内听道正常,最大可能是( )

A. 听神经瘤　　　B. 表皮样囊肿　　　C. 脑膜瘤　　　D. 三叉神经鞘瘤　　　E. 胶质瘤

6. 单独增强 CT 扫描,只用于(　　)

A. 脑血管病　　　　　　　　B. 脑白质病　　　　　　　　C. 颅脑感染性病变

D. 观察脑肿瘤术后是否复发　　E. 急性颅脑外伤

二、简答题

简述脑膜瘤的 CT 及 MRI 表现。

思考题答案

一、选择题

1. D　2. B　3. A　4. A　5. D　6. D

二、简答题

答:CT 表现:平扫:肿块呈等或略高密度;常见斑点状钙化;以广基底与硬脑膜相连;类圆形;边界清楚;瘤周水肿轻或无,静脉或静脉窦受压时可出现中度或重度水肿;颅板侵犯引起骨质增生或破坏。增强扫描:呈均匀性显著强化。

MRI 表现:T1WI 呈等或稍高信号,T2WI 呈等或高信号;均一性强化;邻近脑膜增厚并强化称为"脑膜尾征",具有一定特征。MRA 能明确肿瘤对静脉(窦)的压迫程度及静脉(窦)内有无血栓。

第二节　颅脑损伤

一、颅骨骨折并脑挫伤

病例 1-2-1

【病史临床】　男性,53 岁。右顶部锐器伤 1 小时(图 1-2-1)。

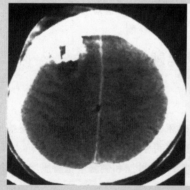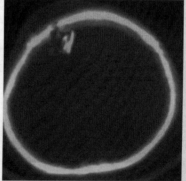

图 1-2-1　右额骨粉碎性骨折伴局部脑挫伤的 CT 表现

【CT 表现】　右额顶部头皮血肿、破裂,额骨呈粉碎性骨折,部分碎骨片插入额叶脑组织内,伴局部脑组织高低混杂密度,右额叶前方及大脑镰旁见低密度气体影。

【CT 诊断】　右额骨粉碎性骨折伴局部脑挫伤。

病例 1-2-2

【病史摘要】　男性,60 岁。车祸致头外伤 40 分钟(图 1-2-2)。

【CT 表现】　双侧额叶片状低密度区,内见多个的斑块状及点状高密度影,部分融合成血肿。大脑纵裂、脑池、脑沟密度增高,左右侧额角受压变窄。17 日后复查出血灶密度变淡,范围缩小,但周围水肿区较前增大,左右侧脑室旁腔隙性低密度影没有变化。

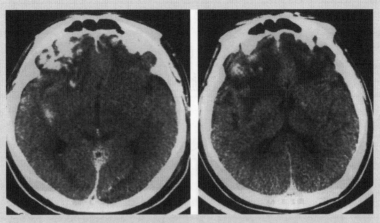

图 1-2-2　脑挫裂伤、脑内血肿合并蛛网膜下腔出血的 CT 表现

【CT 诊断】　脑挫裂伤、脑内血肿合并蛛网膜下腔出血。

病例 1-2-3

【病史摘要】　男性,42 岁。头部外伤后 3 天,头痛、呕吐、嗜睡 1 天(图 1-2-3)。

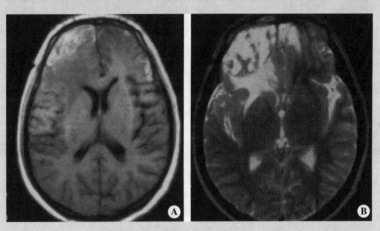

图 1-2-3　脑挫裂伤的 MR 表现

【MR 表现】

A. 平扫轴位 T1WI 右侧额叶大片长 T1 病灶,边缘小片状短 T1 病灶,占位效应轻微,左侧额叶小片状长 T1 病灶,局部皮质脑回界面欠清。

B. 平扫轴位 T2WI 上述病灶均呈长 T2 改变,且信号不均匀。

【MR 诊断】　脑挫裂伤。

临床思维:颅骨骨折并脑挫伤

脑挫伤(cerebral contusion)病理为脑内散在出血灶、静脉淤血、脑血肿和脑肿胀,如伴有脑膜、脑或血管撕裂,则为脑裂伤。二者常合并存在,故统称为脑挫裂伤。

【影像学表现】

1. CT 低密度脑水肿区内,散布斑点状高密度出血灶,伴有占位效应。有的表现为广泛性脑水肿或脑内血肿。

2. MRI 脑水肿 T1WI 呈等或稍低信号,T2WI 呈高信号;血肿信号变化与血肿期龄有关。

二、硬膜外血肿

病例 1-2-4

【病史摘要】 男性,45 岁。头部外伤 1 小时(图 1-2-4)。

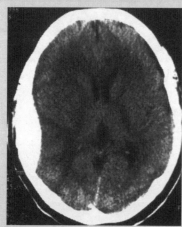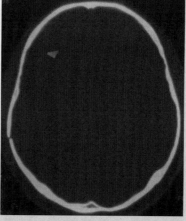

图 1-2-4 右颞部硬膜外血肿的 CT 表现

【CT 表现】 右颞骨内侧见双凸形高密度区,厚约 0.9cm,边缘清楚、锐利,局部脑沟、脑回受压向内移位,中线结构轻度左移。右颞骨线形骨折。

【CT 诊断】 右侧颞骨骨折,右颞部硬膜外血肿。

病例 1-2-5

【病史摘要】 男性,7 岁。头部外伤后 11 天,有短暂性昏迷(图 1-2-5)。

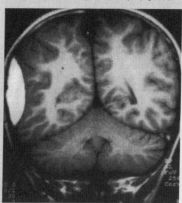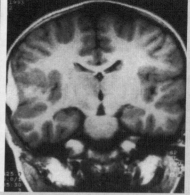

图 1-2-5 亚急性硬膜外血肿的 MR 表现

【MR 表现】 冠状位 T1WI 顶枕区颅骨内板下梭形均匀性高信号,脑室系统无受压移位。

【MR 诊断】 亚急性硬膜外血肿。

病例 1-2-6

【病史摘要】　女性,12 岁。从 1.5 米高处摔下,有短暂昏迷,苏醒后觉头痛,无恶心呕吐(图 1-2-6)。

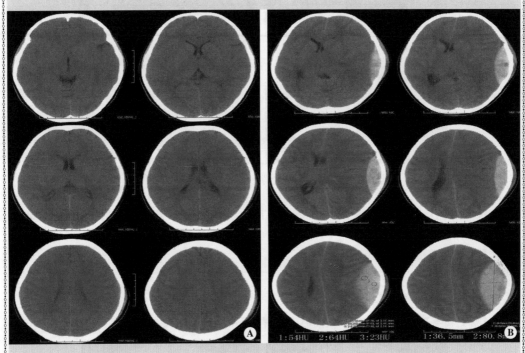

图 1-2-6　左侧颞顶部硬膜外血肿并蛛网膜下隙出血的 CT 表现

【CT 表现】

A. (伤后 1 小时)双侧大脑半球及颅后窝脑实质未见异常密度改变。中线结构居中。

B. (伤后 8 小时)左侧颞顶骨内板下见凸透镜形高密度出血影,最宽处 3.8cm×7.6cm×7.5cm,边缘光整,与正常脑实质分界清,内密度欠均匀,CT 值 47～59HU。左侧侧脑室明显受压变窄,中线向右侧明显移位。大脑镰密度增高。

【CT 诊断】　左侧颞顶部硬膜外血肿并蛛网膜下隙出血。

临床思维:硬膜外血肿

硬膜外血肿(epidural hematoma)多由脑膜血管损伤所致,脑膜中动脉常见,血液聚集硬膜外间隙。硬膜与颅骨内板粘连紧密,故血肿较局限,呈梭形。

【影像学表现】　CT 示颅板下见梭形或半圆形高密度灶,多位于骨折附近,不跨越颅缝。

三、硬膜下血肿

病例 1-2-7

【病史摘要】　男性,70 岁。头部外伤 2 天(图 1-2-7)。

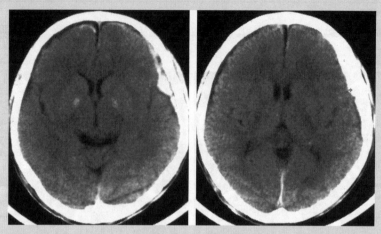

图 1-2-7 左额、颞部急性硬膜下血肿的 CT 表现

【CT 表现】 平扫示左额、颞部颅骨内板下有新月形高密度影,所邻贴的局部脑实质受压,并向中线移位。

【CT 诊断】 左额、颞部急性硬膜下血肿。

病例 1-2-8

【病史摘要】 男性,51 岁。头痛时间不详,无外伤史(图 1-2-8)。

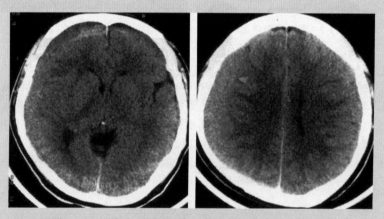

图 1-2-8 两侧额、颞顶部等密度硬膜下血肿的 CT 表现

【CT 表现】 平扫示两侧额、颞、顶部颅骨内板后内侧弧形条带状等密度影,其内无脑沟、脑回结构,左、右侧脑室额角变小,呈对称性内聚,夹角变小,两侧脑皮髓质结合部远离颅骨内板,中线结构无明显移位。两前额部颅骨板后方的条状影密度较两侧颞、顶部略低。

【CT 诊断】 两侧额、颞顶部等密度硬膜下血肿。

病例 1-2-9

【病史摘要】 男性,55 岁。突发右侧肢体无力 1 天(图 1-2-9)。

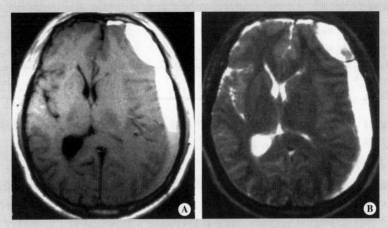

图 1-2-9　亚急性硬膜下血肿的 MR 表现

【MR 表现】

A. 平扫轴位左侧额、颞、顶硬膜下大片新月形短 T1 信号，皮质受压内移，左侧脑室受压移位。

B. 平扫轴位 T2WI 上述病灶呈长 T2 改变，其中左侧额区见小片状短 T2 改变。

【MR 诊断】　亚急性硬膜下血肿。

病例 1-2-10

【病史摘要】　男性，56 岁，3 个月前因路滑摔伤头部，现头痛 10 天(图 1-2-10)。

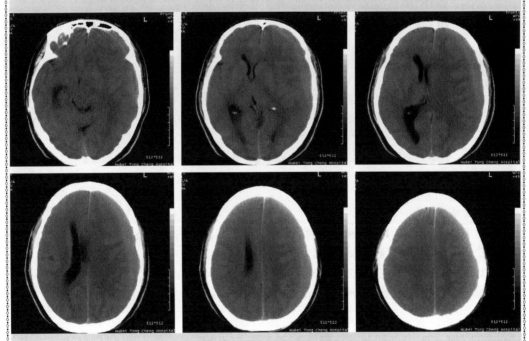

图 1-2-10　慢性硬膜下血肿的 CT 表现

【CT 表现】 平扫示左侧颞、顶部颅骨内板后内侧新月形略高密度影,其内脑沟、脑回结构模糊,左侧脑室明显受压变小,中线结构明显向右移位。

【CT 诊断】 慢性硬膜下血肿。

临床思维:硬膜下血肿

硬膜下血肿(subdural hematoma)多由桥静脉或静脉窦损伤出血所致,血液聚集于硬膜下腔,沿脑表面广泛分布。

【影像学表现】

1. CT 急性期见颅板下新月形或半月形高密度影,常伴有脑挫裂伤或脑内血肿,脑水肿和占位效应明显。亚急性或慢性血肿,呈稍高、等、低或混杂密度灶。CT 图像上等密度血肿。

2. MRI 常呈高信号,显示清楚。MRI 对慢性硬膜下血肿诊断较 CT 为好,一是血肿多为稍长 T1,高于脑脊液信号强度,长 T2 可能与蛋白含量增高有关;再者冠状切面多呈梭形的表现高于脑脊液信号强度,增强扫描可显示囊壁染色,双侧慢性硬膜下血肿的诊断也应被引起注意。

四、脑 内 血 肿

病例 1-2-11

【病史摘要】 男性,30 岁。头部外伤后发作性四肢抽搐,意识不清 3 周(图 1-2-11)。

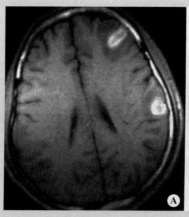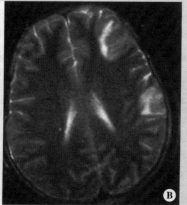

图 1-2-11 多发性外伤性脑内血肿的 MR 表现

【MR 表现】

A. 平扫轴位 T1WI 左侧额顶叶内分别见环形短 T1 病灶,其内呈等 T1 改变,周围见片状稍长 T1 水肿区,左侧脑室未见改变。

B. 平扫轴位 T2WI 上述病灶呈等 T2 改变,周围见片状长 T2 围绕。

【MR 诊断】 多发性外伤性脑内血肿。

临床思维:脑内血肿

脑内血肿(intracerebral hematoma)多发生于额、颞叶,位于受力点或对冲部位脑表面区,与高血压性脑出血好发于基底节和丘脑区不同。

【影像学表现】

1. CT 呈边界清楚的类圆形高密度灶。

2. MRI 血肿信号变化与血肿期龄有关。

五、硬膜下积液

病例 1-2-12

【病史摘要】 女性,71 岁。车祸头外伤 5 小时,伴头痛、恶心(图 1-2-12)。

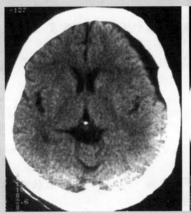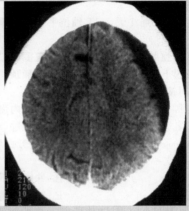

图 1-2-12 左侧额、顶部硬膜下积液的 CT 表现

【CT 表现】 左侧额、顶颅骨内板下见新月形水样密度区,左外侧裂池轻度增宽,左侧脑实质受压,脑沟消失,左侧脑室轻度变小,中线结构略向右移位。

【CT 诊断】 左侧额、顶部硬膜下积液。

病例 1-2-13

【病史摘要】 男性,14 岁。发作性四肢抽搐 10 年。出生时头部外伤史(图 1-2-13)。

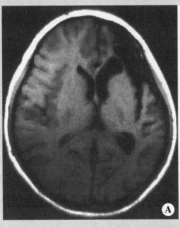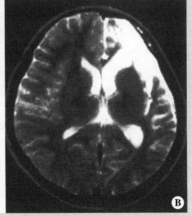

图 1-2-13 外伤性脑萎缩的 MR 表现

【MR 表现】

A. 平扫轴位 T1WI 左侧额、颞叶片状长 T1 病灶,左侧脑室前角、三角区扩大,左侧神经颅发育小。

B. 平扫轴位 T2WI 上述病灶呈长 T2 改变。

【MR 诊断】 外伤性脑萎缩。

复习思考题

一、选择题

1. 患儿,男性,2 岁,头痛 1 天。CT 轴位平扫示双侧额顶部半月形脑脊液密度,脑实质受压,中线结构居中,诊断为(　　)
   - A. 急性硬膜下血肿
   - B. 双侧硬膜下血肿
   - C. 双额顶慢性硬膜下血肿
   - D. 双额顶硬膜下水瘤
   - E. 双额顶蛛网膜囊肿

2. 颅底骨折的间接征象是(　　)
   - A. 硬膜外血肿
   - B. 硬膜内血肿
   - C. 头皮血肿
   - D. 鼻旁窦和乳突气房出现气-液面
   - E. 脑血肿

3. 男性,50 岁,头部外伤 4 小时,CT 示侧脑室旁白质,胼胝体压部,大脑脚散在斑点样高密度影,提示有可能是(　　)
   - A. 脑出血
   - B. 蛛网膜下腔出血
   - C. 丘脑出血
   - D. 脑穿通伤
   - E. 脑白质剪切伤

4. 男性,25 岁,头颅外伤 2 天。CT 示蝶窦有气-液平面,颅内有积气,诊断为(　　)
   - A. 急性筛窦炎
   - B. 蝶窦炎
   - C. 颅底骨折
   - D. 化脓性蝶窦炎
   - E. 额骨骨折

5. 男性,60 岁,2 个月前经 CT 检查诊断为右额顶急性硬膜下血肿,现 CT 示病变范围增大,出现上部低密度,下部高密度平面,诊断为(　　)
   - A. 硬膜下血肿部分吸收
   - B. 慢性硬膜下血肿
   - C. 亚急性硬膜下血肿
   - D. 急性硬膜下血肿
   - E. 慢性硬膜下血肿复发急性出血

二、简答题

1. 简述急性硬膜下血肿的 CT 表现。
2. 简述急性硬膜外血肿的 CT 表现。

思考题答案

一、选择题

1.C　2.D　3.E　4.C　5.B

二、简答题

1. 答:颅骨内板下方新月形或半月形高密度影,边缘清楚,密度均匀,常伴有脑挫伤或脑内血肿,脑水肿和占位效应明显。

2. 答:颅骨内板下方梭形或半圆形高密度影,边缘清楚,密度均匀,多位于骨折附近,不跨越颅缝。

第三节　脑血管性疾病

一、脑 梗 死

病例 1-3-1

【病史摘要】 男性,69 岁。突然肢体乏力、跌倒伴言语不清 8 天(图 1-3-1)。

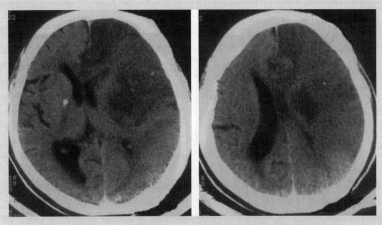

图 1-3-1 左侧大脑半球脑梗死的 CT 表现

【CT 表现】 平扫示左额叶及邻近颞叶、顶叶大片状不均匀低密度区,左侧脑室受压变窄,连同中线结构明显右移。

【CT 诊断】 左侧大脑半球脑梗死。

病例 1-3-2

【病史摘要】 男性,69 岁。突然肢体乏力、跌倒伴言语不清,脑梗死治疗后 15 天(图 1-3-2)。

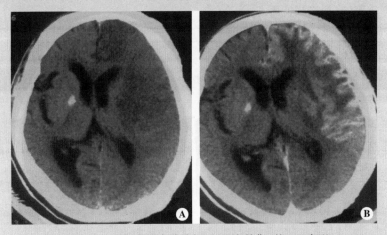

图 1-3-2 左侧大脑半球脑梗死(亚急性期)的 CT 表现

【CT 表现】

A. 平扫示左侧额、颞叶呈大片状低密度区,局部脑沟及左侧大脑外侧裂消失,左侧脑室前角较右侧稍窄。

B. 增强扫描示病变区呈脑回状强化,豆状核亦强化。

【CT 诊断】 左侧大脑半球脑梗死(亚急性期)。

病例 1-3-3

【病史摘要】 女性,64 岁。因摔倒后昏迷不醒,当时 CT 扫描示右侧颞、顶叶大片状脑梗死,治疗 7 天后症状无好转(图 1-3-3)。

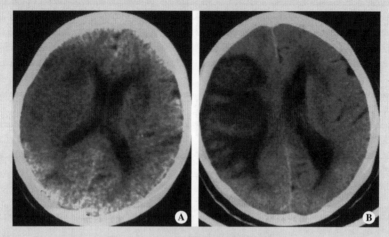

图 1-3-3　出血性脑梗死的 CT 表现

【CT 表现】

A. 平扫示右额、颞、顶叶大片状略低密度病变,境界不清。

B. 7 天后,原低密度病变中出现多处小斑片状或脑回样高密度影,同侧侧脑室变窄、消失,中线结构明显向左移位。

【CT 诊断】 出血性脑梗死。

病例 1-3-4

【病史摘要】 女性,60 岁。因蛛网膜下腔出血行脑血管造影,造影后出现失语,右侧肢体瘫痪。发病 20 小时行 CT 扫描(图 1-3-4)。

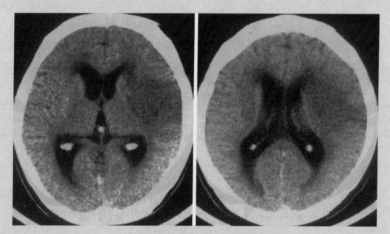

图 1-3-4　左侧大脑中动脉栓塞性脑梗死的 CT 表现

【CT 表现】 由左侧大脑中动脉供血的额、颞叶见大片状楔形低密度区,边缘模糊,累及左侧基底核。左侧脑室较右侧脑室略小,中线结构无明显移位。

【CT 诊断】 左侧大脑中动脉栓塞性脑梗死。

病例 1-3-5

【病史摘要】 女性,58 岁。反复头痛伴双眼视力下降 1 年,左肢体无力 3 天(图 1-3-5)。

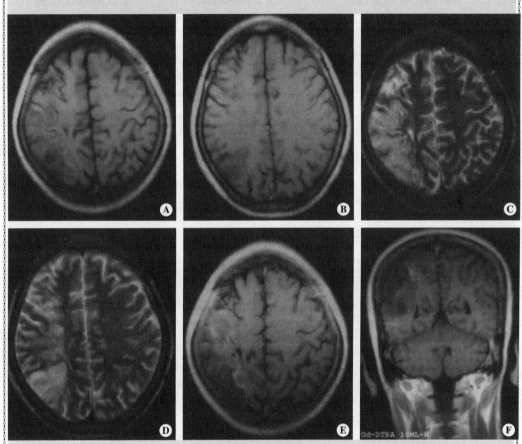

图 1-3-5 脑梗死的 MR 表现

【MR 表现】

A、B. 平扫轴位 T1WI 右侧额顶叶见大片低信号,脑组织界面不清。

C、D. 平扫轴位 T2WI 上述病灶呈长 T2 信号。

E. 增强轴位 T1WI 上述病灶呈不规则脑回样、片状强化。

F. 增强冠位 T1WI 上述病灶冠位观。

【MR 诊断】 脑梗死。

病例 1-3-6

【病史摘要】 女性,53 岁。突发右侧肢体无力 5 天(图 1-3-6)。

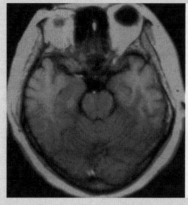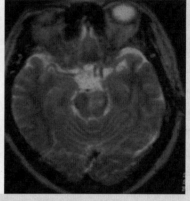

图 1-3-6 脑干梗死的 MR 表现

【MR 表现】 左侧中脑大脑脚片状稍长 T1 信号,长 T2 信号,边缘欠清,但以中线为界,无占位效应。

【MR 诊断】 脑干梗死。

病例 1-3-7

【病史摘要】 男性,64 岁。反复发作头晕、视物旋转 30 天(图 1-3-7)。

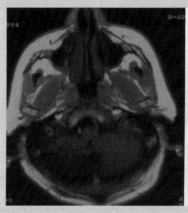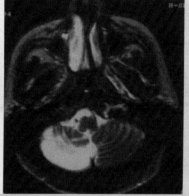

图 1-3-7 小脑梗死的 MR 表现

【MR 表现】 右侧小脑半球见大片长 T1 信号,长 T2 信号,边界清,有轻度占位效应。

【MR 诊断】 小脑梗死。

病例 1-3-8

【病史摘要】 女性,56 岁,眩晕 2 天,伴恶心(图 1-3-8)。

【MR 表现】 右侧小脑半球大片 T1WI 稍低信号、T2WI 高信号影,注射造影剂后不强化。

【MR 诊断】 右小脑半球脑梗死。

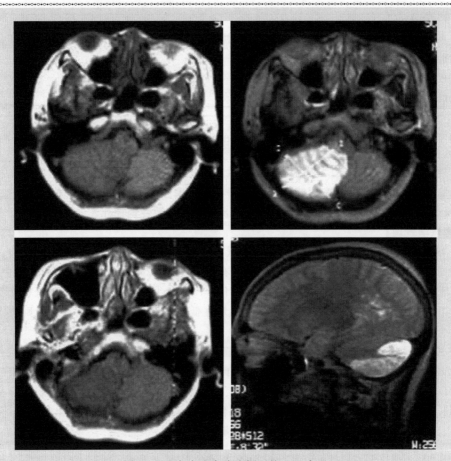

图 1-3-8　右小脑半球脑梗死的 MR 表现

病例 1-3-9

【病史摘要】　女性,70 岁。头痛、步态不稳 3 年(图 1-3-9)。

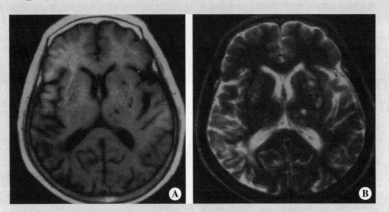

图 1-3-9　多发性腔隙性脑梗死的 MR 表现

【MR 表现】

A. 平扫轴位 T1WI 两侧基底节区及右枕叶见多处斑点状长 T1 信号，境界欠清，无明确水肿及占位效应。

B. 平扫轴位 T2WI 上述病灶呈长 T2 信号。

【MR 诊断】 多发性腔隙性脑梗死。

临床思维:脑梗死

脑梗死(infarct of brain)为脑血管闭塞所致脑组织缺血性坏死。其原因有:①脑血栓形成，继发于脑动脉硬化、动脉瘤、血管畸形、炎性或非炎性脉管炎等;②脑栓塞,如血栓、空气、脂肪栓塞;③低血压和凝血状态。病理上分为缺血性、出血性和腔隙性脑梗死。

【影像学表现】

1. 缺血性梗死(ischemic infarct) CT 示低密度灶,其部位和范围与闭塞血管供血区一致,皮髓质同时受累,多呈扇形,基底贴近硬膜。可有占位效应。2～3 周时可出现"模糊效应",病灶变为等密度而不可见。增强扫描可见脑回状强化。1～2 个月后形成边界清楚的低密度囊腔。

2. 出血性梗死(hemorrhagic infarct) CT 示在低密度脑梗死灶内,出现不规则斑点、片状高密度出血灶,占位效应较明显。

3. 腔隙性梗死(lacunar infarct) 系深部髓质小动脉闭塞所致。低密度缺血灶大小 10～15mm,好发于基底节、丘脑、小脑和脑干,中老年人常见。CT 表现为脑深部的片状低密度区,无占位效应。MRI 对脑梗死灶发现早、敏感性高。发病后 1 小时可见局部脑回肿胀,脑沟变窄,随后出现长 T1 和长 T2 信号异常。MR 水抑制成像、扩散和灌注成像可更早检出脑梗死。MRI 对基底节、丘脑、小脑和脑干的腔隙性梗死灶十分敏感。

二、脑　出　血

病例 1-3-10

【病史摘要】 男性,55 岁。发现左侧肢体偏瘫,既往有高血压病病史(图 1-3-10)。

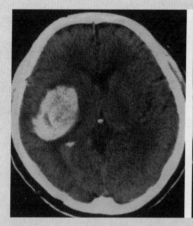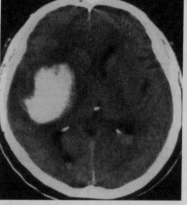

图 1-3-10　脑出血(急性期)的 CT 表现

【CT表现】 右侧外囊区见肾形高密度影,其中见条状低密度影,边界清楚,周围有低密度水肿带围绕,右侧内囊受压,侧脑室额、枕角变窄,中线结构轻度左移。

【CT诊断】 脑出血(急性期)。

病例 1-3-11

【病史摘要】 男性,68岁。左侧肢体活动障碍3小时(图1-3-11)。

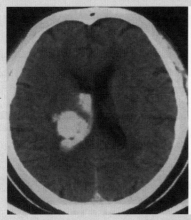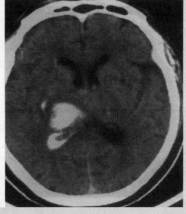

图 1-3-11　右侧丘脑急性出血的 CT 表现

【CT表现】 右侧丘脑有一个椭圆形的密度均匀增高影,边缘规则,右侧脑室及第四脑室内亦见相同密度影,侧脑室枕角和基底核区积血与血肿相连,并与上方脑脊液形成一个水平液面;两侧基底核区见点状低密度影;第三脑室轻度受压移位,脑室扩大不明显,中线结构无移位。

【CT诊断】 右侧丘脑急性出血,破溃进入脑室系统。

病例 1-3-12

【病史摘要】 男性,46岁。头痛、不能行走5小时,伴神志不清、口中流涎(图1-3-12)。

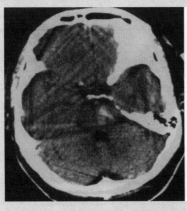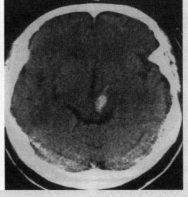

图 1-3-12　脑干左侧出血(急性期)的 CT 表现

【CT 表现】 左侧脑桥区及左大脑脚内见一椭圆形高密度区,边缘清楚,左侧环池变窄,余脑室及脑池无异常,中线结构无明显移位。

【CT 诊断】 脑干左侧出血(急性期)。

病例 1-3-13

【病史摘要】 男性,48 岁。左侧肢体瘫痪,口角歪斜;治疗 20 天后恢复较好(图 1-3-13)。

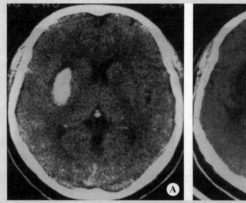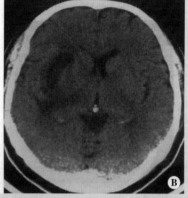

图 1-3-13　右侧外囊出血(慢性期)的 CT 表现

【CT 表现】

A. 右侧外囊区可见一个肾形高密度影,其边缘有一个低密度环影,周围脑组织有轻度水肿。

B. 20 天后,右侧外囊区病变为低密度。

【CT 诊断】 右侧外囊出血(慢性期)。

病例 1-3-14

【病史摘要】 女性,65 岁,左侧肢体无力 3 小时。体检:左侧肢体肌力下降,约为 2 级(图 1-3-14)。

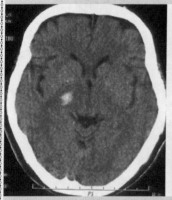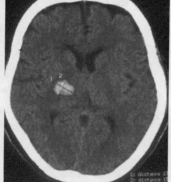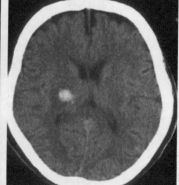

图 1-3-14　右侧基底节脑出血的 CT 表现

【CT 表现】　右侧内囊后肢见高密度出血结节,大小约为 1.7cm×1.5cm×3cm,境界清楚,CT 值约 64HU,周围见少量低密度水肿影环绕,右侧侧脑室受压稍变窄,中线结构居中。

【CT 诊断】　右侧基底节脑出血。

病例 1-3-15

【病史摘要】　男性,51 岁。2 天前突发右侧肢体无力(图 1-3-15)。

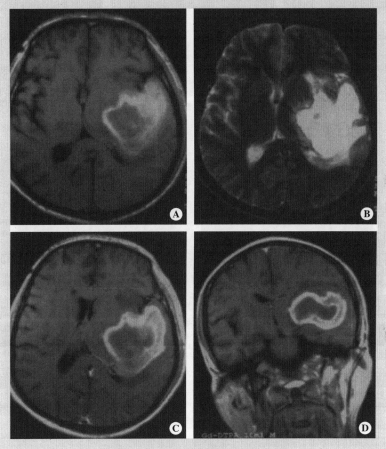

图 1-3-15　脑叶出血的 MR 表现

【MR 表现】

A. 平扫轴位 T1WI 左侧基底节及颞叶大片状短 T1 信号,中心呈等信号,周围有少许低信号包绕,左侧脑室受压,中线右移。

B. 平扫轴位 T2WI 上述病灶呈长 T2 信号,水肿带明显。

C. 增强轴位 T1WI 上述病灶明显强化。

D. 增强冠位 T2WI 上述病灶冠位观。

【MR 诊断】　脑叶出血。

病例 1-3-16

【病史摘要】　男性,32 岁。急起头痛,口角歪斜,左侧肢体无力 2 天(图 1-3-16)。

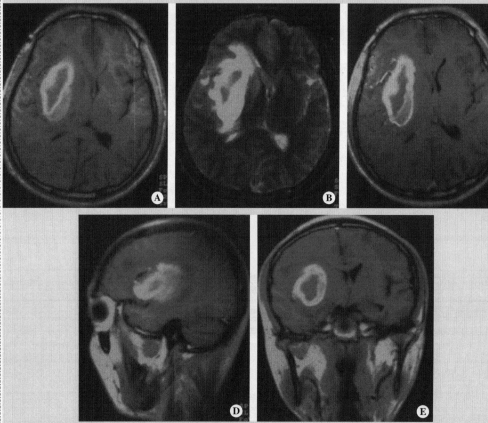

图 1-3-16　基底节区脑出血的 MR 表现

【MR 表现】

A. 平扫轴位 T1WI 右侧外囊见一环状短 T1 信号,中心呈等 T1 信号,外周有稍长 T1 低信号,占位效应明显。

B. 平扫轴位 T2WI 上述病灶呈环状长 T2 信号,中心呈等 T2 信号,周边水肿。

C. 增强轴位 T1WI 血肿呈环状强化。

D. 平扫矢位 T1WI 上述病灶矢位观。

E. 增强冠位 T1WI 上述病灶冠位观。

【MR 诊断】　基底节区脑出血。

病例 1-3-17

【病史摘要】　男性,24 岁。头晕伴视物双影 1 周余(图 1-3-17)。

【MR 表现】

A. 平扫轴位 T1WI 脑干片状高信号,界清,脑干不膨大,第四脑室顶受压。

B. 平扫轴位 T2WI 上述病灶呈长 T2 改变。

C. 增强冠位 T1WI 上述病灶尤其在周边明显强化。

D. 增强矢位 T2WI 上述病灶矢位观。

【MR 诊断】　脑干出血。

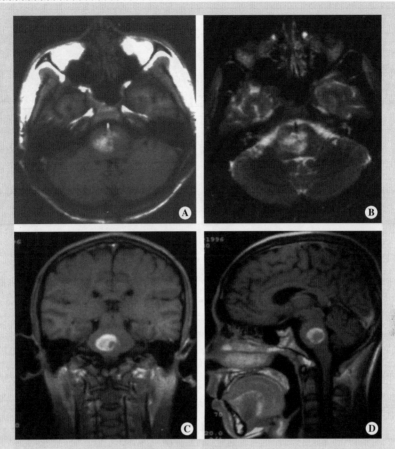

图 1-3-17 脑干出血的 MR 表现

病例 1-3-18

【病史摘要】 女性,52 岁。突然昏迷 6 小时。血压 220/140mmHg(图 1-3-18)。

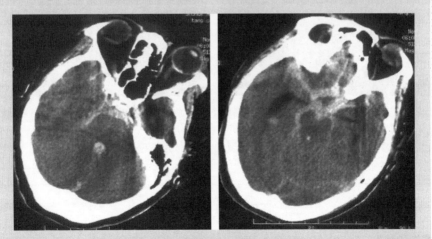

图 1-3-18 胼胝体出血的 CT 表现

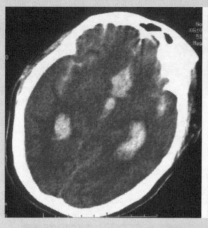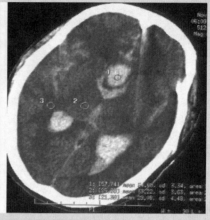

图 1-3-18　胼胝体出血的 CT 表现(续)

【CT 表现】　胼胝体膝部见高密度影,大小为 1.5cm×2.0cm,双侧侧脑室、第三脑室、第四脑室、双侧外侧裂池、鞍上池、环池、前纵裂池、额叶脑沟均见增宽,内为高密度出血影充填,呈"铸形"改变。第三脑室最宽径 1.1cm。

【CT 诊断】　胼胝体出血破入脑室,并自发性蛛网膜下腔出血。

病例 1-3-19

【病史摘要】　男性,65 岁。突发头痛 1 天(图 1-3-19)。

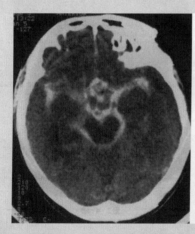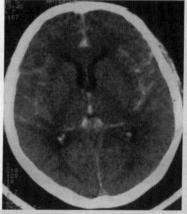

图 1-3-19　蛛网膜下腔出血的 CT 表现

【CT 表现】　平扫示鞍上池、环池、侧裂池及脑沟为高密度铸形。

【CT 诊断】　蛛网膜下腔出血。

临床思维:脑出血

【影像学表现】

1. CT　急性期血肿呈边界清楚的肾形、类圆形或不规则形均匀高密度影,周围水肿带宽窄不一,局部脑室受压移位。破入脑室可见脑室内积血。吸收期始于 3~7 天,可见血肿周围变模糊,水肿带增宽,血肿缩小并密度减低,小血肿可完全吸收。囊变期始于 2 个月以后,较大血肿吸收后常遗留大小不等的囊腔,伴有不同程度的脑萎缩。

2. MRI　脑内血肿的信号随血肿期龄而变化。急性期血肿 T1WI 呈等信号,T2 WI 呈稍低信号,显示不如 CT 清楚。亚急性和慢性期血肿 T1WI 和 T2WI 均表现为高信号;囊肿完全形成时 T1WI 呈低信号,T2WI 呈高信号,周边可见含铁血黄素沉积所致低信号环,此期 MRI 探测比 CT 敏感。

三、脑动静脉畸形

病例 1-3-20

【病史摘要】　男性,34 岁。反复发作性四肢抽搐、意识不清 6 小时(图 1-3-20)。

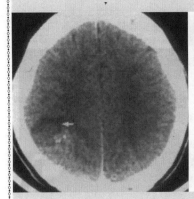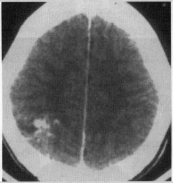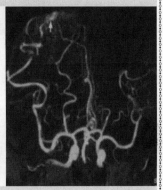

图 1-3-20　右顶叶动静脉血管畸形

【影像表现】　CT 平扫见右顶部有一边缘不清的片状及迂曲条状高区;增强扫描示病变内有斑点状及条状明显强化影,边缘不规则,占位效应不明显;MRA 示右侧大脑中动脉的顶后支及大脑后动脉的顶枕支明显增粗,并于两支血管吻合处见一个畸形血管团(箭头)。

【影像诊断】　右顶叶动静脉血管畸形。

病例 1-3-21

【病史摘要】　女性,30 岁。阵发性四肢抽搐 7 天。既往有"脑血管病"史(图 1-3-21)。

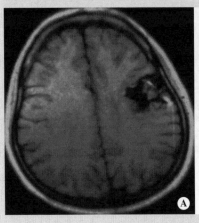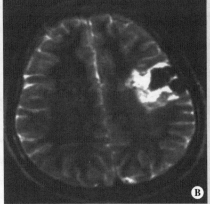

图 1-3-21　动静脉畸形的 MR 表现

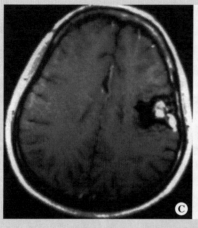
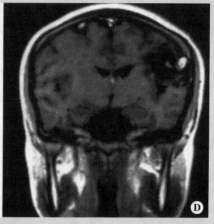

图 1-3-21　动静脉畸形的 MR 表现（续）

【MR 表现】

A. 平扫轴位 T1WI 左侧额后片状水样长 T1 信号,边缘小结节状等 T1 改变及条状短 T1 信号。

B. 平扫轴位 T2WI 上述病灶呈长 T2 信号,其中有块状短 T2 信号,有弧状流空现象,占位效应不显著。

C. 增强轴位 T1WI 上述结节状病灶呈团块状显著强化,形似异常血管团及粗大管。

D. 增强冠位 T1WI 上述病灶冠位观,并见左侧脑室轻度扩大。

【MR 诊断】　动静脉畸形。

病例 1-3-22

【病史摘要】　男性,16 岁。头痛、呕吐 4 天(图 1-3-22)。

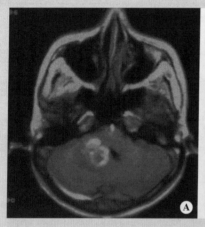
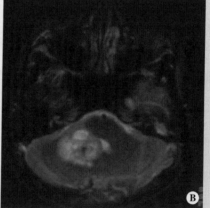

图 1-3-22　海绵状血管瘤的 MR 表现

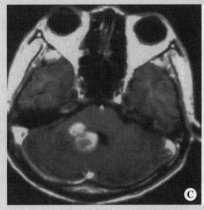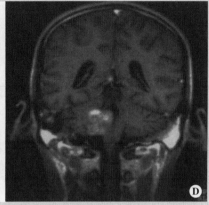

图 1-3-22　海绵状血管瘤的 MR 表现(续)

【MR 表现】

A. 平扫轴位 T1WI 右侧桥脑中脚及右侧小脑半球点状短 T1 信号,其间杂长 T1 信号,第四脑室受压变形。

B. 平扫轴位 T2WI 上述病灶主要呈长 T2 信号,中心短 T2 信号,境界欠清,病变范围较 T1WI 大。

C. 增强轴位 T1WI 上述病灶呈不规则轻度强化。

D. 增强冠位 T1WI 上述病灶冠位观。

【MR 诊断】　海绵状血管瘤。

临床思维:脑动、静脉畸形

血管畸形(vascular malformation)系胚胎期脑血管的发育异常,分为动静脉畸形、静脉畸形、毛细血管畸形、大脑大静脉瘤和海绵状血管瘤等。动静脉畸形(arterio-venous malforma-tion,AVM)最常见,好发于大脑前、中动脉供血区,由供血动脉、畸形血管团和引流静脉构成。

【影像学表现】

1. CT　显示不规则混杂密度灶,可有钙化,并呈斑点或弧线形强化,水肿和占位效应缺乏。可合并脑血肿、蛛网膜下腔出血及脑萎缩等改变。

2. MRI　见扩张流空的畸形血管团,邻近脑质内的混杂、低信号为反复出血后改变。

四、动　脉　瘤

病例 1-3-23

【病史摘要】　女性,59 岁。右眼视物模糊 2 个月余,无头痛、恶心、呕吐(图 1-3-23)。

【影像表现】　平扫鞍上池内见一个圆形稍高密度占位,无钙化;增强后鞍上池内见均一强化类圆形影,边缘清晰,外围有一个轻度强化环;颈内动脉 DSA 造影示颈内动脉虹吸段巨大动脉瘤。

【影像诊断】　颈内动脉虹吸段动脉瘤。

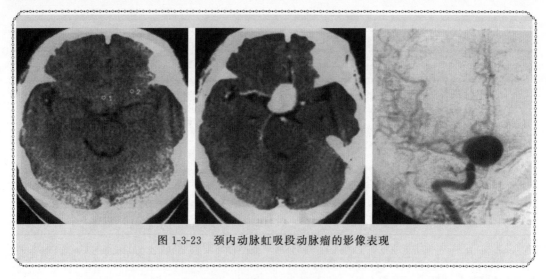

图 1-3-23 颈内动脉虹吸段动脉瘤的影像表现

临床思维:动脉瘤

动脉瘤(aneurysm)好发于脑底动脉环及附近分支,是蛛网膜下腔出血的常见原因。多呈囊状,大小不一,囊内可有血栓形成。

【影像学表现】

1. CT 分为三型,Ⅰ型无血栓动脉瘤,平扫呈圆形高密度区,均一性强化;Ⅱ型部分血栓动脉瘤,平扫中心或偏心性高密度区,中心和瘤壁强化,其间血栓无强化,呈"靶征";血型完全血栓动脉瘤,平扫呈等密度灶,可有弧形或斑点状钙化,瘤壁环形强化。动脉瘤破裂时 CT 图像上多数不能显示瘤体,但可见并发的蛛网膜下腔出血、脑内血肿、脑积水、脑水肿和脑梗死等改变。

2. MRI 动脉瘤的瘤腔在 T1WI 和 T2WI 上呈圆形低信号灶,动脉瘤内血栓则呈高低相间的混杂信号。

五、皮层下动脉硬化性脑病

病例 1-3-24

【病史摘要】 男性,72 岁。肢体活动不便已数月,既往有高血压病病史(图 1-3-24)。

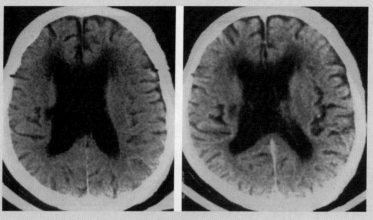

图 1-3-24 皮层下动脉硬化性脑病的 CT 表现

【CT表现】　左、右侧脑室旁为片状低密度区呈对称性,边缘模糊,以左、右侧脑室角旁尤其明显。右基底核区见小片状低密度灶,侧脑室扩大,脑沟加深;增强扫描示病变区无明显强化。

【CT诊断】　皮层下动脉硬化性脑病。

复习思考题

一、选择题

1. 星形细胞瘤与脑梗死的鉴别最有意义的是(　　)
  A. 低密度　　　　　　　　B. 不增强　　　　　　　　C. 单脑叶分布
  D. 多脑叶分布　　　　　　E. 不按血管支配区分布

2. 临床拟诊蛛网膜下腔出血,申请做CT检查,你选择哪一种方法(　　)
  A. 平扫　　　　　　　　　B. 增强扫描　　　　　　　C. 动态CT扫描
  D. 平扫加增强扫描　　　　E. 脑池造影CT扫描

3. 男性,12岁,癫痫,1年前蛛网膜下腔出血,CT示右颞叶前部有斑点样高密度,中度强化并见曲张血管,诊断为(　　)
  A. 海绵状血管瘤　　　　　B. 星形细胞瘤　　　　　　C. 动静脉畸形
  D. 少枝胶质细胞癌　　　　E. 结核

4. 头颅CT上高密度病灶可以是(　　)
  A. 室管膜瘤　　　　　　　B. 出血　　　　　　　　　C. 钙化
  D. 脑膜瘤　　　　　　　　E. 以上都是

二、名词解释

1. 腔隙性脑梗死
2. 脑梗死

思考题答案

一、选择题

1. E　2. A　3. C　4. E

二、名词解释

1. 腔隙性脑梗死:梗死灶为直径10~15mm大小的脑梗死称为腔隙性脑梗死。
2. 脑梗死:指由于脑内供血动脉的狭窄或阻塞引起相应部位脑组织缺血坏死称为脑梗死。

第四节　颅内感染性疾病

一、脑　脓　肿

病例1-4-1

【病史摘要】　女性,5岁。高热12天,伴头痛、恶心、呕吐(图1-4-1)。

【CT表现】　增强扫描示左颞叶、顶叶见两个类圆形病变,大小分别为3.9cm×4.0cm和2.0cm×4.0cm,呈不均匀囊性密度,囊壁呈环状高密度,较薄,厚0.1~0.2cm,厚度较均匀,未见壁结节。环周有片状低密度影,左侧脑室变窄,透明隔稍向右移位。

【CT诊断】　脑脓肿(左颞、顶叶)。

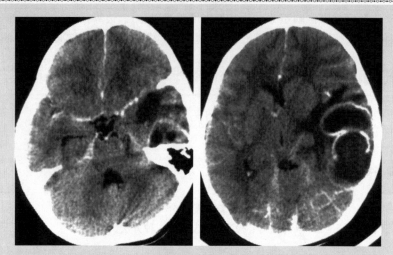

图 1-4-1　脑脓肿(左颞、顶叶)的 CT 表现

病例 1-4-2

【病史摘要】　女性,5 岁。发作性左侧肢体抽搐 1 次,病前右小腿有疖肿史(图 1-4-2)。

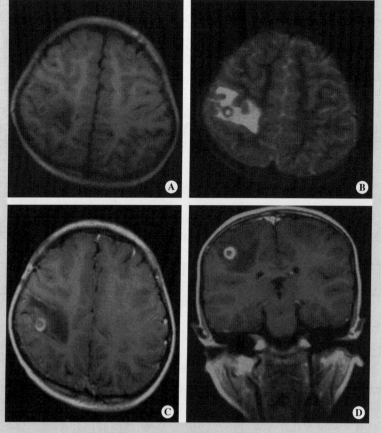

图 1-4-2　脑脓肿的 MR 表现

【MR 表现】

A. 平扫轴位 T1WI 右顶大片长 T1 信号，境界尚清，其中见环状等 T1 信号。

B. 平扫轴位 T2WI 上述病灶呈长 T2 改变，其中见环状短 T2 信号。

C. 增强轴位 T1WI 右顶病灶环状强化。

D. 增强冠位 T1WI 上述病灶冠位观。

【MR 诊断】 脑脓肿。

临床思维：脑脓肿

脑脓肿（brain abscess）以耳源性常见，多发于颞叶和小脑；其次为血源性、鼻源性、外伤性和隐源性等。病理上分为急性炎症期、化脓坏死期和脓肿形成期。

【影像学表现】

1. CT 急性炎症期呈大片低密度灶，边缘模糊，伴占位效应，增强无强化；化脓坏死期，低密度区内出现更低密度坏死灶，轻度不均匀性强化；脓肿形成期，平扫见等密度环，内为低密度并可有气泡影，呈环形强化，其壁完整、光滑、均匀，或多房分隔。

2. MRI 脓腔里长 T1 和长 T2 异常信号，Gd-DTPA 增强呈光滑薄壁环形强化。

二、化脓性脑膜炎

病例 1-4-3

【病史摘要】 女性，6 岁。高热，颈项强直伴抽搐 2 天（图 1-4-3）。

【CT 表现】

A、B：两侧丘脑呈斑片状低密度区，边缘模糊，未强化，脑沟、脑池显示较窄，两额骨后内方见一弧状均匀低密度区，与脑脊液密度一致。

C、D：（2 个月后）侧脑室三角区室管膜部位及右额、顶叶表面呈线条状钙化影，与侧脑室壁或脑沟走向一致。两侧丘脑见小圆形低密度区，边缘清楚。侧脑室扩大，脑沟增宽，额骨后内方弧形脑脊液密度区较前明显。

【CT 诊断】 化脓性脑膜炎合并室管膜炎。

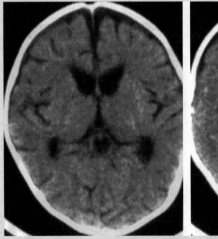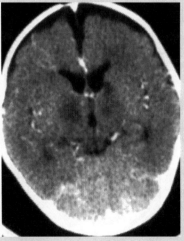

图 1-4-3 化脓性脑膜炎合并室管膜炎的 CT 表现

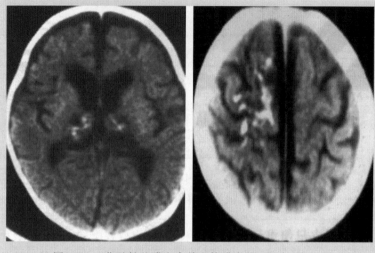

图 1-4-3　化脓性脑膜炎合并室管膜炎的 CT 表现(续)

临床思维:化脓性脑膜炎

化脓性脑膜炎(purulent meningitis)系由各种化脓菌感染引起的脑膜炎症。小儿,尤其是婴幼儿常见。其中脑膜炎双球菌引起者最多见,可以发生流行,主要通过空气飞沫传播。人群普遍易感,但成人 70%～80% 可通过隐性感染获得终身免疫,故发病多为儿童。一般在冬春季节发病,有明显的季节性,多呈散发性。

【影像学表现】　CT:急性化脓性脑炎阶段,为边界模糊的低密度区,有占位表现。化脓与脓肿壁形成阶段,仍表现为低密度。约 50% 低密度周边可显于脓肿壁,为等密度,CT 值平均为 34HU,厚 5mm。增强检查表现:急性化脓性脑炎阶段,低密度区不发生强化。脑脓肿形成阶段,脓肿壁轻度强化,表现为完整但不规则浅淡的环状强化。脓肿壁形成阶段则可见完整、薄壁、厚度均一的明显环状强化,脓肿壁 CT 值平均为 60HU,厚 6mm。

三、结核性脑膜炎

病例 1-4-4

【病史摘要】　女性,5 岁。反复间断性发热 19 个月(图 1-4-4)。

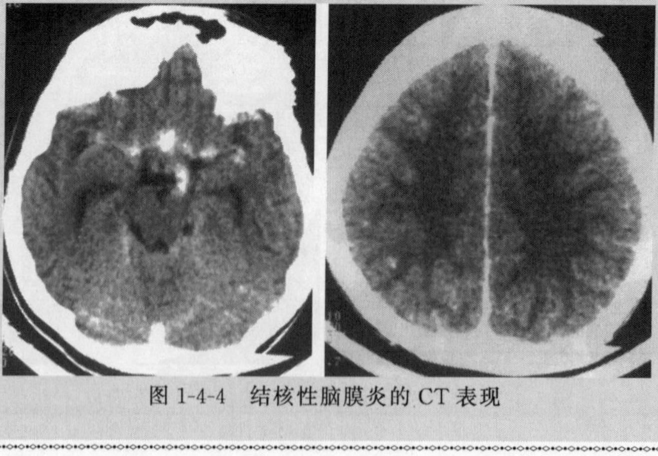

图 1-4-4　结核性脑膜炎的 CT 表现

【CT 表现】 增强扫描示鞍上池及小脑幕池的条状及淡片絮状强化影,环池及鞍上池显示较窄,而边缘轮廓欠光整;两侧大脑半球内见有多个散在的粟粒状强化影。

【CT 诊断】 结核性脑膜炎。

病例 1-4-5

【病史摘要】 男性,27 岁。头痛伴癫痫发作半年(图 1-4-5)。

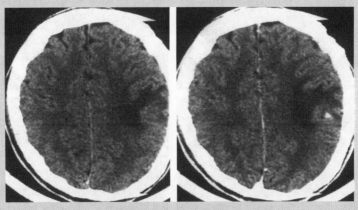

图 1-4-5　结核性肉芽肿的 CT 表现

【CT 表现】 平扫示左顶叶有一片状低密度区;增强扫描示左顶叶皮质呈小结节状强化影,其内侧见一大片状低密度区,占位效应不明显。

【CT 诊断】 (左顶叶)结核性肉芽肿。

临床思维:结核性脑膜炎

结核性脑膜脑炎(tuberculous meningitis and encephalitis)结核菌引起脑膜弥漫性炎性反应,并波及脑实质,好发于脑底池,脑膜渗出和肉芽肿为其基本病变,可合并结核球、脑梗死和脑积水。

【影像学表现】

1. CT 早期可无异常发现。脑底池大量炎性渗出时,其密度增高,失去正常透明度;增强扫描脑膜广泛强化,形态不规则。肉芽肿增生则见局部脑池闭塞并结节状强化。脑结核球平扫呈等或低密度灶,结节状或环形强化。

2. MRI 脑底池结构不清,T1WI 信号增高,T2WI 信号更高,水抑制像病变形态、范围显示更清楚,呈高信号。结核球 T1WI 呈略低信号,T2WI 呈低、等或略高混杂信号,周围水肿轻。

四、脑囊虫病

病例 1-4-6

【病史摘要】 男性,45 岁。右眼视物不清 2 个月余,两颊部皮下结节,眼底像发现视网膜下猪囊虫(图 1-4-6)。

【影像表现】 CT 平扫示脑实质未见明显异常密度区;增强扫描左侧丘脑有一针尖大小的稍高密度影,其外侧见一个小弧形低密度影。MRI 示 T1 加权像示左侧丘脑小圆形低信号病灶,直径约 0.4cm。此外,两侧枕叶、左额叶、左颞叶尚可见多个低信号的小圆形影;T2 加权像示病灶呈高信号,一些病灶中可见等信号点状影。

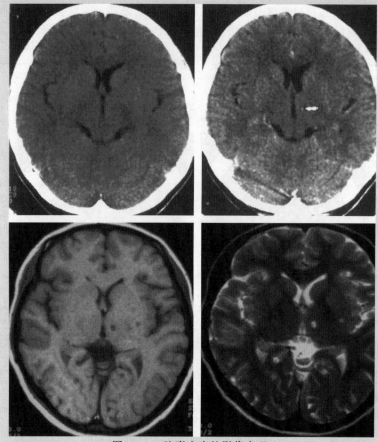

图 1-4-6　脑囊虫病的影像表现

【影像诊断】　脑囊虫病(活动期)。

病例 1-4-7

【病史摘要】　女性,40 岁。发作性抽搐 2 次(图 1-4-7)。

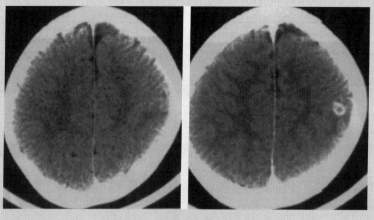

图 1-4-7　脑囊虫病的 CT 表现

【CT 表现】　平扫左顶叶可见低密度病变,增强扫描示左顶叶可见环形强化,周边水肿、病变大小为 1.2cm,中线结构居中。

【CT 诊断】　脑囊虫病(退变期)。

临床思维:脑囊虫病

脑囊虫病(cerebralcysticercosis)系猪绦虫囊尾蚴的脑内异位寄生。人误食绦虫卵或节片后,被胃液消化并孵化出蚴虫,经肠道血流而散布于全身寄生。脑囊虫病为其全身表现之一,分为脑实质型、脑室型、脑膜型和混合型。脑内囊虫的数目不一,呈圆形,直径 4～5mm。囊虫死亡后退变为小圆形钙化点。

【影像学表现】

1. 脑实质型　CT 表现为脑内散布多发性低密度小囊,多位于皮髓质交界区,囊腔内可见致密小点代表囊虫头节。MRI 较有特征,小囊主体呈均匀长 T1 和长 T2 信号,其内偏心结节里短 T1 和长 T2 信号。囊壁和头节有轻度强化。囊虫死亡后呈钙化小点。不典型者可表现为单个大囊、肉芽肿、脑炎或脑梗死。

2. 脑室型　以第四脑室多见,脑膜型多位于蛛网膜下腔,与脑膜粘连,CT 和 MRI 直接征象有限,多间接显示局部脑室或脑池扩大,相邻脑实质光滑受压。常合并脑积水。囊壁、头节和脑膜有时可强化。

五、中毒性脑病

病例 1-4-8

【病史摘要】　女性,57 岁。煤气中毒,呕吐、昏迷 4 小时入院(图 1-4-8)。

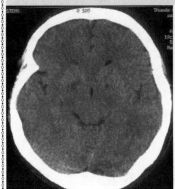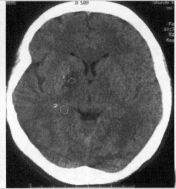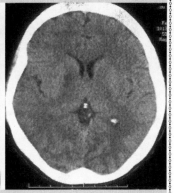

图 1-4-8　一氧化碳中毒性脑病的 CT 表现

【CT 表现】　左侧苍白球见小结节状低密度影,右侧苍白球见大小 1.8cm×0.9cm 的卵圆形低密度影,境界清,CT 值 15HU。左枕叶见片状不规则密度减低区,边界欠清,累及皮质。

【CT 诊断】　一氧化碳中毒性脑病。

临床思维:中毒性脑病

中毒性脑病(toxic encephalopathy)是毒物引起的中枢神经系统器质性病变,可出现多种临床表现。脑病理变化有弥漫性充血、水肿,点状出血,神经细胞变性、坏死,神经纤维脱髓鞘。急性中毒性脑病由铅、有机汞、苯、二硫化碳、有机磷、有机氯农药等亲神经性毒物及一氧化碳、氰化物、硫化氢等窒息性毒物急性中毒引起的。

【影像学表现】 CT 与 MR 的主要表现是脑白质广泛性缺血缺氧表现,严重者可出现脑疝。

复习思考题

选择题

1. 患儿,女性,14 岁,头痛 2 周,CT 平扫示左侧裂池消失,脑室轻度扩大,拟诊脑膜炎,进一步检查方法是(　　)

    A. 冠状位平扫　　　　　　B. 矢状位平扫　　　　　　C. 增强扫描

    D. 动态扫描　　　　　　　E. CT 三维成像

2. 男性,13 岁,头痛,癫痫,CT 示左额叶有一个圆形低密度区,病灶呈环形增强,最大可能是(　　)

    A. 化脓性脑炎　　　　　　B. 胶质瘤　　　　　　　　C. 病毒性脑炎

    D. 血管畸形　　　　　　　E. 结节性硬化

3. 男性,52 岁,头痛,一周前口角起水疱,CT 显示左颞叶前中部大片低密度改变,呈脑回样增强,首先考虑为(　　)

    A. 疱疹病毒性脑炎　　　　B. 星形细胞瘤　　　　　　C. 恶性胶质母细胞瘤

    D. 转移瘤　　　　　　　　E. 脑梗死

4. 男性,36 岁,头痛,癫痫,CT 示脑实质多数高密度点状影和 0.5~1cm 圆形低密度灶,呈环形增强,诊断为(　　)

    A. 多发性硬化　　　　　　B. 脑脓肿　　　　　　　　C. 结节性硬化

    D. 脑囊虫病　　　　　　　E. 病毒性脑炎

思考题答案

选择题

1.C　2.A　3.A　4.D

第五节　颅脑先天性畸形及发育不良

一、蛛网膜囊肿

病例 1-5-1

【病史摘要】 男性,35 岁。头痛 1 周,有高血压病病史(图 1-5-1)。

【CT 表现】 左侧颅中窝内见囊水样低密度影,大小为 4.5cm×3.2cm,边缘光整,与正常脑实质分界清,内密度均匀,CT 值 3HU,未见异常软组织肿物。

【CT 诊断】 蛛网膜囊肿。

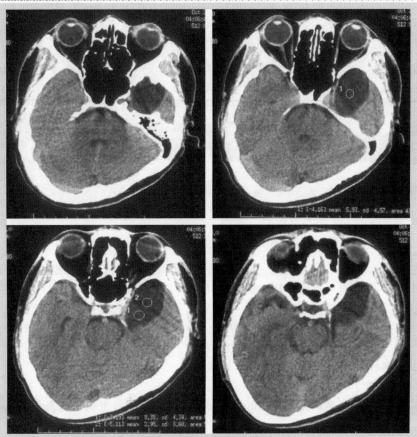

图 1-5-1　蛛网膜囊肿的 CT 表现

病例 1-5-2

【病史摘要】　女性，39 岁。半年前开始觉骶部隐痛，伴右大腿后面放射性痛，无外伤史（图 1-5-2）。

【影像表现】　骶管内右侧见卵圆形低密度影，边缘光整。

【影像诊断】　骶管蛛网膜囊肿。

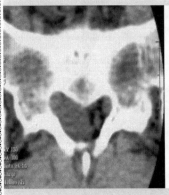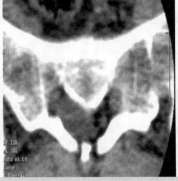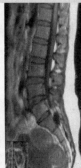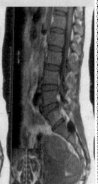

图 1-5-2　骶管蛛网膜囊肿的影像表现

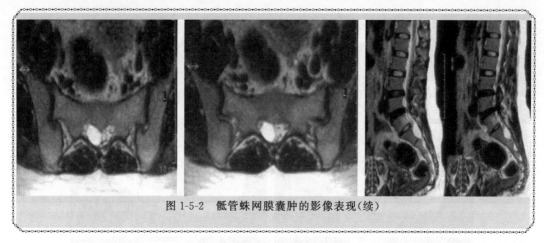

图 1-5-2　骶管蛛网膜囊肿的影像表现(续)

临床思维:蛛网膜囊肿

　　蛛网膜囊肿(arachnoid cyst)属于先天性良性脑囊肿病变,是由于发育期蛛网膜分裂异常所致。囊壁多为蛛网膜、神经胶质及软脑膜,囊内有脑脊液样囊液。囊肿位于脑表面、脑裂及脑池部,不累及脑实质。多为单发,少数多发。本病多无症状,体积大者可同时压迫脑组织及颅骨,可产生神经症状及颅骨发育改变。本症多见于儿童及青少年,男性较多,左侧较右侧多见。按部位不同可分为颅内型及脊髓型两类。颅内型多位于脑表的相关脑池。脊髓型可位于硬膜外,硬膜内或神经鞘膜,引起相关神经根性症状和体征。

【影像学表现】

　　1. CT　脑池区或髓腔内见类圆形低密度影,边缘光整,邻近组织受压及骨质吸收,无明显骨质破坏。增强扫描无强化。

　　2. MR　脑池区或髓腔内见类圆形占位性病变,T1WI 呈均匀低信号,T2WI 呈均匀高信号,边缘光整。

二、脑 膜 膨 出

病例 1-5-3

【病史摘要】　男性,8 个月。自出生起发现后枕部包块,无手术史(图 1-5-3)。

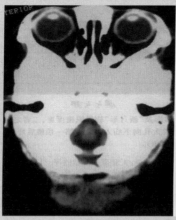
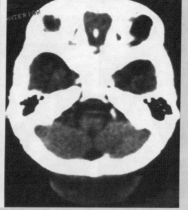

图 1-5-3　脑膜膨出的 CT 表现

【CT 表现】 平扫示枕骨大孔骨质不连续,其后方头皮结构亦不连续,并见有半月形低密度影自缺口处向后突出,外突影内主要为脑脊液密度,大小为 5.5cm×2.2cm。

【CT 诊断】 脑膜膨出。

临床思维:脑膜膨出

脑膜膨出(meningocele)是指颅内结构通过颅骨缺损处向外突出,可分为先天性和后天性两种。多为先天性,出生时即发现;后天性多为颅骨术后缺如所致。

【影像学表现】

1. CT 颅骨缺损;膨出的囊呈脑脊液密度;膨出的脑组织呈软组织密度;脑室受牵拉而变形、移位或与囊腔相通。

2. MR 对膨出的内容物分辨率较高,可观察蛛网膜下腔、脑实质、脑室的形态。

三、Chiari 畸形

病例 1-5-4

【病史摘要】 男性,32 岁。右上肢疼痛,活动轻度受限 1 年(图 1-5-4)。

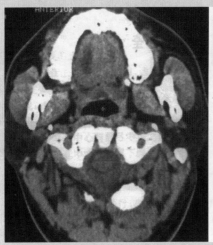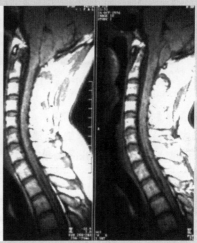

图 1-5-4 Chiari 畸形(Ⅰ型)伴发脊髓空洞症的影像表现

【影像表现】 CT 示颅颈交界处椎管内有前后排列的圆形及"新月形"软组织密度影,二者之间为一线状低密度影;MRI 矢状位示小脑扁桃体经枕骨大孔向下突入椎管平第一颈椎后环下缘,枕大池变小,颈髓下段及胸髓上段中央见管状低信号影。

【影像诊断】 Chiari 畸形(Ⅰ型)伴发脊髓空洞症。

临床思维:Chiari 畸形

Chiari 畸形(Chiari malformation)又称小脑扁桃体下疝畸形,系后脑的发育异常。小脑扁桃体变尖延长,经枕大孔突入颈椎管内,可合并延髓和第四脑室下移、脊髓空洞和幕上脑积水等。

【影像学表现】

1. CT　表现为幕上脑积水,椎管上端后部类圆形软组织,为下疝的小脑扁桃体。颅骨平片可显示颅颈部的合并畸形。

2. MRI　矢状面上,小脑扁桃体变失,于枕大孔平面以下 3mm 为可疑,5mm 或以上可确诊;第四脑室和延髓可变形、向下移位。可见脊髓空洞和幕上脑积水。

四、Dandy-Walker 畸形

病例 1-5-5

【病史摘要】　女性,2 岁。头围进行性增大 2 年(图 1-5-5)。

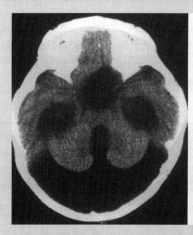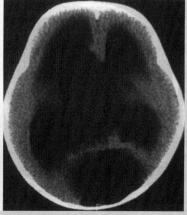

图 1-5-5　Dandy-Walker 畸形的 CT 表现

【CT 表现】　平扫示颅后窝变大,可见充满大量脑脊液的枕大池与扩大的第四脑室相通。小脑半球较小、前移,蚓部缺如,第三脑室及侧脑室明显扩大。

【CT 诊断】　Dandy-Walker 畸形。

临床思维:Dandy-Walker 畸形

Dandy-Walker 畸形又称第四脑室孔闭塞综合征(非交通性脑积水),第四脑室中间孔或侧孔为先天性纤维网、纤维带或囊肿所闭塞;枕大池被先天性脑脊膜膨出、小脑异位或脑膜感染粘连所阻塞以及颅后窝中线肿瘤可造成程度不同的脑积水。Dandy-Walker 畸形多于生后 6 个月内出现脑积水和颅压增高,亦可伴有小脑性共济失调和颅神经麻痹。后天梗阻性多见于颅后窝肿瘤,表现为进行性颅压增高、小脑性共济失调和颅神经损害症状。

【影像学表现】　CT 及 MR 可见第四脑室以上脑室系统对称性扩大、脑水肿和颅后窝占位征象。

五、脑 裂 畸 形

病例 1-5-6

【病史摘要】　男性,2 岁。不能行走伴语言障碍(图 1-5-6)。

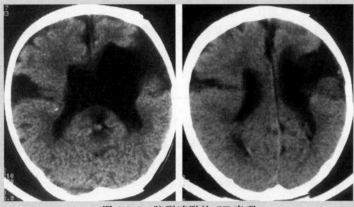

图 1-5-6　脑裂畸形的 CT 表现

【CT 表现】　平扫示右外侧裂上方有一个横行窄裂隙影抵右侧脑室,左额叶见宽裂隙,自左侧脑室前角延伸到脑表面,裂隙内呈脑脊液密度,两侧裂隙的前后均见脑灰质位于侧脑室旁,右侧者尚见有一小点钙化。透明隔缺如,侧脑室扩大。

【CT 诊断】　脑裂畸形,伴透明隔缺如。

临床思维:脑裂畸形

脑裂畸形(schizencephaly)属于先天性神经元移行异常疾病,为神经元移行异常疾病中最严重者。表现为大脑半球的横行裂隙,边缘内衬灰质。

【影像学表现】　CT 及 MR 可分为三度:Ⅰ度,脑裂与正常脑沟相比无明显增宽,但深入白质,裂底为厚大的异位灰质;Ⅱ度;裂隙开口深入白质深部或侧脑室旁,伴有裂底团块状异位灰质,异位灰质可达室管膜下,突入脑室;Ⅲ度,畸形裂隙深入室管膜下,形成软脑膜-室管膜缝、侧脑室憩室、室管膜下灰质结节。

六、脑灰质异位

病例 1-5-7

【病史摘要】　男性,22 岁。右上肢活动不便 1 个多月(图 1-5-7)。

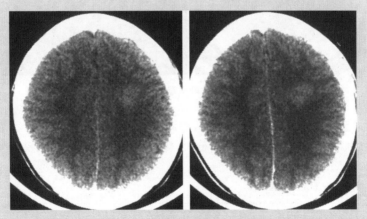

图 1-5-7　脑灰质异位的 CT 表现

【CT 表现】 平扫示左侧半卵圆中心有一个 1.8cm×2.2cm 的类圆形影,密度与大脑皮质等同,边缘清楚;增强扫描时,病灶与脑灰质强化程度相同,周围未见水肿带。

【CT 诊断】 脑灰质异位。

临床思维:脑灰质异位

脑灰质异位(heterotopic gray matter of the brain)是在胚胎发育过程中,增殖的神经母细胞的不能及时地从脑室周围移到灰质所致。典型的灰质小岛位于脑室周围,可悬在室管膜上并突入侧脑室;大的灶性灰质异位,位于半卵圆中心,可有占位效应。小的灶性灰质异位一般无症状,典型症状常有精神呆滞、癫痫发作及脑发育异常。

【影像学表现】

1. CT 异位的灰质位于半卵圆中心或脑室旁白质区,呈相对稍高密度,与正常脑皮质密度相等;增强扫描示病灶与正常脑皮质的强化一致;灶周围无水肿;可伴发小头畸形、小脑发育不全等。

2. MR 脑白质中出现灰质信号,与皮质相连或不相连,即 T1 加权略低,T2 加权略高信号。大的灰质异位具占位效应,压迫脑室变形,应与分化较好的胶质瘤相鉴别。常合并脑裂畸形或其他畸形。增强后无强化。

七、巨 脑 回

病例 1-5-8

【病史摘要】 男性,23 岁。反复癫痫发作 15 年(图 1-5-8)。

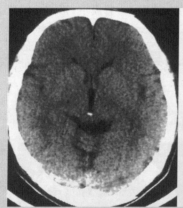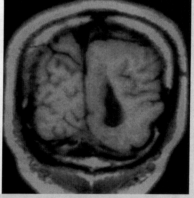

图 1-5-8 左枕叶巨脑回的影像表现

【影像表现】 CT 示左侧枕叶后部向后膨隆压迫枕骨,局部脑沟显示不清楚;MRI 示 T1 加权冠状位像显示左侧枕叶体积较右侧大,枕叶后部脑回宽大,侧脑室后角向后延伸,表面脑沟浅而小。

【影像诊断】 左枕叶巨脑回。

临床思维:巨脑回

巨脑回(pachygyria)属神经元移行异常性病变,大体病理改变以脑回宽大、脑沟变浅为其特点,其程度重者脑沟脑回完全消失,脑表面光滑,称为无脑回畸形,临床上患者常有不同程度的精神、运动及智能障碍,病情重者生后不能存活,存活者常有智力低下,伴发癫痫,预后也不良。

【影像学表现】　CT 及 MR 脑皮质增厚,白质减少;脑表面扁平光滑,或仅有少许宽大脑回和浅小脑沟;脑灰-白质界面光滑。

八、结节性硬化

病例 1-5-9

【病史摘要】　女性,28 岁。反复癫痫发作 5 年,近期加重(图 1-5-9)。

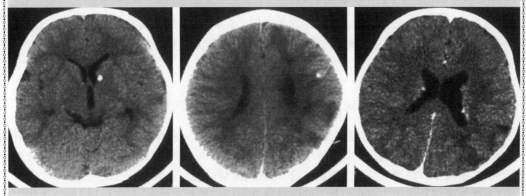

图 1-5-9　结节性硬化伴灰质异位的 CT 表现

【CT 表现】　平扫示侧脑室室管膜下有小结节状等密度影及钙化影,左额叶亦见点状钙化影,左侧脑室后角旁见有与脑皮质等密度的团块影,其周围连同左侧半卵圆中心有条状、片状低密度区,右顶叶有一局限灰质呈结节状向半卵圆中心延伸;增强扫描室管膜下非钙化的小结节轻度强化,突入侧脑室,侧脑室旁的脑实质病灶均无强化,但显示较平扫时清晰,侧脑室稍扩大。

【CT 诊断】　结节性硬化,伴灰质异位。

临床思维:结节性硬化

结节性硬化(tuberous sclerosis)多为常染色体显性遗传,也有散发病例。主要病变为中枢神经系统的胶质结节,皮肤(面部)皮脂腺瘤,其他脏器肿瘤。典型症状为面部淡红色的呈蝶状分布的皮脂腺瘤,癫痫发作,智力缺陷。症状轻重不一,有的癫痫发作频繁,智力障碍严重。

【影像学表现】　CT 可见脑室周围密度增高及多处散在结节状阴影。

九、Sturge-weber 综合征

病例 1-5-10

【病史摘要】　女性,5 岁。自出生 3 个月开始抽搐,双眼右斜、口吐白沫反复发作,每半小时后好转(图 1-5-10)。

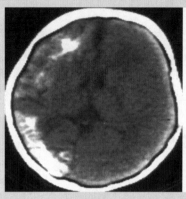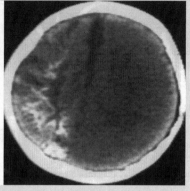

图 1-5-10　Sturge-weber 综合征的 CT 表现

【CT 表现】　平扫示右侧大脑半球皮质脑回广泛钙化,右顶叶及额叶脑沟宽而深,右侧大脑半球较左侧小,左、右侧脑室大致对称。但中线结构均匀性向右侧移位。

【CT 诊断】　Sturge-weber 综合征。

临床思维:Sturge-Weber 综合征

Sturge-Weber 综合征又名脑三叉神经血管瘤病,与发育异常导致的血管畸形有关,在面部皮肤呈现的血管瘤为毛细血管瘤,多位于真皮及皮下组织内,大小不等,其同侧常伴有脑膜葡萄状血管瘤,由位于蛛网膜下扩张的静脉组成,常累及大脑的枕叶及颞叶。

【影像学表现】　CT 表现在血管下的脑皮质常有进行性钙化改变,呈珊瑚状,此钙化征多在 1 岁以后患儿才出现。

十、神经纤维瘤病

病例 1-5-11

【病史摘要】　男性,18 岁。右耳聋 1 年,皮肤多处见牛奶咖啡斑及皮下有多发结节(图 1-5-11)。

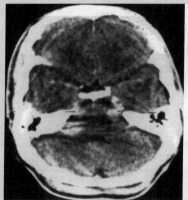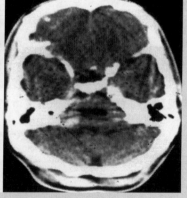

图 1-5-11　神经纤维瘤病的 CT 表现

【CT表现】　增强扫描示右侧脑桥小脑角处有一中等强化的结节,呈分叶状,大小为1.8cm×1.5cm;左侧颞骨岩部尖端颅中窝、颅后窝呈结节状,似呈哑铃状,大小为2.1cm×1.2cm,密度均匀。

【CT诊断】　神经纤维瘤病。

临床思维:神经纤维瘤病

神经纤维瘤病(neurofibromatosis)是一种良性的周围神经疾病,属于常染色体显性遗传病。其组织学上起源于周围神经鞘神经内膜的结缔组织。它常累及起源于外胚层的器官,如神经系统、眼和皮肤等,是常见的神经皮肤综合征之一。

【影像学表现】

1. CT　颅内占位性病变,密度通常较脊髓和脑组织略高,呈圆形或类圆形。

2. MR　肿瘤表现为T1WI呈低或等信号,T2WI呈高信号。部分肿瘤伴有囊变。增强扫描后肿瘤多明显强化。

十一、肾上腺脑白质营养不良

病例 1-5-12

【病史摘要】　男性,6岁。视力下降半个月(图1-5-12)。

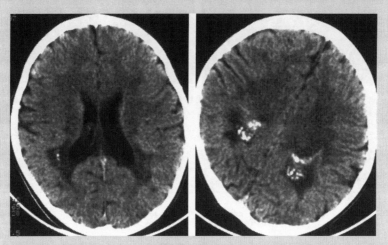

图 1-5-12　肾上腺脑白质营养不良的 CT 表现

【CT表现】　平扫示左、右侧脑室后角周围白质内有不规则形低密度影,并向半卵圆中心延伸,病变内见多发点状钙化。左右侧脑室后角及三角区稍扩大。

【CT诊断】　肾上腺脑白质营养不良。

临床思维:肾上腺脑白质营养不良

肾上腺脑白质营养不良(adrenalleukodystrophy)是 X 连锁隐性遗传病,是一种最常见的过氧化物酶体病,主要累及肾上腺和脑白质,半数以上的患者于儿童或青少年期起病,主要表现为进行性的精神运动障碍,视力及听力下降和(或)肾上腺皮质功能低下等。

【影像学表现】

1. CT 局限于脑白质的低密度蝶形病灶。

2. MRI 对称性位于双侧顶枕区白质长 T1 长 T2 信号,周边呈指状,胼胝体压部早期受累,呈"蝶翼状",显著特点是病变由后向前进展,逐一累及枕、顶、颞、额叶;可累及脑干皮质脊髓束,皮质下 U 形纤维免于受累;增强扫描病灶周边强化,提示处于活动期;晚期增强后无强化,多伴有脑萎缩。肾上腺脑白质营养不良的不同阶段在头部 MRI 上表现不同,可借此作为治疗转归和判断预后的指标。

十二、肝豆状核变性

病例 1-5-13

【病史摘要】 男性,12 岁。口齿不清伴左侧肢体无力 5 个月(图 1-5-13)。

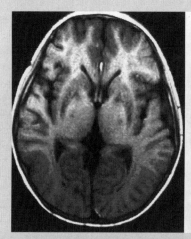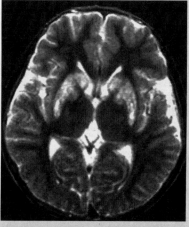

图 1-5-13 肝豆状核变性的 MR 表现

【MR 表现】 平扫轴位 T1WI 两侧豆状核、尾状核头部及丘脑区对称性长 T1 改变,无水肿及占位效应;平扫轴位 T2WI 上述病灶呈对称性长 T2 改变。

【MR 诊断】 肝豆状核变性。

临床思维:肝豆状核变性

肝豆状核变性(hepatolenticular degeneration)又称为 Wilson 病,是一种常染色体隐性遗传的铜代谢障碍性疾病,以铜代谢障碍引起的肝硬化、基底节损害为主的脑变性疾病为特点。本病在中国较多见。好发于青少年,男性比女性稍多。神经症状以锥体外系损害为突出表现,以舞蹈样动作、手足徐动和肌张力障碍为主;精神症状表现为注意力和记忆力减退、智能障碍、情绪不稳,常伴有强笑、傻笑,也可伴有冲动行为或人格改变。

【影像学表现】

1. CT 显示双侧豆状核对称性低密度影。

2. MRI 豆状核、尾状核、中脑和脑桥、丘脑、小脑及额叶皮质 T1WI 呈低信号和 T2WI 呈高信号,或壳核和尾状核在 T2WI 显示高低混杂信号,还可有不同程度的脑沟增宽、脑室扩大等。

十三、多发性硬化

病例 1-5-14

【病史摘要】　女性,41岁。半个月前开始哭笑无常,站立不稳,双眼视力下降(图1-5-14)。

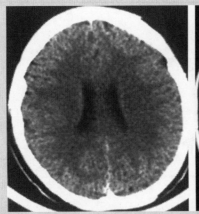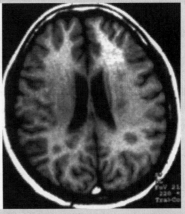

图 1-5-14　多发性硬化的影像表现

【影像表现】　CT平扫示左侧脑室旁白质内有一圆形低密度影,与周围脑白质的对比差别较小,其边缘欠清楚;MRI示 T1 加权像示两侧脑室后角旁及左侧脑室体旁白质内有多个圆形低信号影。

【影像诊断】　多发性硬化。

临床思维:多发性硬化

多发性硬化(multiple sclerosis)是以中枢神经系统白质炎性脱髓鞘病变为主要特点的自身免疫病。本病最常累及的部位为脑室周围白质、视神经、脊髓、脑干和小脑,发病年龄多在 20～40岁,男女患病之比约为 1:2。临床表现多为肢体无力、感觉异常、共济失调及精神症状等。

【影像学表现】

1. CT　脑白质内类圆形低密度影。

2. MRI　大小不一类圆形的 T1WI 呈低信号、T2WI 呈高信号,常见于侧脑室前角与后角周围、半卵圆中心及胼胝体,或为融合斑,多位于侧脑室体部;脑干、小脑和脊髓可见斑点状不规则T1WI 呈低信号及 T2WI 呈高信号斑块;病程长的患者多数可伴脑室系统扩张、脑沟增宽等脑白质萎缩征象。

复习思考题

选择题

1. 蛛网膜囊肿的好发部位依次为(　　)

　A. 中颅凹,后颅凹,鞍上　　　　B. 前颅凹,后颅凹,中颅凹　　　　C. 中颅凹,前颅凹,后颅凹

　D. 前颅凹,中颅凹,后颅凹　　　　E. 中颅凹,鞍上,后颅凹

2. 胼胝体发育不良的诊断要点是(　　)

　A. 合并多小脑回　　　　B. 第三脑室扩大　　　　C. 第三脑室上移

D. 合并 Chiari 畸形   E. 合并 Dandy-Walker 综合征

3. 女性,10 岁,头痛,抽搐,右颞部膨隆,CT 示右中颅凹有一个 3cm×4cm 脑脊液样密度影,边界清楚,蝶骨大翼变薄,颞骨薄,向外膨隆,诊断为( )
   A. 神经纤维瘤病   B. 表皮样囊肿   C. 脑萎缩
   D. 蛛网膜囊肿   E. 脑发育不全

4. 女性,25 岁,癫痫,CT 示侧脑室旁多发低密度灶,结节样或块状增强,最大可能是( )
   A. 转移瘤   B. 脑囊虫   C. 脑脓肿
   D. 多发性硬化   E. 髓鞘形成异常

思考题答案

选择题

1. A   2. C   3. D   4. D

第六节　椎管内常见疾病

病例 1-6-1

【病史摘要】 男性,49 岁。四肢麻木,无力 2 年(图 1-6-1)。

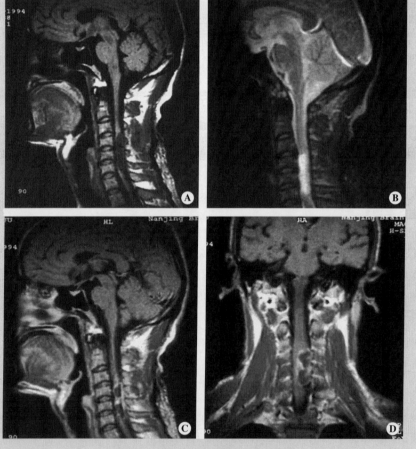

图 1-6-1　髓内室管膜瘤的 MR 表现

【MR 表现】

A. 平扫矢位 T1WI 颈 4～6 髓内长 T1 信号,边缘较清,局部颈髓增宽。

B. 平扫矢位 FLASH 上述病灶呈均匀的长 T2 信号。

C. 增强矢位 T1WI 上述病灶呈不均匀条状强化,中心有低信号。

D. 增强冠位 T1WI 上述病灶轴位观,肿瘤的低信号区明显。

【MR 诊断】　髓内室管膜瘤。

病例 1-6-2

【病史摘要】　女性,34 岁。肩背痛 3 年,肢体麻木 2 年,下肢无力 1 年(图 1-6-2)。

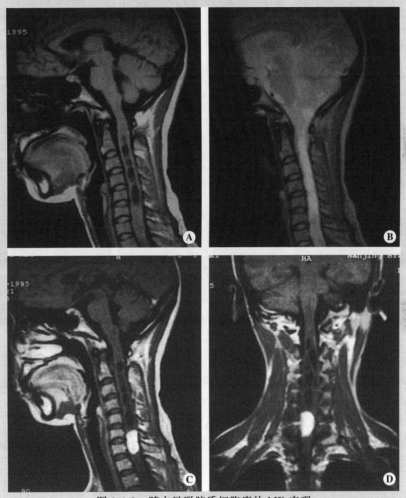

图 1-6-2　髓内星形胶质细胞瘤的 MR 表现

【MR 表现】

A. 平扫矢位 T1WI 颈 2～7 髓内等及长 T1 病灶,髓内多处呈囊状扩张。

B. 平扫矢位 FLASH 上述病灶呈长 T2 改变。

C. 增强矢位 T1WI 颈 6、7 病灶块状强化,边缘清。

D. 增强冠位 T1WI 上述病灶冠位观,上部颈髓呈蜂窝状,伴脊髓空洞形成。

【MR 诊断】　髓内星形胶质细胞瘤。

病例 1-6-3

【病史摘要】 男性,35 岁。右上肢无力 3 个月,伴小便困难,双下肢麻木(图 1-6-3)。

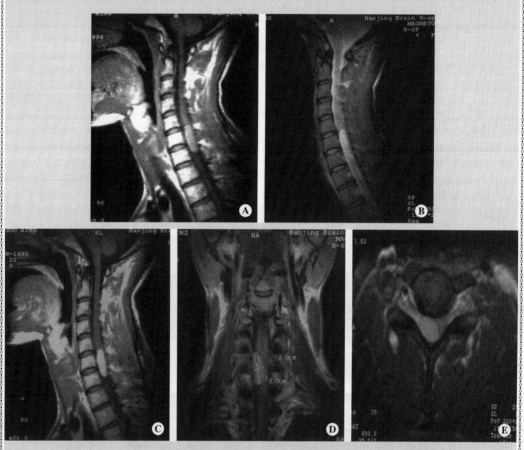

图 1-6-3　神经鞘瘤的 MR 表现

【MR 表现】

A. 平扫矢位 T1WI 颈 6～7 椎管内短 T1 异常信号,上下缘有低信号的肿瘤——脊髓间隙。

B. 平扫矢位 FLASH 上述病灶呈稍长 T2 改变。

C. 增强矢位 T1WI 上述病灶明显均匀强化。

D. 增强冠位 T1WI 上述病灶位于椎管右侧,脊髓左移,病侧下界蛛网膜下腔呈杯口状。

E. 增强轴位 T1WI 上述病灶轴位观,脊髓左移。

【MR 诊断】 神经鞘瘤。

病例 1-6-4

【病史摘要】 男性,26 岁。腰背痛 2 个月余(图 1-6-4)。

【MR 表现】

A、B. 平扫矢位 T1WI 腰 1 椎管内硬膜下块状等 T1 病灶,有肿瘤脊髓间隙可见,肿瘤内有点条状长 T1 信号,边缘较清,圆锥、马尾受压移位。

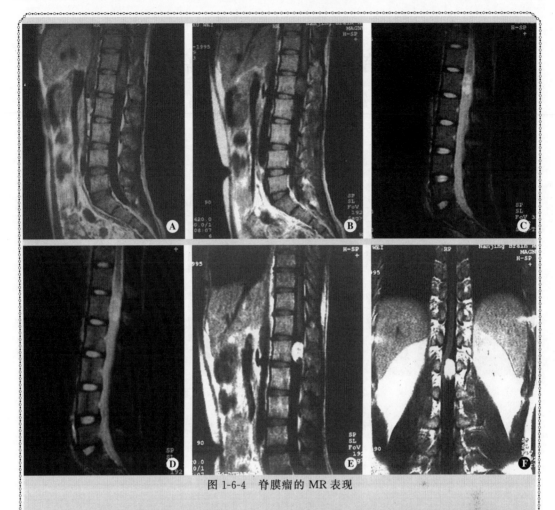

图 1-6-4　脊膜瘤的 MR 表现

C、D. 平扫矢位 FLASH 上述病灶呈长 T2 改变,瘤体内可见点条状短 T2 低信号。

E. 增强矢位 T1WI 上述病灶显著强化,但中心部分仍为斑点状低信号,肿瘤脊髓间隙更明显。

F. 增强冠位 T1WI 病灶位于硬膜下,圆锥向右侧移位,病侧上端蛛网膜下腔呈"倒杯口征"。

【MR 诊断】　脊膜瘤。

临床思维:椎管内肿瘤

椎管内肿瘤(intraspinal tumors)分为三类:髓内肿瘤,以室管膜瘤和星形细胞瘤常见;髓外硬膜内肿瘤,多为神经源性肿瘤和脊膜瘤;硬膜外肿瘤,常见为转移瘤。

【影像学表现】　脊椎平片可提示椎管内占位病变,但阳性率不高。脊髓造影、CTM 和 MRM 均可提供肿瘤与脊膜的关系,从而推断肿瘤部位和性质。CT 对病变的显示不如 MR。MR 能直观地显示肿瘤及其与周围组织的关系,做出肿瘤的定位、定量乃至定性诊断,是目前诊断脊髓肿瘤的可靠方法。椎管内肿瘤常在 T1WI 上呈等或稍低信号,T2WI 上呈等或高信号,Gd-DTPA 增强扫描,肿块有不同程度和不同形式的强化,显示更加清楚。

（李晓华　孟　鑫　张　强　孙兴元　闫文颊　蔡庆斌）

第二章　头颈部疾病

第一节　眼部疾病

一、炎性假瘤

病例 2-1-1

【病史摘要】　女性,20 岁。因右眼持续性疼痛伴眼球突出 7 天(图 2-1-1)。

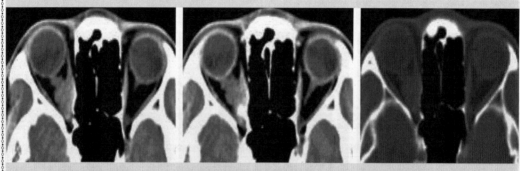

图 2-1-1　右眼眶内炎性假瘤的 CT 表现

【CT 表现】　右侧肌锥内可见占位性病变,病变边界清楚,形态尚规则,累及视神经并有视神经增粗,平扫呈等密度,增强扫描病变中度强化。骨窗示周围骨质未见破坏。

【CT 诊断】　右眼眶内炎性假瘤。

病例 2-1-2

【病史摘要】　男性,24 岁。左眼疼痛肿胀,反复发作 1 年,伴左眼突出(图 2-1-2)。

【CT 表现】　平扫示左眼睑肿胀,眼球突出,眶鼻侧见软组织团块影,轮廓部清,边缘模糊,邻近筛窦有软组织影。增强扫描示左眼环增厚模糊,上直肌增粗、模糊,强化明显。

【CT 诊断】　炎性假瘤。

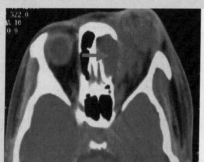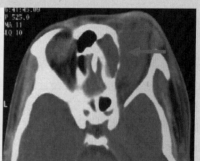

图 2-1-2　炎性假瘤的 CT 表现

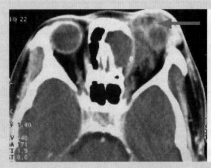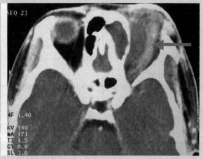

图 2-1-2　炎性假瘤的 CT 表现(续)

临床思维:炎性假瘤

眼眶炎性假瘤为原因不明的眼眶内软组织非特异性慢性炎症所形成的肉芽肿病变。它是成人眼球突出最常见的原因之一,约占突眼性病变的 25%,多单侧发病,少数双侧同时/先后发病。仅 5%~15% 的眼眶炎性假瘤发生在儿童阶段。

本病的临床症状取决于炎症反应程度、发病分期(急性、亚急性或慢性)及眶内结构受累情况。急性炎症最常见的症状有突发眼眶疼痛、眶周组织肿胀及复视,偶有视力减退,不易与眼眶或眶周感染区别,本病易反复发作,但激素治疗有效。

眼眶炎性假瘤分型:泪腺炎型;肌炎型;巩膜周围炎和视神经炎型;弥漫性眼眶炎症型;炎性肿块型。

【影像学诊断】　缺乏特异性,但能够确定病变的范围。CT 表现为灶性或弥漫性肿块,与周围组织交界不清,或呈铸型关系,造影剂增强后可强化,还可见眼外肌肥大、泪腺肿大、眼环增厚、视神经增粗等,不伴有骨破坏。

【鉴别诊断】

1. 血管瘤　增强扫描后强化明显,肿块境界清楚,眼球壁和眼肌均不受侵犯,无眼环和眼肌增厚的表现,瘤体内出现静脉石有助于诊断。

2. 神经鞘瘤　一般与视神经联系紧密,根据其成分的不同肿瘤可出现囊样变,增强扫描其实性部分可见中度至明显强化。肿块境界清楚,病变生长方式与眶前后径一致呈长椭圆形或条索状。

二、眶内蜂窝织炎

病例 2-1-3

【病史摘要】　男性,40 岁。左眼眶及球结膜水肿,眼压高(图 2-1-3)。

【影像表现】　CT 平扫示左侧眶内近纸板可见软组织密度影,病变边界清楚,形态不规则,呈等低混杂密度,以等密度为主,骨窗示眶内侧壁未见破坏。3 天后经筛窦引流复查 MRI 复查,T1WI 呈稍低信号,T2WI 呈稍高信号,内可见液化坏死区,呈长 T1 长 T2 信号影,同侧筛窦内呈长 T1 长 T2 信号改变,增强扫描周围部分明显强化,中央部分不强化。

【影像诊断】　左眶蜂窝织炎。

【病理诊断】　眶内蜂窝织炎(筛窦开放引流术后细胞学确诊)。

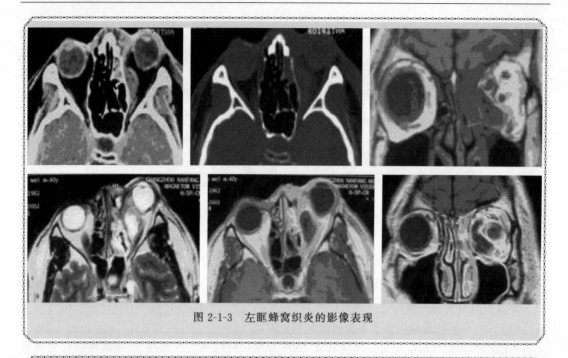

图 2-1-3　左眶蜂窝织炎的影像表现

病例 2-1-4

【病史摘要】　男性,55 岁。左眼疼痛,眼睑肿胀 1 周(图 2-1-4)。

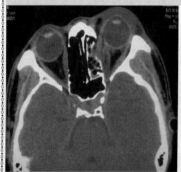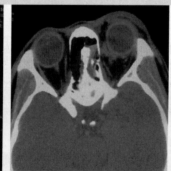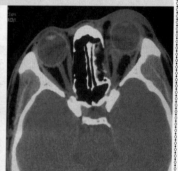

图 2-1-4　左眼眶蜂窝织炎的 CT 表现

【CT 表现】　左侧眼睑和眼睑后弥漫性软组织肿胀,不同程度眼球突出和移位。眶内和眶隔前弥漫性软组织密度增高,眶脂肪内有细条状致密影,眶内结构轮廓欠清楚。

【CT 诊断】　左眼眶蜂窝织炎。

临床思维:眶内蜂窝织炎

眼眶蜂窝织炎可由多种病因引起。继发于副鼻窦炎感染,占 6.93%～14.49%,主要通过两个途径:一是直接蔓延;二是细菌栓子随血流直接进入血管引起栓塞。常见的是溶血性乙型链球菌和金黄色葡萄球菌。眼眶感染的主要临床表现是眼睑红、肿、热、痛;血栓性静脉炎可引起眼眶蜂窝织炎,感染通过骨裂隙直接蔓延或者骨髓炎累及眶壁,形成骨膜下脓肿,从而引起眼球外突。

【影像学诊断】　病变常位于骨膜外间隙或肌锥外间隙,CT 显示间隙内出现异常密度,骨膜下间隙感染表现为强化的骨膜移位,远离眶壁。MRI 显示眼眶内骨膜下脓肿尤为清楚,感染也可以发生在泪囊内,后者由于积脓而显著膨胀。增强扫描感染部分可以明显强化,囊性部分不强化。

【鉴别诊断】 炎性假瘤:炎性假瘤是由组织的炎性增生形成的一个境界清楚的肿瘤样团块,常显示与肿瘤相似,主要位于肌锥内、外间隙;并多伴有眼环增厚、眼肌增粗等。而蜂窝织炎呈弥漫性病变,临床症状更重,病变常在骨膜外间隙。

三、海绵状血管瘤

病例 2-1-5

【病史摘要】 女性,32 岁。左眼眶肿胀半年(图 2-1-5)。

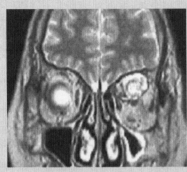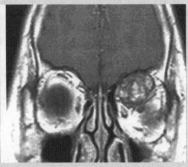

图 2-1-5 左侧眶内血管瘤的 MR 表现

【MR 表现】 左侧眶内眼球后上方可见占位性病变,病变边界清楚,形态尚规则,T1WI 呈稍高信号,内可见多发条状低信号,T2WI 呈高信号,内可见多发条状低信号,增强扫描呈明显团块状强化。上直肌及提上睑肌明显受压向下移位。

【MR 诊断】 左侧眶内血管瘤。

【临床诊断】 左侧眶内海绵状血管瘤。

病例 2-1-6

【病史摘要】 女性,44 岁。左眼疼痛肿胀,伴左眼突出 8 年(图 2-1-6)。

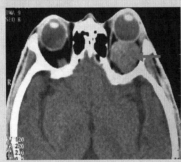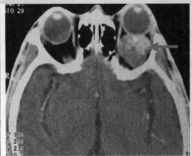

图 2-1-6 左眼眶海绵状血管瘤的 CT 表现

【CT 表现】 平扫示左眼球突出,球后肌锥内团块影,边界清晰,密度均匀。增强扫描示病灶呈不均匀明显强化。

【CT 诊断】 左眼眶海绵状血管瘤。

临床思维:海绵状血管瘤

海绵状血管瘤是眼眶常见肿瘤之一,也是成人常见的原发性良性眼眶肿瘤之一。可出现在眶内任何部位,但83%位于肌圆锥内,亦有报道可同时累及肌圆锥内和肌圆锥外间隙。该瘤由多个衬有内皮细胞的窦隙状血管构成,外有纤维性假包膜,无明显的供血动脉。女性与男性发病之比为2∶1,好发年龄为20～40岁。大多数为单发。

【影像学表现】

1. CT 表现为肌锥内卵圆形或圆形、边界清晰、强化明显并有延迟强化的肿块,部分肿瘤内可见点状钙化或圆形高密度静脉石,少数肿瘤可生长在肌锥外间隙。

2. MRI T1WI信号均匀,信号强度高于肌肉和眼球,明显低于脂肪;T2WI信号较高,信号明显高于其他组织。如肿瘤有流空的血管或钙化影,可表现为条状的低信号影,MRI对小的钙化灶的显示不如CT明显,增强扫描肿块呈明显均匀强化。

【鉴别诊断】

1. 眶内炎性假瘤 炎性假瘤常累及多种眶内组织,强化程度亦不如血管瘤强化明显,炎性假瘤内很少可见到流空的血管影及条状或斑片状钙化影。

2. 眶内淋巴瘤 淋巴瘤发生部位一般位于眼眶前缘,常累及泪腺,眶后淋巴瘤很少发生,发生在球后肿瘤一般很少考虑淋巴瘤。

3. 神经鞘瘤 眶内神经组织丰富,故眶内任何部位均可发生神经鞘瘤。但视神经是中枢神经的一部分,缺乏神经鞘膜,故不发生神经鞘瘤。眶内神经鞘瘤易发生囊变,MRI表现为信号不均匀,增强扫描呈不均匀明显强化。而血管瘤动态增强扫描呈渐进性强化特点。有时在影像上两者较难鉴别。本病的临床特点为慢性、进行性生长,造成眶内结构移位或受压。海绵状血管瘤常有眼球突出,发生在眶尖的肿瘤引起复视、压迫视神经等症状。

四、视网膜母细胞瘤

病例 2-1-7

【病史摘要】 男性,2岁。右眼红伴瞳仁白光1周(图2-1-7)。

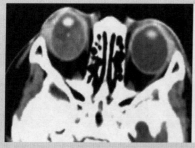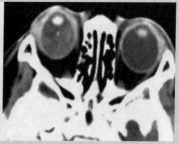

图 2-1-7 右眼视网膜母细胞瘤的 CT 表现

【CT表现】 右侧眼环后部见一个占位性病变,病变边界清楚,形态不规则,向玻璃体内生长。CT平扫呈稍高密度,内可见斑片状高密度钙化灶。视神经未见明显增粗。

【CT诊断】 右眼视网膜母细胞瘤。

病例 2-1-8

【病史摘要】　男性,1 岁。视力差(图 2-1-8)。

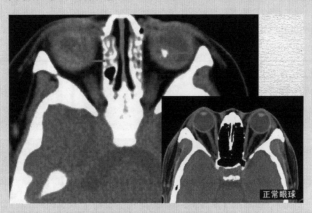

正常眼球

图 2-1-8　视网膜母细胞瘤的 CT 表现

【CT 表现】　平扫示双侧眼球后部玻璃体内见软组织密度肿块影,其中左侧肿块内可见结节状高密度钙化影。

【CT 诊断】　视网膜母细胞瘤。

临床思维:视网膜母细胞瘤

视网膜母细胞瘤是起源于视网膜的胚胎性恶性肿瘤,有遗传性,为婴幼儿眼部最常见的恶性肿瘤。发病大多在婴幼儿,以 3 岁以下多见。本病多为单侧发病,双眼同时或先后发病约占 1/4。该肿瘤最初生长于视网膜,向周围浸润性生长,侵及玻璃体并沿视神经乳头侵及视神经及颅内。临床上典型表现为白瞳症,眼底见灰白色半球形肿物。肿瘤在眼内生长致前房角阻塞,眼压升高,进入临床青光眼期眼球增大、突出。

【影像学表现】　眼球内含有钙化的肿块。初期眼环呈局限性增厚,以后呈肿块性改变,后期整个玻璃体腔内密度增高,钙化为其特征,呈密集点状或斑片状,发生率达 90% 以上。

【鉴别诊断】

1. 渗出性视网膜炎(Coat's)病　该病是一种先天性视网膜小血管异常致血-视网膜屏障受损所致,以毛细血管扩张为特征的原发性视网膜畸形,年龄多在 5 岁以上,6~8 岁居多。CT 表现为眼球内后极突入玻璃体的边界清楚均一软组织密度影,眼球不增大,无钙化,无眼外侵犯及晶状体改变。

2. 永存性原始玻璃体增殖症(PHPV)　CT 表现为患侧眼球缩小,玻璃体密度增高,可见不规则肿块,但无钙化,晶体缩小不规则,亦可为双侧性。

五、泪腺混合瘤

病例 2-1-9

【病史摘要】　男性,48 岁。右眼异物感 3 年余(图 2-1-9)。

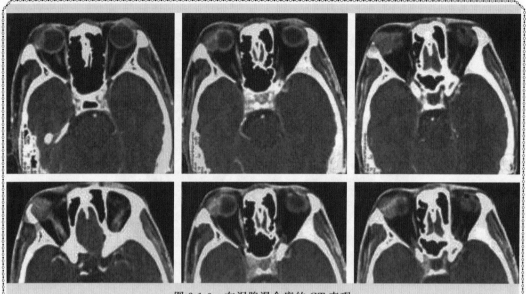

图 2-1-9　右泪腺混合瘤的 CT 表现

　　【CT 表现】　增强扫描示右眼眶外上象限肌锥外中等强化的密度均匀的类圆形软组织肿块,边界清楚,右眼球及外直肌受压向内、下移位。

　　【CT 诊断】　右泪腺混合瘤。

　　【病理诊断】　右泪腺混合瘤。

病例 2-1-10

　　【病史摘要】　男性,42 岁。左眼突出 2 年(图 2-1-10)。

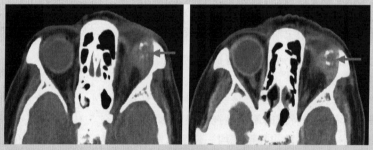

图 2-1-10　左泪腺混合瘤的 CT 表现

　　【CT 表现】　平扫示左侧泪腺见椭圆形软组织密度肿块,密度不均匀,其内可见散在斑点状钙化。增强扫描示肿块强化不均匀,中心见更低密度区。未见明显骨质破坏。

　　【CT 诊断】　左泪腺混合瘤。

临床思维:泪腺混合瘤

　　泪腺混合瘤多见于成年男性,儿童少见。肿瘤内含有中胚叶成分和来自二层腺管上皮的组织结构,所以称为混合瘤。此病发展慢,病程长,属良性上皮性肿瘤,少数可恶变,肿瘤向眶后部发展,可压迫眼球引起视网膜皱襞或视盘水肿,突眼严重导致角膜暴露。临床上为泪腺区无痛性肿块,缓慢生长,病程较长,多累及单侧泪腺。

【影像学表现】 良性泪腺混合瘤形态规则,边界清楚,压迫泪腺窝骨质膨胀性变薄,增强扫描,强化程度不一致,有的增强明显,有的增强不明显。

【鉴别诊断】

1. 泪腺恶性肿瘤 恶性肿瘤病变常侵犯眼外肌和眶壁骨质,造成骨质破坏,肿瘤可有钙化,平扫呈稍高密度,边界不清楚,形状不规则,增强扫描不均匀明显强化。

2. 炎性假瘤 泪腺混合瘤多有明显的边界,而炎性假瘤的泪腺炎型虽可有泪腺的增大,但仍保持泪腺的形态,并可伴有相邻眼肌的增粗、眼环变厚等表现。临床上激素治疗有效。

六、泪腺嗜酸性细胞癌

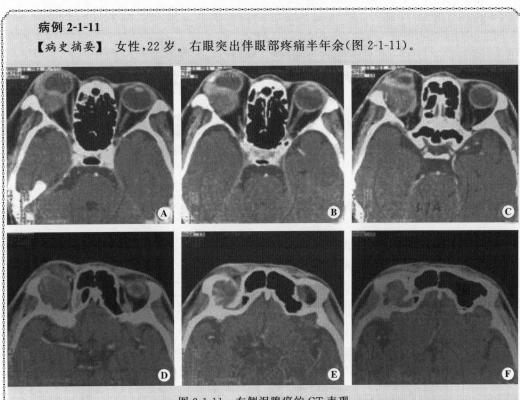

病例 2-1-11

【病史摘要】 女性,22 岁。右眼突出伴眼部疼痛半年余(图 2-1-11)。

图 2-1-11 右侧泪腺癌的 CT 表现

【CT 表现】 增强扫描(图 A~F)示右侧泪腺窝边界清楚的肿块,密度不均匀,呈中度强化,相邻额窦(图 E~F)骨壁破坏,眼球及视神经(图 A~C)有中等度强化。上、外直肌及眼球向内侧和内下移位。

【CT 诊断】 右侧泪腺癌。

【病理诊断】 右泪腺嗜酸性细胞癌。

临床思维:泪腺嗜酸性细胞癌

泪腺嗜酸性细胞癌是一种少见的肿瘤,又称恶性嗜酸性腺癌、大嗜酸粒细胞癌等,发病年龄为 40~80 岁,性别无差异。泪腺恶性肿瘤典型临床表现为眼球突出并向下移位,病变进展迅速,出现眶内疼痛及压痛。

【影像学表现】 眶外上方形状不规则的高密度影,密度不均匀,注射对比剂病灶可强化。病程早期病变可沿眶外壁呈扁平状向眶尖部生长,容易与外直肌融合而显示外直肌肥厚,有别于其他肿瘤。病变局部眶骨虫蚀样骨破坏。晚期向颅内、颞凹或鼻窦蔓延。

【鉴别诊断】

1. 泪腺混合瘤 后者形态规则,边界清楚,内部密度均匀,极少向眶尖蔓延,无骨质破坏。

2. 泪腺囊肿 病变呈低密度,形态规则,边界清楚,呈圆形,对骨质呈膨胀性压迫,很少累及眼外肌,增强扫描囊壁强化,囊内不强化。

七、皮样囊肿

病例 2-1-12

【病史摘要】 男性,12 岁。左眼突出 1 年(图 2-1-12)。

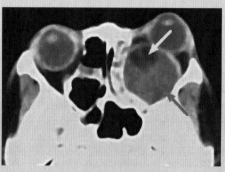

图 2-1-12　左眼眶皮样囊肿的 CT 表现

【CT 表现】 左侧眼眶内见类圆形混杂密度影,密度不均匀,前方可见脂肪样低密度影。

【CT 诊断】 左眼眶皮样囊肿。

病例 2-1-13

【病史摘要】 男性,22 岁。左眼突出 5 年(图 2-1-13)。

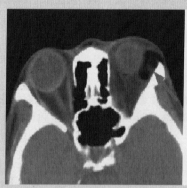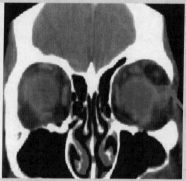

图 2-1-13　左侧眼眶皮样囊肿的 CT 表现

【CT 表现】 左侧眼球外上方见低密度肿块,密度不均匀,低密度区与脂肪密度一致,眼球受压移位。

【CT 诊断】 左侧眼眶皮样囊肿。

临床思维：皮样囊肿

皮样囊肿为最常见的框内先天性病变，占眶内所有病变的 1%～2%，最常见的部位为外上象限，是由眼眶骨缝间外胚层组织发育时残留于软组织内的结果。病理学改变示囊内含有皮脂腺、汗腺、毛囊。按其发病部位可分为浅表型。前者多见于 1 岁小儿，肿块位于眼外侧缘前方并与其下骨质有粘连，临床上一般无眼球突出或眼球移位；而后者通常在较大的儿童及成年人中发病。

八、视神经胶质瘤

病例 2-1-14

【病史摘要】　男性，30 岁。右眼突出 20 余天（图 2-1-14）。

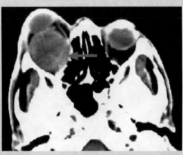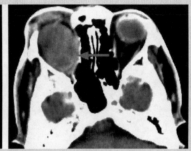

图 2-1-14　右视神经胶质瘤的 CT 表现

【CT 表现】　右眼球后方眼眶内见椭圆形软组织影，沿视神经生长，眼球受推移向前移位。

【CT 诊断】　右视神经胶质瘤。

临床思维：视神经胶质瘤

视神经胶质瘤为儿童的常见肿瘤，50% 的病儿发病年龄小于 5 岁，肿瘤多为良性，起源于视神经的星形细胞，生长缓慢。儿童双侧发病者，常发生于系统性或家族性神经纤维瘤；成年患者多为胶质母细胞瘤。由于受硬脑膜的限制，视神经胶质瘤生长特征为沿着视神经纵轴生长。

九、外伤与异物

病例 2-1-15

【病史摘要】　男性，46 岁。右眼外伤 3 小时（图 2-1-15）。

【CT 表现】　平扫示右眼球后稍高密度团状影，周边密度较淡。增强扫描示病灶无强化。

【CT 诊断】　右眼球后血肿。

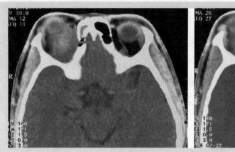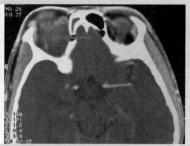

图 2-1-15 右眼球后血肿的 CT 表现

病例 2-1-16

【病史摘要】 男性,56 岁。车祸头部外伤 1 小时(图 2-1-16)。

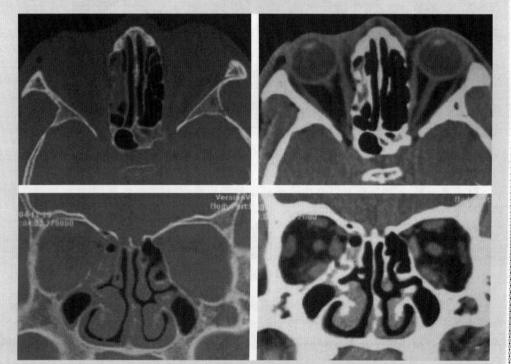

图 2-1-16 右侧眼眶骨折的 CT 表现

【CT 表现】 右侧眼眶内、下壁骨质中断,向眶外移位,眶腔扩大,内直肌、下直肌增粗。

【CT 诊断】 右侧眼眶骨折。

病例 2-1-17

【病史摘要】 男性,37 岁。双眼爆炸伤后视力下降 10 余天(图 2-1-17)。

【CT 表现】 左侧眼球外近眼环可见点状高密度影,边界清楚,周围软组织可见轻度肿胀,累及同侧眼环。骨窗示病变区点状高密度影。

【CT 诊断】 左侧眶内异物(手术确诊)。

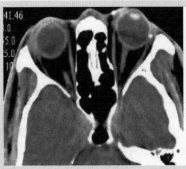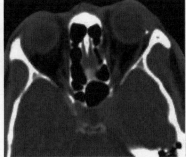

图 2-1-17　左侧眶内异物的 CT 表现

病例 2-1-18

【病史摘要】　男性,41 岁。左眼被钢砂崩伤 1 天(图 2-1-18)。

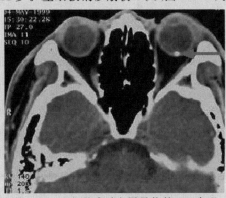

图 2-1-18　左眼球后金属异物的 CT 表现

【CT 表现】　平扫示左眼球后壁圆形致密影,边缘锐利。

【CT 诊断】　左眼球后金属异物。

病例 2-1-19

【病史摘要】　男性,29 岁。左眼被铁屑崩伤 1 小时(图 2-1-19)。

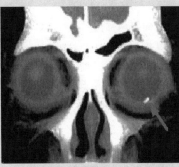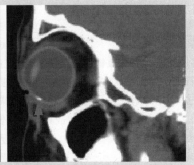

图 2-1-19　左侧眼球壁金属异物的 CT 表现

【CT 表现】　平扫显示左侧眼球外下壁致密影(箭头),边缘锐利。

【CT 诊断】　左侧眼球壁金属异物。

临床思维:外伤与异物

眼眶骨折较常见,主要是直接暴力打击。大而钝的物体突然打击眼部,骤增的压力经眼球传送到眶壁,即可导致其骨折(爆裂骨折),最常见为内侧壁和底壁,鼻或鼻窦气体进入眼眶,临床出现气肿,眶内软组织肿胀,眼球突出。

眼眶异物在眼外伤中较常见,多伴有眼球穿孔伤,大多数发生于锤凿物体、车床加工或爆炸过程,由于锐利器具及其飞出的异物碎屑穿通眼球表面或眼睑、遗留于眼球或眼眶内所致。眼眶异物不但会引起眼球及眶内组织损伤、眼内出血,而且会损伤颅内或鼻窦等眶周组织;某些位置的异物或铁锈铜锈如果不及时取出会造成继发感染,严重损害视力,有的还可以发生交感性眼炎,严重者失明。影像学检查多选用平片检查及 CT 检查,金属异物以磁性多见,非金属异物以碎石多见,一般机械工业、生活活动伤的异物为单个异物,爆炸伤多为多个异物,在诊断中应注意某些与晶体密度相似的异物,观察晶体是否位于正常位置。MSCT 多平面重建图像可较好显示异物的位置以及与眶内结构的关系。考虑到磁性异物的危害,MRI 较少应用于异物检查,如临床上不能确定异物性质时,应以常规 X 线、CT 检查为主。

复习思考题

选择题

1. CT 扫描示一侧球后肌椎内类圆形肿块,边缘光滑,眶壁受压扩大。增强扫描,病变随时间延长强化更明显,首先应考虑为( )
   - A. 炎性假瘤
   - B. 视神经胶质瘤
   - C. 海绵状血管瘤
   - D. 神经鞘瘤
   - E. 脑膜瘤

2. 眶内海绵状血管瘤最有特征性的 CT 表现是( )
   - A. 肿瘤位于眼肌圆锥内
   - B. 肿瘤内致密结节影
   - C. 肿瘤增强明显
   - D. 肿瘤增强早期呈不均匀增强
   - E. 肿瘤与眼球相邻

3. 患者,女性,2 岁,突眼,CT 示右眼球内团块状钙化,视神经增粗,周围有软组织密度块影,诊断为( )
   - A. 炎性假瘤
   - B. 甲状腺性突眼
   - C. 黑色素瘤
   - D. 视网膜母细胞瘤
   - E. 视网膜血管瘤

4. 患者,男性,35 岁,右眼痛 2 个月。CT 示右泪腺增大,边缘模糊,眶壁骨质正常,增强扫描示泪腺轻度增强,诊断为( )
   - A. 泪腺瘤
   - B. 泪腺癌
   - C. 格雷夫斯病
   - D. 泪腺型炎性假瘤
   - E. 泪腺血管瘤

5. 眶内壁骨折的 CT 表现不包括( )
   - A. 眶内容物向筛窦移位
   - B. 眼内直肌向眶内移位
   - C. 眶内可见积气征象
   - D. 眼内直肌疝入筛窦内
   - E. 筛窦密度增高

6. 关于视网膜母细胞瘤的影像特点,下述说法错误的是( )
   - A. 肿瘤呈乳头样或扁平状,多发病灶
   - B. 单眼发病
   - C. 视神经可增粗,视神经孔可扩大
   - D. 砂粒样、斑块样钙化
   - E. 向球外生长者,预后不良

7. 在 CT、MRI 扫描中"视神经胶质瘤"最具特征影像表现为( )
   - A. 视神经梭形、椭圆形肿大
   - B. 可侵犯视乳头
   - C. 瘤内无钙化
   - D. 视神经管扩大
   - E. 瘤周有液体聚集

思考题答案

选择题

1. C 2. D 3. D 4. A 5. B 6. C 7. D

第二节 耳部疾病

一、先天性畸形

病例 2-2-1

【病史摘要】 男性,18 岁。自幼双侧外耳道先天闭锁,耳廓畸形(图 2-2-1)。

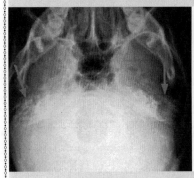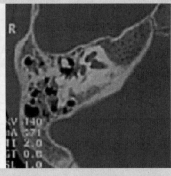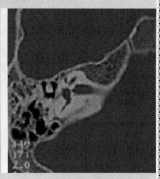

图 2-2-1 先天性外耳道闭锁的 CT 表现

【CT 表现】 双侧外耳道骨性闭锁。

【CT 诊断】 先天性外耳道闭锁。

临床思维:先天性畸形

由于内耳、中耳和外耳胚胎发育时起源不同,耳发育畸形可分成三种:①轻度畸形为外耳道管腔狭小或软组织闭锁,中耳、内耳基本正常;②中度畸形为外耳道完全缺失,中耳、内耳小且畸形;③重度畸形的骨性外耳道、中耳和听小骨均不见,常伴有颞下颌关节畸形。各型均有程度不同的耳廓大小和(或)形态的改变。

【影像学表现】 外耳道闭锁常并颞下颌关节变形,CT 示颞下颌关节窝变扁,下颌头至颞骨鼓部的距离增宽,并且发有中耳畸形;CT 表现为鼓膜被骨板取代,中耳腔小于正常,正常听小骨被畸形骨取代,锤骨柄与闭锁的骨板融合,也可有听小骨部分缺如、畸形或异常连接或融合。即使用高分辨 CT 也不易显示听小骨细节。外耳道闭锁时内耳一般正常发育。

二、乳 突 炎

病例 2-2-2

【病史摘要】 男性,24 岁。双侧耳部疼痛 1 年,并有液体流出(图 2-2-2)。

【CT 表现】 平扫示两侧中耳鼓室内充填软组织密度影,听小骨完整,乳突蜂房密度增高。

【CT 诊断】 两侧中耳乳突炎。

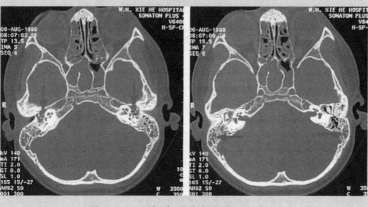

图 2-2-2　两侧中耳乳突炎的 CT 表现

病例 2-2-3

【病史摘要】　男性,20 岁。持续双耳流脓伴听力下降 17 年。纯音测听:右耳中重度传导性耳聋(图 2-2-3)。

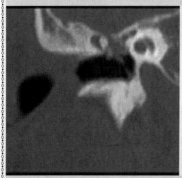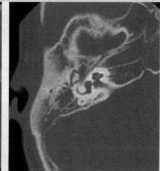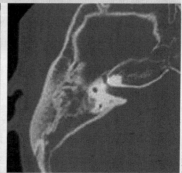

图 2-2-3　右侧慢性中耳乳突炎的 CT 表现

【CT 表现】　颞骨高分辨率薄层平扫示右侧乳突呈板障型,乳突气房密度增高,右侧中耳鼓室,鼓窦入口及鼓窦内密度增高,被软组织样密度影及水样密度充填,听小骨形态及结构未见明显异常。冠状平扫示右侧鼓膜中断。

【CT 诊断】　右侧慢性中耳乳突炎。

【病理诊断】　右侧慢性中耳乳突炎(肉芽肿型)。

病例 2-2-4

【病史摘要】　男性,32 岁。右耳间断流脓 20 年(图 2-2-4)。

【CT 表现】　颞骨高分辨率 CT 横断面示右侧乳突呈板障型,鼓膜增厚,鼓室鼓窦融合、扩大,周围可见明显硬化边,内呈软组织密度影。冠状面示右侧鼓室腔扩大,鼓室壁硬化,软组织影充填,听小骨破坏显示不清。

【CT 诊断】　右侧中耳乳突胆脂瘤。

【病理诊断】　右侧慢性中耳乳突炎(胆脂瘤型)。

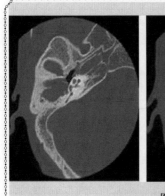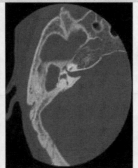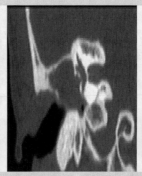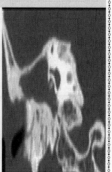

图 2-2-4 右侧中耳乳突胆脂瘤的 CT 表现

临床思维:乳突炎

慢性化脓性中耳乳突炎(chronic otitis and mastoiditis)多由急性化脓性中耳乳突炎演变而成。幼年发病多见。病理分为单纯型、肉芽型、胆脂瘤型。肉芽型也称坏死型,病理表现为组织破坏广泛,可累及骨质,形成骨脓肿或死骨。鼓膜穿孔多在松弛部。听骨坏死。鼓室及乳突窦内可有肉芽或息肉。临床表现为外耳道分泌物为脓性,多有臭味。鼓膜边缘或松弛部穿孔。有明显传导性耳聋。胆脂瘤型,又称中耳乳突胆脂瘤,是由于在长期慢性炎症基础上,由脱落的角化上皮、胆固醇结晶组成的瘤样体,其外面有复层鳞状上皮包裹。临床表现外耳道分泌物较少,有恶臭的白色或豆腐渣分泌物是该型的特征。

【影像学表现】 CT 示:①乳突气化不良,密度增高,气房黏膜增厚;②软组织密度影:可广泛累及鼓室、鼓窦及乳突气房,表现为上述腔及鼓窦入口的扩大,软组织肿块的边界常较清楚;③鼓室及乳突气房骨质结构破坏,胆脂瘤腔边缘有明显的硬化线;④听小骨不同程度的破坏,显示不清。

【鉴别诊断】 中耳癌:临床表现易出血。影像上中耳癌的骨质破坏以中耳腔为中心呈虫蚀样向四周扩展,无破坏边缘的硬化边,且增强扫描软组织肿块有强化。肉芽型中耳乳突炎的骨质破坏程度较中耳乳突胆脂瘤轻,听小骨可见,肉芽可强化。

三、耳 癌

病例 2-2-5

【病史摘要】 男性,56 岁,右耳反复流脓 2 年余,加重伴听力下降、疼痛 2 个月,突发右侧周围性面瘫 3 周(图 2-2-5)。

【CT 表现】 平扫右侧外耳道、中耳区见软组织肿块影,大小约 3.9cm×3.8cm;增强扫描示肿块有强化,向前侵犯右侧颞骨鳞部,向外侵犯右侧腮腺,向内、后侵犯颞骨岩部、乳突;骨窗示外耳道、中耳、乳突骨质不规则虫蚀状破坏。

【CT 诊断】 右耳癌。

【病理诊断】 右耳高-中分化鳞状细胞癌。

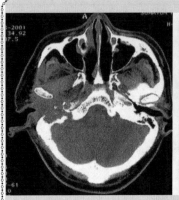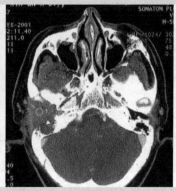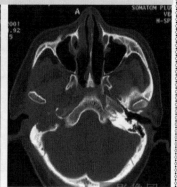

图 2-2-5 右耳癌的 CT 表现

病例 2-2-6

【病史摘要】 男性，45 岁。右耳疼痛，肿胀半年(图 2-2-6)。

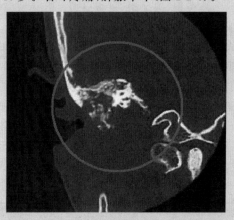

图 2-2-6 中耳癌的 CT 表现

【CT 表现】 冠状面显示中耳为软组织影填充，骨质广泛破坏。

【CT 诊断】 中耳癌。

临床思维:耳癌

中耳癌(carcinoma of middle ear)占全身癌的 0.06%，占耳部肿瘤的 5%～10%。病理类型以鳞癌多见。临床表现早期症状少，易出血，可有脓性耳漏，耳内闷胀感、耳鸣与听力减退，因伴中耳炎常被忽视。

【影像学表现】 CT 和 MRI：早期于中耳鼓室内可见软组织肿块，强化明显，听骨不规则破坏，鼓室壁吸收破坏，肿瘤增大则表现为以鼓室为中心的弥漫性软组织肿块并骨质广泛虫蚀样不规则破坏，CT 及 MRI 可显示肿瘤向外耳道、咽鼓管、内耳及乳突窦和乳突，甚至颅内侵犯情况。

【鉴别诊断】 外耳道癌:一般中耳癌软组织肿块和骨破坏以鼓室为中心，听骨和鼓室破坏较完全，而外耳道癌的外耳道骨壁破坏明显，听骨可部分残留，但晚期肿瘤范围广泛无法鉴别来源，一般首先考虑发病率较高的中耳癌。

四、耳部外伤

病例 2-2-7

【病史摘要】　女性，28岁。车祸20分钟，导致左侧颞部外伤，左耳流血(图2-2-7)。

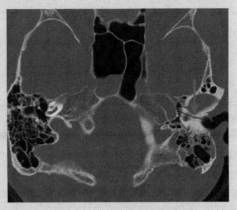

图 2-2-7　颞骨骨折的 CT 表现

【CT 表现】　左侧外耳道上壁见纵行骨折线，贯穿鼓室外侧壁。

【CT 诊断】　颞骨骨折。

病例 2-2-8

【病史摘要】　女性，64岁。车祸1小时，导致颅脑外伤，左耳听力下降(图2-2-8)。

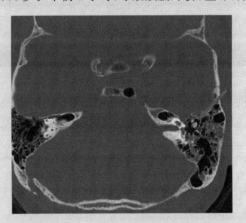

图 2-2-8　听小骨脱位的 CT 表现

【CT 表现】　左侧锤砧关节间隙增宽。

【CT 诊断】　听小骨脱位。

临床思维:耳部外伤

耳部外伤包括骨折和听小骨脱位，可引起传导性耳聋或(和)感音神经性耳聋。

【影像学表现】　听小骨外伤 HRCT 显示听小骨骨折或脱位，因结构细小容易漏诊，三维螺旋CT对显示听小骨有独特的优越性,锤砧关节脱位或砧镜关节脱位常见。

复习思考题

选择题

1. 胆脂瘤型中耳炎的典型影像特点为( )

 A. 多发生于气化型乳突　　B. 病变位于乳突气房内　　C. 病灶有硬化缘

 D. 病变大小多为3~5cm　　E. 平片示圆形高密度

2. 关于听神经瘤的CT表现,下列说法错误的是( )

 A. 常发生梗阻性脑积水　　B. 增强后明显强化　　C. 同侧岩骨骨质增生

 D. 同侧桥小脑角池增宽　　E. 可以双侧发病

3. 慢性化脓性中耳乳突炎单纯型CT表现有( )

 A. 听小骨部分吸收、破坏　　B. 上鼓室、乳突窦入口可见骨壁破坏

 C. 乳突窦或较大的气房黏膜增厚　　D. 鼓室黏膜增厚

 E. 气房间隔增粗、密度增加

4. 慢性中耳炎引起颅内感染最常累及的部位是( )

 A. 额叶　　B. 顶叶　　C. 枕叶

 D. 颞叶　　E. 脑干

5. 以下不是胆脂瘤型中耳炎的典型表现的是( )

 A. 慢性化脓性中耳炎病史　　B. 鼓膜松弛部大穿孔,探针可探入上鼓室

 C. 乳突呈气化　　D. 外耳道棘突骨质破坏

 E. 听小骨破坏消失

6. 下面CT征象最有利于中耳胆脂瘤诊断的是( )

 A. 鼓膜增厚内陷　　B. 中耳腔扩大　　C. 外耳道棘破坏

 D. 中耳内软组织影　　E. 听骨链移位

7. 男性,30岁,搏动性耳鸣,蓝色骨膜,传导性耳聋2年。CT示鼓室内软组织肿物,拟诊为( )

 A. 胆脂瘤,中耳炎　　B. 胆脂瘤,听骨链破坏　　C. 面神经瘤,听骨链破坏

 D. 血管球瘤,颈内静脉裸露　　E. 中耳乳突炎,听骨链破坏

思考题答案

选择题

1. C　2. C　3. D　4. D　5. C　6. C　7. A

第三节　鼻和鼻窦疾病

一、鼻窦炎症

病例 2-3-1

【病史摘要】 女性,52岁。头痛、鼻塞1个月余(图2-3-1)。

【CT表现】 平扫双侧上颌窦内黏膜增厚,右侧上颌窦窦腔内分泌物增多,呈液体密度影,并有气液平。

【CT诊断】 双侧上颌窦炎症。

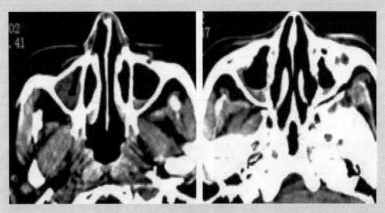

图 2-3-1　双侧上颌窦炎症的 CT 表现

病例 2-3-2

【病史摘要】　女性，12 岁。鼻塞、流脓涕 10 天（图 2-3-2）。

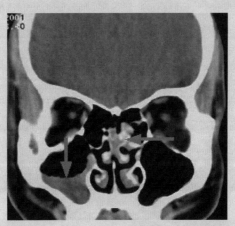

图 2-3-2　左侧上颌窦慢性炎症的 CT 表现

【CT 表现】　冠状位示左侧上颌窦腔内见气液平，两侧部分筛小房浑浊。中下鼻甲肥大。

【CT 诊断】　左侧上颌窦慢性炎症。

临床思维：鼻窦炎症

　　鼻窦炎与鼻部的解剖基础、生理基础有很重要的关系。多数疾病的发生是基于结构的变异。正常情况下上颌窦、前组筛窦、额窦开口于中鼻道的半月裂，其鼻腔的分泌物引流至此，这一解剖部位是额窦、前组筛窦和上颌窦通气、引流的通道。该部位又称为窦口鼻道复合体。如果中鼻道发生阻塞，引流障碍则导致疾病的发生。临床表现为反复鼻塞、流涕或头痛，部分患者还会出现涕中带血。

　　【影像学表现】　鼻窦炎 CT 诊断不难，主要表现为黏膜增厚，窦腔内有液体密度影，并出现气液平。多在查体时发现或因其他病变检查时发现。

【鉴别诊断】　真菌性上颌窦炎:常为单侧,多为肉芽肿性病变,窦腔内密度增高伴有密度不均匀的钙化影。

二、鼻窦囊肿

病例 2-3-3

【病史摘要】　男性,18岁。鼻塞、流涕1个月余(图2-3-3)。

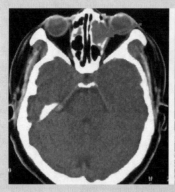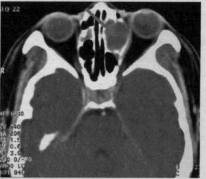

图 2-3-3　左侧筛窦囊肿的 CT 表现

【CT 表现】　左侧筛窦类圆形囊性低密度影,呈膨胀性突向左眶。

【CT 诊断】　左侧筛窦囊肿。

病例 2-3-4

【病史摘要】　男性,25岁。无明显异常症状,体检(图2-3-4)。

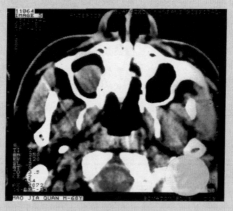

图 2-3-4　右侧上颌窦黏液囊肿的 CT 表现

【CT 表现】　右侧突向窦腔内半球状水样密度占位,边缘光滑。

【CT 诊断】　右侧上颌窦黏液囊肿。

病例 2-3-5

【病史摘要】 女性,46 岁。无明显异常症状,体检(图 2-3-5)。

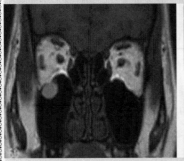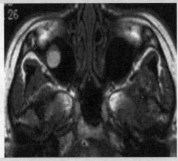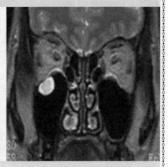

图 2-3-5 右侧上颌窦黏膜下囊肿的 MR 表现

【MR 表现】 右侧上颌窦顶部可见囊性信号影,病变边界清楚,形态规则,T1WI 呈高信号,T2WI 呈更高信号。

【MR 诊断】 右侧上颌窦黏膜下囊肿。

临床思维:鼻窦囊肿

鼻窦囊肿常见有黏液囊肿和黏膜下囊肿。黏液囊肿多源于鼻窦开口炎症或肿瘤阻塞,引起鼻窦腔无气,并有大量黏液储留,继而窦腔内压力增高。黏膜下囊肿一般是由于窦腔黏液腺分泌梗阻,继发囊肿形成,一般不影响全部窦腔,典型表现为圆形外突的囊肿外缘,以上颌窦内最常见。早期症状不明显,发展到一定程度才出现一系列相应症状,如头痛、鼻塞、鼻漏等。

【影像学表现】 黏膜下囊肿呈球状,多位于窦壁底部,大者可占据大半个窦腔,但其余黏膜多无增厚改变,T1WI 呈中等信号,T2WI 呈高信号,黏蛋白含量高时。T1WI 和 T2WI 均可显示高信号,其内容物十分黏稠时,均呈现为低信号。

【鉴别诊断】 鼻窦黏液囊肿:黏液囊肿窦腔内完全充满分泌物,T1WI 呈中等信号或低信号,T2WI 呈明亮高信号。分泌物蛋白成分高或出现出血,T1WI 和 T2WI 均可呈高信号。窦腔呈类圆形膨胀扩大,增强扫描黏液不强化,黏膜强化。

三、鼻窦良性肿瘤

病例 2-3-6

【病史摘要】 女性,25 岁。反复鼻塞 1 年余(图 2-3-6)。

【CT 表现】 左侧上颌窦及左侧鼻腔内可见软组织密度影,病变占据整个左侧鼻腔及左侧上颌窦,平扫呈等密度,增强呈轻度强化,病变呈膨胀性生长,骨窗示骨质呈膨胀性破坏。

【CT 诊断】 左侧鼻腔乳头状瘤。

【病理诊断】 左侧鼻腔鳞状上皮内翻性乳头状瘤。

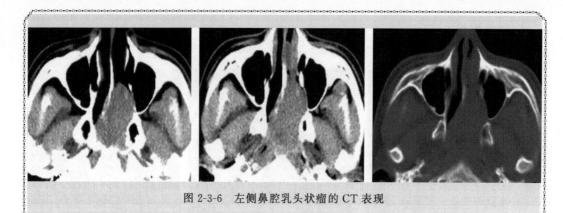

图 2-3-6　左侧鼻腔乳头状瘤的 CT 表现

病例 2-3-7

【病史摘要】　女性,24 岁。头痛,鼻塞 1 年(图 2-3-7)。

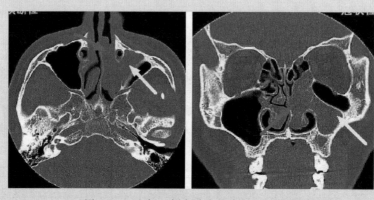

图 2-3-7　左侧上颌窦乳头状瘤的 CT 表现

【CT 表现】　左侧中鼻道可见软组织影,与中、下鼻甲分界欠清,内后部分延伸至后鼻孔,向内侧延伸阻塞上颌窦口,上颌窦腔内可见软组织影充填。

【CT 诊断】　左侧上颌窦乳头状瘤。

临床思维:鼻窦良性肿瘤

　　鼻腔鼻窦乳头状瘤可分为硬型和软型,硬型肿瘤较局限,多发生在鼻腔前部,主要为鳞状细胞,又称外生型;软型肿瘤较大,呈弥漫性生长,外形呈乳头状,主要为移型细胞和柱状细胞,又称内翻型。内翻型肿瘤具有向黏膜下浸润性生长、高复发率、容易恶变等特征。

　　本病多单侧发病,临床主要表现为进行性鼻塞、流脓涕或血涕,鼻腔前部或外侧壁息肉样肿块,表面不平,基底宽或有蒂。

　　【影像学表现】　病变为较高密度肿块;充满鼻窦及鼻腔;伴有鼻甲骨及上颌窦内壁破坏,增强扫描有中等强度的强化。

　　【鉴别诊断】

　　1. 鼻息肉　常为双侧发病,息肉为低密度,无骨质破坏,平扫呈低密度,增强扫描强化不明显。

　　2. 鼻窦癌　乳头状瘤引起骨质破坏、病变出血、坏死及钙化与恶性肿瘤很难鉴别,常需病理活检鉴别。

四、鼻窦恶性肿瘤

病例 2-3-8

【病史摘要】　女性，65 岁。左眼眼突、视物不见 6 个月，加重伴红肿疼痛、左侧鼻塞 1 个月余（图 2-3-8）。

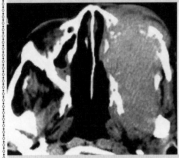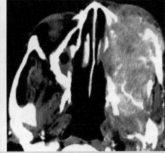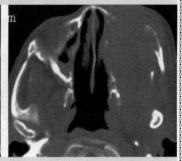

图 2-3-8　左侧上颌窦癌、右侧慢性上颌窦炎的 CT 表现

【CT 表现】　左侧上颌窦区可见异常软组织密度影，平扫呈稍高密度，增强扫描呈中度强化，病变突破骨质向后突入左侧翼腭窝，向前累及颜面部皮肤及皮下软组织，向内侵犯左侧鼻腔。骨窗示窦壁骨质可见碎骨性破坏。

【CT 诊断】　左侧上颌窦癌、右侧慢性上颌窦炎。

【病理诊断】　左上颌窦高分化鳞状细胞癌浸润。

临床思维：鼻窦恶性肿瘤

鼻窦癌的症状（鼻塞、鼻窦胀痛及鼻音重）无特异性，常与慢性鼻窦炎或鼻息肉相似，所以病变常在晚期被检出，而且在肿瘤的基础上发生的炎症和感染常掩盖病情，延误诊断，成人单侧鼻塞和鼻出血提示鼻窦癌的可能。

上颌窦癌的临床表现与原发部位有关：上颌窦前下内区肿瘤早期即出现牙痛、牙松动、脱落感、牙槽突、硬腭肿块；下外区肿瘤少见，早期无症状或上磨牙区放射性痛，易误诊为三叉神经痛；后上外区恶性肿瘤，早期无明显症状，压迫眶下神经后有患侧上颌区疼痛；后上内区恶性肿瘤，极易早期侵入患侧筛窦、鼻腔及眼眶等，出现鼻塞、血涕等临床表现。

【影像学表现】　上颌窦内软组织肿块，外形不规则，早期局限于窦腔内，增大后充满或突破窦壁。肿瘤呈破坏性生长，并伴有骨破坏及骨硬化；肿瘤常常侵犯邻近组织；平扫略高密度，增强扫描可伴有均匀或不均匀的强化。

【鉴别诊断】

1. 真菌性感染　真菌性感染其内可见斑片状钙化影，常常呈膨胀性生长，引起骨质的吸收、或窦腔的膨大，一般不引起骨质的破坏。

2. 上颌窦内翻状乳头状瘤　上颌窦乳头状瘤多突入同侧鼻腔，肿瘤与窦壁相邻部分常有条状低密度影，肿瘤增强可引起轻度强化，上颌窦乳头状瘤引起骨质的破坏、坏死、出血及钙化与上颌窦癌有时很难鉴别。

五、鼻 部 外 伤

病例 2-3-9

【病史摘要】 男性,42 岁。车祸 1 小时,导致面部外伤(图 2-3-9)。

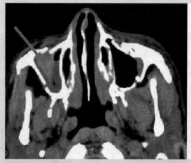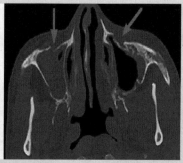

图 2-3-9 鼻窦壁多发骨折的 CT 表现

【CT 表现】 软组织窗显示右侧上颌窦内见积血,骨窗示右侧上颌窦前壁、外侧壁,左侧上颌窦外侧壁、内壁见线状透亮影。

【CT 诊断】 鼻窦壁多发骨折,窦腔积血。

临床思维:鼻部外伤

面部外伤为临床常见病,多累及鼻骨、鼻窦。

【影像学表现】

1. 鼻部骨折 以鼻骨骨折最多见,泪骨骨折常累及泪囊窝。骨缝分离增宽,鼻额缝、鼻骨与上颌骨额突缝、上颌骨额突与泪骨缝分离或(和)错位。软组织肿胀增厚。可伴发邻近骨折。

2. 鼻窦骨折 窦壁骨质中断、移位,窦腔内积血、黏膜肿胀增厚等改变。骨折累及颅底和硬脑膜,形成脑脊液鼻漏。鼻窦骨折多为复合性骨折,一般不用 MRI 检查。

复习思考题

选择题

1. 上颌窦内靠下壁的半圆形软组织影,边缘光滑,直径 1.0~1.5cm,窦腔内其余部分无异常,应考虑为(   )

   A. 息肉   B. 黏液囊肿   C. 黏膜囊肿   D. 血管瘤   E. 正常变异

2. 男性,60 岁,右侧颜面肿胀,右眼球渐突出 5 个月。CT 显示右上颌窦窦腔增大,窦壁变薄伴局部骨质消失,窦腔内见软组织密度,含气消失。最大可能的诊断是(   )

   A. 鼻息肉   B. 上颌骨骨髓炎   C. 黏膜囊肿   D. 上颌窦癌   E. 纤维血管瘤

3. 关于鼻窦炎下述说法错误的是(   )

   A. 表现为黏膜增厚和窦腔密度增高

   B. 黏液囊肿多位于额窦和筛窦

   C. 窦腔软组织密度影内有不规则钙化提示病变时间较长

   D. 急性鼻窦炎有"液气平面"慢性鼻窦炎无"液平面"

   E. 慢性鼻窦炎,窦腔变小、骨质增生肥厚

4. 以下 CT 表现最有利于筛窦黏液囊肿的诊断是(　　)

    A. 窦腔内呈软组织密度　　　　B. 窦壁骨质有破坏　　　　C. 窦腔呈气球样扩大

    D. 窦腔内病变无增强　　　　E. 病变向相邻眶内侵犯

5. 上颌窦恶性肿瘤常容易侵犯(　　)

    A. 眼眶　　　　B. 蝶窦　　　　C. 筛窦　　　　D. 额窦　　　　E. 乙状窦周围脓肿

6. 对上颌窦癌诊断最有价值的 CT 征象为(　　)

    A. 窦腔密度高伴骨质破坏　　　　B. 窦腔密度高伴骨质增生　　　　C. 窦腔密度高伴骨壁膨胀

    D. 窦腔密度高伴气液面　　　　E. 窦腔密度高伴同侧鼻腔高密度

思考题答案

选择题

1.C　2.D　3.C　4.C　5.A　6.A

第四节　咽部疾病
一、咽部炎症

病例 2-4-1

【病史摘要】　男性,11 岁。鼻塞,夜间打鼾、张口呼吸 4 年(图 2-4-1)。

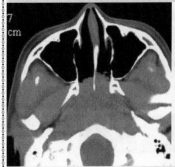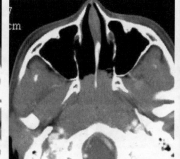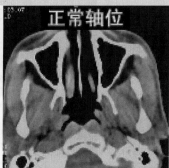

图 2-4-1　鼻咽部腺样体增生的 CT 表现

【CT 表现】　CT 平扫鼻咽顶后壁可见软组织密度影,肿块几乎占满整个咽腔,并部分向双侧鼻腔蔓延,平扫呈等密度,增强扫描病变呈轻度强化。骨质未见明显破坏。

【CT 诊断】　鼻咽部腺样体增生。

【病理诊断】　鼻咽部腺样体淋巴组织增生伴黏膜慢性炎症。

病例 2-4-2

【病史摘要】　男性,16 岁。鼻塞、张口呼吸、打鼾 10 年(图 2-4-2)。

【CT 表现】　鼻咽后壁明显均匀增厚,达后鼻孔水平,密度均匀。

【CT 诊断】　腺样体增生。

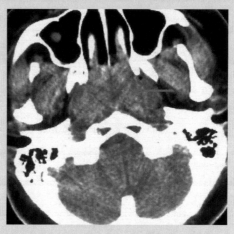

图 2-4-2　腺样体增生的 CT 表现

病例 2-4-3

【病史摘要】　女性，54 岁。误食猪骨 3 天，加重伴颈部肿痛 2 天（图 2-4-3）。

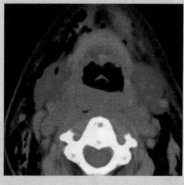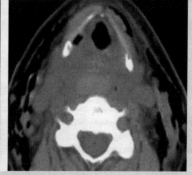

图 2-4-3　咽后壁脓肿的 CT 表现

【CT 表现】　咽喉后间隙及椎前间隙增宽，可见弥漫性肿胀影，病变区边界欠清，肿胀区内可见多发点状气体影。病变范围累及双侧咽旁软组织，可见弥漫性增厚及多发点状气体影。

【CT 诊断】　咽后壁脓肿。

【病理诊断】　咽后壁脓肿（喉镜下见白色梭形猪骨横行卡于左侧梨状窝处）。

临床思维：咽部炎症

（一）慢性炎症

咽黏膜下有丰富的淋巴组织，部分为弥漫性，部分形成淋巴小结，特别发育处形成扁桃体，位于咽顶部扁桃体，称为咽扁桃体，也称腺样体。出生时即存在，在婴幼儿较发达，在儿童期可呈生理性肥大，腺样体增生（adenoid hypertrophy）于 6 岁时达最大程度，10 岁后逐渐退化。如果持续增大则为腺样体肥大。有文献认为腺样体肥大与炎症密切相关。腺样体肥大临床及病理呈慢性发展过程,早期往往没有明显症状,或仅有轻度症状而不被家长重视,一旦症状较重明显而就诊时病情多较严重。主要症状表现为鼻咽腔阻塞所致,临床表现为鼻通气不畅、呼吸困难、张口呼吸、睡眠中打鼾、睡眠呼吸暂停,其次为听力减退、耳鸣、流涕等,影响咽鼓管时导致分泌性中耳炎。

【影像学表现】 Ⅰ型,单纯型,仅表现为鼻咽顶后壁增厚,形成肿块,前缘平直或稍凹陷,鼻咽腔变形、狭窄,上气道变窄。Ⅱ型,在Ⅰ型的基础上并发鼻窦炎。Ⅲ型、Ⅰ型并发分泌性中耳炎。

【鉴别诊断】

1. 鼻咽癌 常发生于成人,儿童少见,CT 表现为鼻咽腔肿块边缘呈弧形外突,且不规则,咽旁间隙模糊变窄及颅底骨质破坏。

2. 鼻咽淋巴瘤 成人或儿童皆可患病,常有身体其他部位的淋巴结肿大,CT 表现弥漫性肿块,增强扫描肿块明显强化。

（二）急性炎症

咽后及咽旁脓肿系咽旁间隙的化脓性感染,早期为蜂窝织炎,随后发展而形成脓肿。致病菌以溶血性链球菌最为多见。其次是金黄色葡萄球菌、肺炎双球菌等。导致咽旁及咽后脓肿的途径较多,主要有：①邻近器官或组织化脓性炎症扩散；②经血液或淋巴系感染；③医源性、外伤或异物也可引起本病。临床表现根据感染的来源、脓肿的位置不一,患者的症状和体征也有所不同,常有发热、寒战,呈弛张热,可达 39~40℃,同时有精神萎靡、食欲不振及颈痛。

【影像学诊断】 影像检查首选,能够诊断患者是否有脓肿,并可与颈部其他病变相鉴别。同时还能区分不同层面是否有分隔及液体积聚,这些是化脓性感染的特征表现。CT 表现为稍低密度,与周围组织界限不清,并有周围软组织的肿胀,部分脓肿腔内可见气体影。

【鉴别诊断】

1. 下咽癌 下咽癌显示一侧披裂会厌壁增厚,梨状隐窝呈环状狭窄,甚至闭塞,肿瘤有一定的破骨作用,双侧颈部可见肿大的淋巴结。咽后壁及咽后区肿瘤可表现为咽后间隙增宽,肿瘤范围不如炎症弥散,且没有气体影,结合临床病史不难诊断。

2. 淋巴瘤 病变表现为软组织样多发结节密度影,常有身体其他部位的淋巴结肿大。

二、咽部良性肿瘤

病例 2-4-4

【病史摘要】 男性,9 岁。左鼻腔反复出血、伴进行性鼻塞 4 个月余(图 2-4-4)。

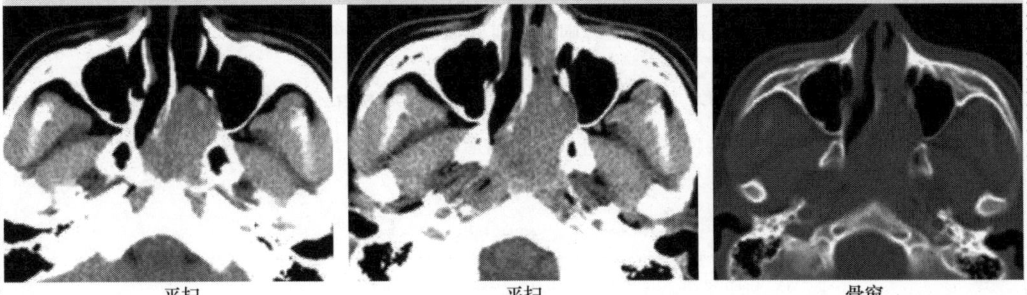

平扫　　　　　　　平扫　　　　　　　骨窗

图 2-4-4　鼻咽纤维血管瘤的 CT 表现

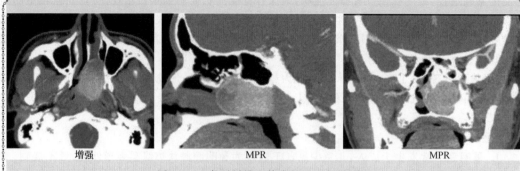

增强　　　　　　　　　MPR　　　　　　　　　MPR

图 2-4-4　鼻咽纤维血管瘤的 CT 表现(续)

【CT 表现】　病变位于右侧鼻腔后方及鼻咽部,平扫呈等密度,病变呈膨胀性生长,增强扫描呈明显强化,骨窗示肿瘤周围部分骨质呈膨胀性变薄。

【CT 诊断】　鼻咽纤维血管瘤。

【病理诊断】　鼻咽部纤维血管瘤。

病例 2-4-5

【病史摘要】　男性,18 岁。右侧鼻腔反复出血半年(图 2-4-5)。

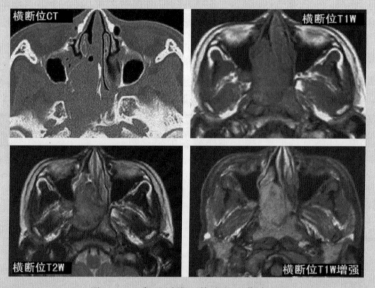

图 2-4-5　鼻咽纤维血管瘤的影像表现

【影像表现】　右侧蝶腭孔区见软组织密度影,侵及周围组织并骨质破坏。MRI 显示病变呈等 T1、稍长 T2 信号,其内可见点样、短条样血管流空影,增强扫描病变明显强化,强化欠均匀,可见迂曲无强化影。

【影像诊断】　鼻咽纤维血管瘤。

临床思维:咽部良性肿瘤

鼻咽纤维血管瘤多数发生于 10～25 岁的青年男性。该肿瘤属于良性肿瘤,瘤体常起源于枕骨底部、蝶骨体及翼突内侧的骨膜。其组织病理特点是成熟的结缔组织间隔上有丰富的管壁薄弱的血管。本病初起时为很小的肿块、颜色鲜红,表面光滑,局限在鼻咽部者,症状多不明显,可有轻度鼻塞、鼻出血现象,易于漏诊。随着肿瘤的增大,常有反复出血,量多少不一,表现为鼻出血或口中吐血,由于大量或长期出血,患者多伴有继发性贫血。

【影像学诊断】　鼻咽部软组织肿块,常发生在后鼻孔区,体积较大;肿块压迫上颌窦后壁致变形,前移;肿块呈膨胀性生长,有向着自然孔道与裂隙扩展的趋向,肿瘤可压迫侵蚀周围骨质使之变薄及骨质破坏;增强扫描肿块明显强化。

【鉴别诊断】

1. 鼻咽癌　好发于 40～50 岁,好发部位为咽隐窝,早期即向深层浸润生长,颈淋巴结转移率高,强化不如鼻咽纤维血管瘤明显。

2. 鼻息肉　纤维血管瘤纤维成分较多或伴有坏死时 CT 表现为低密度,易与鼻息肉混淆。但鼻咽纤维血管瘤在低密度的病灶外仍可见一圈增强极明显的高密度影,而且临床上均有明显的出血史,可与鼻息肉鉴别。

三、咽部恶性肿瘤

病例 2-4-6

【病史摘要】　男性,53 岁。发现右颈部肿物半年(图 2-4-6)。

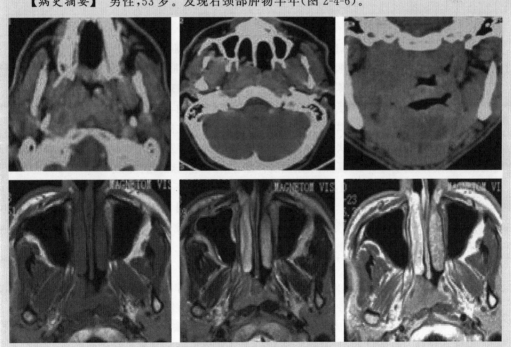

图 2-4-6　鼻咽癌的影像表现

【影像表现】　右侧咽顶壁、侧壁及咽后壁可见软组织影,病灶突入至咽腔,咽腔可见局限性狭窄,病灶 T1WI 呈等信号,T2WI 呈稍高信号,增强扫描呈中度强化,右侧咽隐窝消失,并累及左侧咽隐窝。

【影像诊断】　鼻咽癌。

【病理诊断】　鼻咽部低分化鳞状细胞癌。

病例 2-4-7

【病史摘要】 男性,56 岁。血涕、鼻出血、耳鸣、鼻塞、头痛 1 个月(图 2-4-7)。

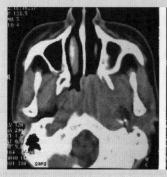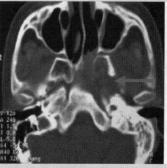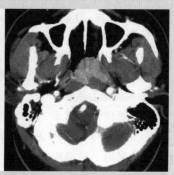

图 2-4-7 鼻咽癌的 CT 表现

【CT 表现】 平扫示左侧鼻咽部软组织增厚,向前阻塞后鼻孔,咽隐窝消失。骨窗示左侧翼内板及岩骨尖骨质破坏。增强扫描呈不均匀性强化。

【CT 诊断】 鼻咽癌。

临床思维:鼻咽癌

鼻咽癌(nsopharyngeal carcinoma)为起源于鼻咽黏膜、具有黏膜下侵犯特点的恶性肿瘤。肿瘤侵犯黏膜下层可由咽周浅层组织向咽旁深层组织侵犯,引起局部肿胀、肿物形成,肿块尚可向含气鼻咽腔突出,造成正常解剖变形,因而鼻咽腔狭窄、移位,甚至消失。病理上以鳞癌多见。鼻咽旁软组织肿胀、增厚是癌肿侵犯的主要征象,侵犯方式为黏膜下浸润,同时可向外蔓延至咽旁间隙。肿瘤很大时可直接向上侵犯颅底,引起骨质破坏,向下可侵及口咽部。临床主要表现为头痛、鼻塞、涕血、耳鸣、听力下降、声嘶、突眼等耳鼻咽喉症状,其次是颈部包块,颅神经损害及远处转移症状体征。部分患者还会出现张口困难,海绵窦综合征(复视、动眼及展神经麻痹),颈静脉窝综合征等。

【影像学表现】 一侧或双侧咽隐窝变浅或消失,鼻咽腔不对称。咽侧壁增厚、软组织肿块形成。增强扫描不均匀性强化。咽旁脂肪间隙移位。广泛浸润周围组织结构,如侵犯两侧翼内、外肌和翼腭窝、颞下窝;向前侵犯鼻腔;向上可侵犯蝶、筛窦。破坏颅底骨质,侵入颅内。咽旁、颈部淋巴结转移。常合并同侧分泌性中耳炎及鼻窦炎症。

【鉴别诊断】

1. 淋巴瘤 鼻咽淋巴瘤为结外淋巴瘤的好发部位,多属于非霍奇金淋巴瘤,可以类似增殖体肥大,或沿组织间隙弥漫浸润,颅底骨质很少侵犯。T1WI 呈中等信号,T2WI 为略高信号,有轻中度强化;肿瘤侵犯颅底时可引起局部脑膜增强,也可累及双侧眼眶、鼻窦及海绵窦。一般应活检明确诊断。

2. 纤维血管瘤 鼻咽部软组织肿块,体积较大。肿块压迫上颌窦后壁弯曲变形、前移,肿块呈膨胀性生长,有向自然孔道与裂隙扩展的趋向,肿瘤可压迫侵蚀周围骨质使之变薄及骨质破坏;增强扫描肿块明显强化等特点。

复习思考题

选择题

1. 横轴位鼻咽腔的 CT 图像形态为( )

    A. 硬腭水平呈长方形   B. 软腭之上水平呈方形   C. 咽隐窝水平呈梯形的

  D. 咽鼓管隆突水平呈梯形　　　　E. 咽隐窝水平呈双梯形

2. 鼻咽癌的好发部位为(　　)

  A. 咽鼓管圆枕　　　　　　　B. 鼻咽顶壁　　　　　　　　C. 梨骨后缘

  D. 咽隐窝　　　　　　　　　E. 以上都不是

3. 关于鼻咽部血管纤维瘤的描述,下列正确的是(　　)

  A. 是有包膜的血管性肿瘤　　　B. 无包膜,浸润性生长的血管性肿瘤

  C. 是浸润性恶性血管性肿瘤　　D. 常见于老年人

  E. CT 不增强

4. 以下关于鼻咽癌 CT 表现的描述不正确的是(　　)

  A. 一侧咽隐窝变浅　　　　　B. 一侧腭肌肥大　　　　　　C. 同侧鼓室含气消失

  D. 咽旁间隙向内移位　　　　E. 两侧咽腔不对称

5. CT 示咽旁间隙向外移位,提示占位性病变来源于(　　)

  A. 腮腺　　　　　　　　　　B. 鼻咽　　　　　　　　　　C. 颌下腺

  D. 腺样体　　　　　　　　　E. 颈深淋巴结

6. 以下不是早期鼻咽癌的 CT 表现的是(　　)

  A. 腭肌肥大　　　　　　　　B. 咽隐窝变浅,消失　　　　C. 乳突气房不含气

  D. 两侧咽腔不对称　　　　　E. 咽旁间隙向外移位

思考题答案

选择题

1. D　2. D　3. B　4. D　5. B　6. E

第五节　喉部疾病

病例 2-5-1

【病史摘要】　男性,47 岁。声嘶 1 年余(图 2-5-1)。

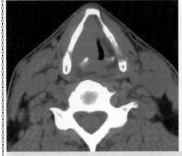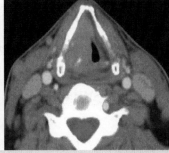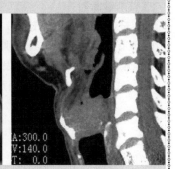

图 2-5-1　喉癌的 CT 表现

  【CT 表现】　声门平面右侧声带可见软组织密度影,病变边界清楚,形态尚规则,病变部分突入声门腔,致声门腔局限性狭窄,平扫呈等密度,增强扫描病变轻度强化。

  【CT 诊断】　喉癌。

  【病理诊断】　喉腔中-低分化鳞状细胞癌,侵及甲状软骨表层。

病例 2-5-2

【病史摘要】 男性,76 岁。声音嘶哑,喉部肿物 1 个月(图 2-5-2)。

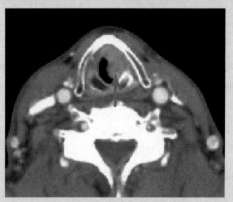

图 2-5-2 左侧喉癌的 CT 表现

【CT 表现】 增强扫描示左侧声带肿块,突向喉腔,向外累计喉旁间隙,喉部软骨未见破坏。

【CT 诊断】 左侧喉癌。

临床思维:喉部疾病

喉癌(carcinoma of the lamp)是耳鼻喉科常见的恶性肿瘤之一,大多数在 50～70 岁之间男性。临床常见症状为声嘶,病理上 95%～98% 为鳞状细胞癌。肿瘤按部位分为声门上型、声门型、声门下型及跨声门型。其中声门型最常见。临床表现为喉异物感、喉痛、声嘶、呼吸困难、喉部肿块、淋巴结肿大等。

【影像学表现】 喉壁弥漫性增厚或局部肿块状、结节状隆起,突入喉腔部分表面不光整或呈分叶状、病灶基底部欠清楚。增强扫描病灶中等度强化。肿瘤以声带增厚、内缘平直或呈波浪状表现时,肿瘤不强化或轻度强化,可能与声带血供较少有关。颈部淋巴结转移对确定肿瘤的良恶性具有诊断价值。

【鉴别诊断】

1. 声带息肉 发生在声带的前、中 1/3,常为单发结节,其 CT 图像上的密度相对较低而且局限,但有时与声门癌不易鉴别。

2. 喉乳头状瘤 后者多发居多,CT 可以显示有广泛喉黏膜浸润,甚至蔓延至咽或气管等处,单发时局限于声带,与早期声门型喉癌不易区别,常依靠年龄和临床表现区分。

复习思考题

选择题

1. 声门区喉癌 CT 显示向下蔓延超过以下哪一结构 5mm 以上时提示为声门下侵犯( )

 A. 喉室 B. 声带前联合 C. 杓状软骨声带突 D. 环甲关节 E. 喉旁间隙

2. 喉癌的好发部位为( )

 A. 真声带 B. 杓状软骨 C. 喉室 D. 声门下区 E. 杓会厌襞

思考题答案

选择题

1. C 2. A

第六节　口腔颌面部疾病

一、造釉细胞瘤

病例 2-6-1

【病史摘要】　男性,46 岁。左侧上颌骨肿物 1 年(图 2-6-1)。

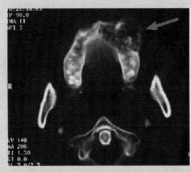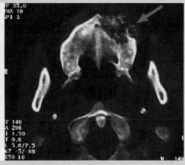

图 2-6-1　上颌骨造釉细胞瘤的 CT 表现

【CT 表现】　骨窗见上颌骨左侧大范围的不规则的膨胀性骨质破坏区,其中可见呈蜂房样细小间隔。

【CT 诊断】　上颌骨造釉细胞瘤。

病例 2-6-2

【病史摘要】　男性,22 岁。下颌部进行性膨隆 3 年余(图 2-6-2)。

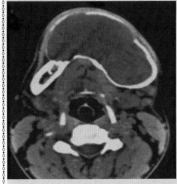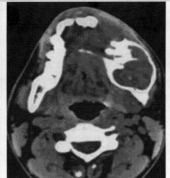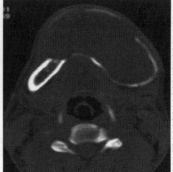

图 2-6-2　下颌骨造釉细胞瘤的 CT 表现

【CT 表现】　平扫示下颌骨膨胀明显,呈均匀较低密度;骨窗示囊壁周围骨壁破坏,皮质变薄。

【CT 诊断】　下颌骨造釉细胞瘤。

【病理诊断】　下颌骨造釉细胞瘤。

临床思维:造釉细胞瘤

造釉细胞瘤(ameloblastoma)是常见的颌面部牙源性肿瘤,具有局部侵袭性,多呈缓慢持续生长,手术后易复发。其来源甚多,如造釉器的釉上皮细胞、牙周组织的残余上皮、口腔表面上皮等,好发于下颌磨牙区。临床表现为初期无症状,后期颌骨膨大,面部畸形,牙齿松动、脱落。可产生吞咽、咀嚼、语言、呼吸等障碍。

【影像学表现】 为多房或单房膨胀性骨质破坏,膨胀向颊侧明显;多房者常呈皂泡状或蜂窝状。囊内成分非单一的液体成分,可见实质性成分,易引起周围骨质破坏。肿瘤区齿根吸收呈锯齿状或截断,与牙源性囊肿的齿根压迫性吸收或移位不同。

【鉴别诊断】 牙源性囊肿:主要根据病变形态、囊液密度及囊肿与牙齿的关系与造釉细胞瘤鉴别。

二、口 腔 癌

病例 2-6-3

【病史摘要】 男性,55 岁。左侧口咽部疼痛伴同侧头痛 3 个月(图 2-6-3)。

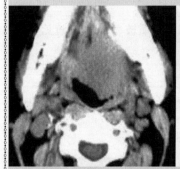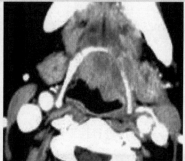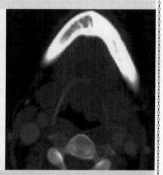

图 2-6-3 舌根癌的 CT 表现

【CT 表现】 平扫软组织窗示左侧舌根部可见一个不规则软组织块影,大小约 3.7cm×3.5cm,下至舌骨上缘平面,部分包绕该骨,向上至软腭后部;增强扫描示肿块明显强化;骨窗示舌骨骨质破坏。

【CT 诊断】 舌根癌。

【病理诊断】 左侧舌根部高分化鳞状细胞癌。

临床思维:口腔癌

舌癌发病率占口腔癌中的第一位,占 30%~50%。舌癌比较表浅,临床诊断不难,影像学检查的目的仅在于对舌癌进行分期,以决定其治疗方案和评估预后。

【影像学表现】 平扫 CT 上显示肿块常和周围舌肌组织的密度相等。两者之间难以区分,增强扫描肿块多有不同程度的强化表现,与周围组织有较明显的组织分界。

【鉴别诊断】 淋巴瘤:常累及舌部,常伴有双侧颈部多发肿大的淋巴结,有时与舌癌不易鉴别。

三、腮腺良性肿瘤

病例 2-6-4

【病史摘要】　男性,39 岁。无意间发现右耳垂下肿物 1 周(图 2-6-4)。

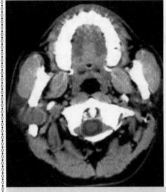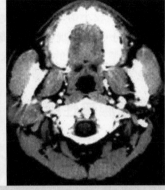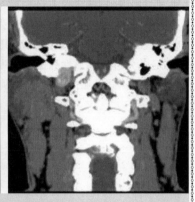

图 2-6-4　右侧腮腺腺瘤的 CT 表现

【CT 表现】　平扫示右侧腮腺区可见一类圆形肿物,大小约 2.8cm×2.0cm×3.5cm,边界较清楚,密度尚均匀,平扫密度高于正常腮腺组织低于颈部肌肉组织,周边可见稍高密度环影;增强扫描轻度均匀强化;冠状面重建显示病变更直观。

【CT 诊断】　右侧腮腺腺瘤。

【病理诊断】　右侧腮腺多形性腺瘤。

病例 2-6-5

【病史摘要】　男性,67 岁。右侧颈部肿物 2 年(图 2-6-5)。

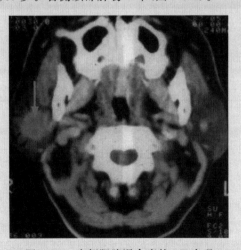

图 2-6-5　右侧腮腺混合瘤的 CT 表现

【CT 表现】　平扫见右侧腮腺内圆形软组织结节影,边界清晰,密度均匀。

【CT 诊断】　右侧腮腺混合瘤。

临床思维:腮腺良性肿瘤

腮腺多形性腺瘤(pleomorphic adenoma)又称混合瘤,是最常见的唾液腺良性肿瘤,多见于中年成人。临床上主要表现为无痛性软组织肿块。

【影像学表现】 CT上,病变较小时多为密度均匀的软组织块,病变边界光滑。较大病变内部密度可不均匀,其内可有低密度的液化坏死、陈旧出血和囊变区。增强扫描,较小的病变强化可不明显,较大的肿块可呈不均匀强化。体积较小的多形性腺瘤的影像表现较典型;若一旦发现腮腺或下颌下腺区的较大软组织肿块呈分叶状表现,或其内部有明显的骨化或钙化斑点存在,则应首先考虑多形性腺瘤的诊断。位于腮腺深叶的多形性腺瘤应和咽旁间隙肿瘤相鉴别。若肿瘤与腮腺间的脂肪带影存在,则肿瘤常起源于咽旁间隙。

四、腮腺恶性肿瘤

病例 2-6-6

【病史摘要】 女性,40岁。左侧耳下区肿块渐大14年余(图 2-6-6)。

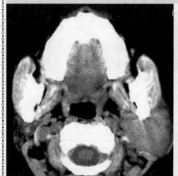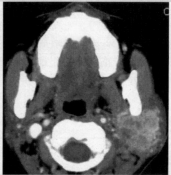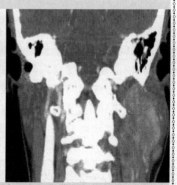

图 2-6-6 左侧腮腺癌的 CT 表现

【CT 表现】 左侧腮腺体积略增大,其内可见一不规则形病灶,大小约 4.4cm×3.3cm×6.0cm,病灶同时累及腮腺浅叶及深叶,病灶境界欠清楚,其周围间隙内见多个肿大淋巴结。平扫与正常腮腺组织等密度,密度均匀;增强扫描后呈不均匀明显强化,其内可见低密度无强化区。

【CT 诊断】 左侧腮腺癌。

【病理诊断】 左腮腺低分化黏液表皮样癌。

临床思维:腮腺恶性肿瘤

腮腺恶性肿瘤占腮腺肿瘤 25%。一般分为恶性混合瘤、黏液表皮样癌、腺泡细胞癌、腺样囊性癌、腺癌、鳞状细胞癌、乳头状囊腺癌和未分化癌等。

【影像学表现】 腮腺恶性肿瘤肿物较大,常侵犯浅叶及深叶,形态不规则,边缘模糊,邻近组织受侵。且血供丰富,增强后常有明显强化,高于颈后椎旁肌肉的密度,肿瘤与肌肉密度差可达 50HU 左右。常伴有颈部淋巴结转移。

【鉴别诊断】 腮腺良、恶性肿瘤的鉴别主要从肿块的边缘、密度及有无肿大淋巴结三个方面考虑。如果肿物不规则、呈浸润性生长,增强后不均匀明显强化,并可见颈部多发淋巴结肿大,为恶性肿瘤的典型征象。

复习思考题

选择题

1. 腮腺混合瘤典型的 CT 表现是(　　)
   A. 不增强　　　　　　　　B. 可增强　　　　　　　　C. 不均匀增强
   D. 均匀增强　　　　　　　E. 延迟增强

2. 关于正常腮腺 CT 平扫表现的描述,错误的是(　　)
   A. 密度低于肌肉　　　　　B. 密度高于脂肪　　　　　C. 密度低于颌下腺
   D. 腺体萎缩时密度增高　　E. 密度与腺体内的脂肪含量有关

3. 评价 CT 对腮腺肿瘤诊断,哪一项是错误的(　　)
   A. 定位准确　　　　　　　B. 脂肪瘤可确诊　　　　　C. 囊肿可确诊
   D. 鉴别良恶性有一定限度　E. 瘤内钙化是鉴别良恶性的依据

4. 腮腺良性肿瘤中最多见的是(　　)
   A. 腮腺淋巴瘤　　　　　　B. 腮腺混合瘤　　　　　　C. 腮腺血管瘤
   D. 腮腺脂肪瘤　　　　　　E. 沃辛瘤

5. 关于造釉细胞瘤的诊断要点,错误的是(　　)
   A. 80% 发生于上颌骨　　　B. 是最常见的牙源性肿瘤　C. 囊性或实性质地,膨胀性生长
   D. 多房者,房隔粗细不均匀　E. 瘤内可见到移位的牙齿

6. 颌面外伤 CT 检查最好选用(　　)
   A. 轴位、冠状位平扫和增强扫描　B. 轴位、冠状位、软组织窗和骨窗
   C. 轴位、软组织窗和骨窗　　　　D. 冠状位、软组织窗和骨窗
   E. 轴位平扫和增强扫描

思考题答案

选择题

1.C　2.D　3.E　4.B　5.A　6.B

第七节　颈部疾病

一、颈动脉体瘤

病例 2-7-1

【病史摘要】　男性,47 岁。左颈部肿物 5 年(图 2-7-1)。

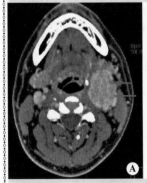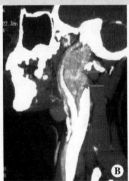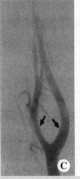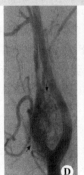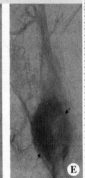

图 2-7-1　左颈动脉体瘤的影像表现

【影像表现】

1. CT增强 左颈部颈动脉间隙间见类圆形软组织肿块影,明显强化,接近颈动脉密度,边界清楚,颈内动脉及颈外动脉受推移移位。增强扫描矢状位重建显示颈动脉间隙椭圆形肿物,边境清楚,呈明显强化,颈内、外动脉向前后方分离、移位,肿瘤明显包绕颈内动脉。

2. DSA颈总动脉造影 早期(图C),肿块将颈内、外动脉分开;中期(图D),瘤内造影剂聚集;晚期(图E),长时间的致密肿瘤血管染色。

【影像诊断】 左颈动脉体瘤。

病例 2-7-2

【病史摘要】 女性,36岁。因右侧颈部肿物疼痛肿胀5年余(图2-7-2)。

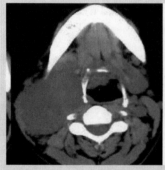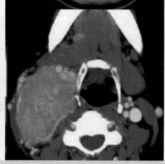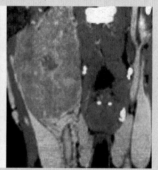

图 2-7-2 右颈动脉体瘤的 CT 表现

【CT表现】 右颈部颈动脉鞘区巨大类圆形实性肿物,边界清楚,内呈较均匀等密度;增强扫描肿瘤明显强化,周边及内部可见多发增粗的杂乱血管影。颈总动脉受推压向前内侧移位,并与肿物关系紧密,同侧正常的颈总动脉分叉不可见。

【CT诊断】 右颈动脉体瘤。

临床思维:颈动脉体瘤

颈动脉体位于颈动脉分叉部后上方,呈椭圆形,纵径5mm,借Mayer韧带与动脉外膜相连。颈动脉体瘤(carotid body tumor)为副神经节瘤,女性多见,好发于中年,临床较少见。临床表现颈部肿块,头昏、头痛、晕倒。可合并迷走神经压迫症状如音哑、呛咳;交感神经压迫症状,如霍纳综合征或舌下神经功能障碍。

【影像学表现】 颈动脉分叉处圆形境界清晰中等密度肿块,增强后肿瘤明显强化,颈动脉、颈静脉受压移位,颈内、外动脉分叉角度增大。

二、甲 状 腺 肿

病例 2-7-3

【病史摘要】 女性,39岁。颈部肿物3年(图2-7-3)。

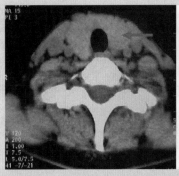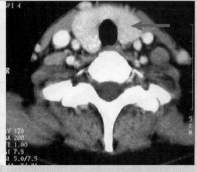

图 2-7-3 弥漫性甲状腺肿的 CT 表现

【CT 表现】 平扫见甲状腺弥漫性肿大,边缘圆钝光滑,密度轻度均匀减低;增强扫描见甲状腺均匀强化。

【CT 诊断】 弥漫性甲状腺肿。

病例 2-7-4

【病史摘要】 女性,47 岁。发现颈部肿大 6 年(图 2-7-4)。

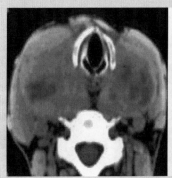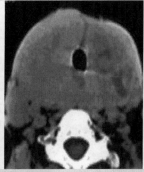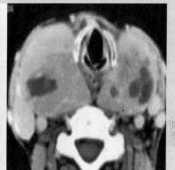

图 2-7-4 弥漫性甲状腺肿的 CT 表现

【CT 表现】 平扫见双侧甲状腺弥漫性肿大,内可见多个低密度结节影及囊性变区;增强后,甲状腺密度明显增高,甲状腺包膜强化,与周围组织分界清晰。实性结节中度强化呈略低密度,囊变区无强化,边缘可见强化环。

【CT 诊断】 弥漫性甲状腺肿。

病例 2-7-5

【病史摘要】 女性,43 岁。颈部肿物 1 年(图 2-7-5)。

【CT 表现】 颈部增强扫描见甲状腺左右叶弥漫性增大,密度不均,内有多个散在、孤立、规则的低密度结节,病变内可见散在斑片、斑点状钙化。

【CT 诊断】 结节性甲状腺肿。

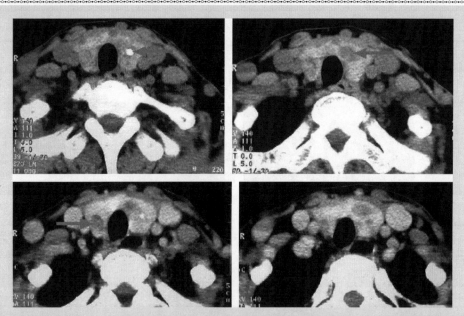

图 2-7-5　结节性甲状腺肿的 CT 表现

病例 2-7-6

【病史摘要】　女性,40 岁。发现颈部肿大 3 年(图 2-7-6)。

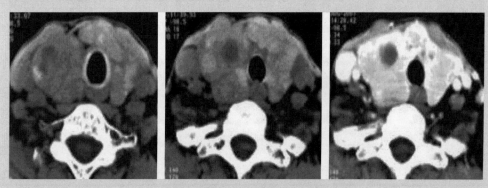

图 2-7-6　结节性甲状腺肿的 CT 表现

【CT 表现】　平扫见双侧甲状腺不均匀肿大,内可见多个稍高密度的小结节影及低密度囊变区;增强后,结节强化明显,程度低于正常的甲状腺组织,囊变区不强化,边界更清楚。

【CT 诊断】　结节性甲状腺肿。

临床思维:甲状腺肿

甲状腺肿(goiter)常为甲状腺激素合成不足,引起垂体促甲状腺素增多,刺激甲状腺滤泡上皮增生、滤泡肥大所致,一般不伴有明显的功能异常,多见于缺碘地区;结节性甲状腺肿多在弥漫性甲状腺肿大的基础上反复增生和不均匀的复原反应所致,形成增生结节,病程长,达数年或数十年,女性多见。偶然发现或表现为颈部肿块。较大时可有气道压迫症状。

【影像学表现】 弥漫性甲状腺肿 CT 表现为双侧甲状腺的弥漫肿大,结节为低密度,较小时密度均匀,较大时密度不均匀;结节性甲状腺肿的 CT 表现为甲状腺呈波浪状肿大,呈多发圆形或类圆形低密度结节灶,多数病灶出现中心性坏死,实体部分呈显著均质强化,坏死部分无明显强化,周边呈环状强化,病灶边缘清晰。病灶甲状腺轮廓清晰、包膜完整;病灶内钙化多呈小点状或沙粒样。

【鉴别诊断】

1. 甲状腺腺瘤 腺瘤常为单发,而甲状腺肿大常双侧发生。弥漫性甲状腺肿表现为双侧甲状腺弥漫性肿大,易于腺瘤鉴别;甲状腺腺瘤与单发结节性甲状腺肿很难鉴别;

2. 甲状腺癌 甲状腺癌病灶边缘全部或区域性模糊,其病理基础为癌灶无包膜,呈浸润性生长;而结节性甲状腺肿常有包膜且呈膨胀性生长,边缘清晰或锐利;甲状腺癌容易出现颈部淋巴结转移。

3. 桥本氏甲状腺炎 主要表现为两侧对称性、一致性低密度灶。与弥漫性甲状腺肿难鉴别,可参考临床表现及实验室检查指标。

三、甲状腺腺瘤

病例 2-7-7

【病史摘要】 男性,35 岁。发现左侧颈部包块 10 天(图 2-7-7)。

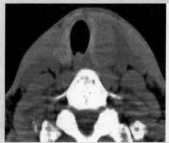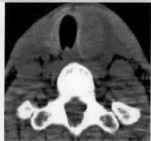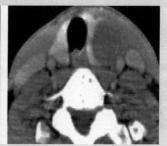

图 2-7-7 左侧甲状腺腺瘤的 CT 表现

【CT 表现】 平扫见甲状腺左叶增大,肿瘤呈圆形,境界清楚、均匀的低密度区;增强扫描病灶内部未见明显强化,肿瘤包膜强化。

【CT 诊断】 左侧甲状腺腺瘤。

【病理诊断】 左侧甲状腺腺瘤囊变。

病例 2-7-8

【病史摘要】 女性,55 岁。颈部肿物 2 年,近日感觉颈部疼痛(图 2-7-8)。

【CT 表现】 平扫甲状腺右叶可见一个混杂密度肿块,大小约为 39mm×40mm,CT 值 31～89HU,其内可见一个小结节状高密度影,直径 5mm,CT 值 120HU,肿块边缘尚光整,推移气管及颈部血管;增强扫描示肿块呈不均匀强化,CT 值 33～130HU,其内可见不规则低密度坏死灶,肿块边缘清晰、光滑。

【CT 诊断】 甲状腺右叶腺瘤。

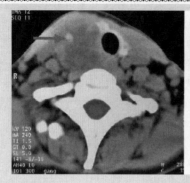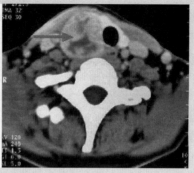

图 2-7-8 甲状腺右叶腺瘤的 CT 表现

临床思维:甲状腺腺瘤

甲状腺腺瘤(thyroid adenoma)占甲状腺肿瘤的 70%～80%,女性多于男性,男女之比为 1:(2～4),一般为单发,包膜完整,光滑,多为实性,瘤体较大者中心可囊变坏死。

【影像学表现】 甲状腺腺瘤 CT 上为甲状腺实质内肿物,密度均匀,有包膜,少数瘤体内可有钙化。肿瘤较大时可出现囊变、出血或坏死。增强扫描瘤体可有强化,液化坏死区不强化。

【鉴别诊断】

1. 甲状腺腺癌 平扫时甲状腺癌表现为不规则或分叶状软组织密度肿块,大多数密度不均匀,可发生钙化。肿瘤常呈浸润性生长,与周围正常甲状腺组织及邻近组织分界不清,或侵及周围组织。增强后,肿瘤常呈不均匀强化。颈部常有多发肿大淋巴结。

2. 局限的结节性甲状腺肿 单发的结节性甲状腺肿与腺瘤鉴别非常困难,有文献报道结节性甲状腺肿以多发不规则形混杂密度病灶为特征。

四、甲状腺癌

病例 2-7-9

【病史临床】 男性,58 岁。发现颈部包块 20 天(图 2-7-9)。

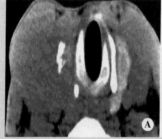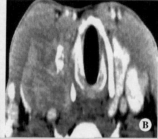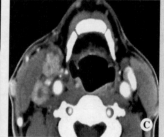

图 2-7-9 右侧甲状腺癌的 CT 表现

【CT 表现】 平扫(图 A)示右侧正常甲状腺消失,可见一个软组织肿块,边界欠清,内可见小片状钙化影。右侧颈根部可见多个肿大淋巴结影。增强扫描(图 B、图 C)示肿块呈明显不均匀强化,右侧颈部淋巴结呈环形强化。

【CT 诊断】 右侧甲状腺癌。

【病理诊断】 右侧甲状腺乳头状癌。

病例 2-7-10

【病史摘要】 女性,35 岁,颈部肿物 1 年(图 2-7-10)。

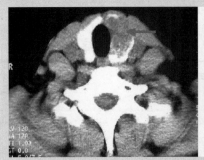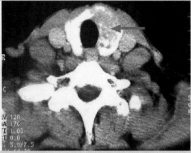

图 2-7-10 左侧甲状腺癌

【CT 表现】 平扫示甲状腺左叶体积轻度增大,其内见 24mm×16mm 不规则形低密度区,分界不清,内有细点样钙化;增强扫描病灶明显强化。

【CT 诊断】 左侧甲状腺癌。

临床思维:甲状腺癌

甲状腺癌(thyroid carcinoma)为最常见的甲状腺恶性肿瘤,大多见于中老年妇女。可引起音哑、呼吸困难等症状。临床多以偶然发现颈部肿块而就诊。

【影像学表现】 甲状腺癌多为不规则肿块,常侵及周围正常组织。增强扫描内部强化明显且不均匀。国内外普遍认为细颗粒钙化是诊断甲状腺癌特征性表现。

【鉴别诊断】

1. 甲状腺腺瘤 甲状腺瘤 CT 上为甲状腺实质内肿物,密度均匀,有包膜,少数瘤体内可有钙化。肿瘤较大时可出现囊变、出血或坏死。增强扫描瘤体可有强化,液化坏死区不强化。

2. 结节性甲状腺肿 结节性甲状腺肿表现为双侧甲状腺体积肿大,常多发低密度结节,少数单发,密度均匀或不均匀,可伴囊性变及钙化(粗钙化多见);部分病变边缘模糊,可见壁结节(与正常腺体同步强化);腺体包膜连续,无周围侵犯及颈淋巴结转移。

复习思考题

选择题

1. 有利于甲状腺癌诊断的 CT 表现是( )

 A. 增强明显 　 B. 边缘模糊 　 C. 钙化 　 D. 分叶状 　 E. 颈淋巴结转移

2. CT 对甲状腺癌的诊断作用主要是( )

 A. 确诊 　 B. 鉴别良恶性 　 C. 鉴别非肿瘤性病变

 D. 确定肿瘤范围和淋巴结转移 　 E. 确定周围组织结构受累,淋巴结转移

3. 胸骨后甲状腺描述错误的是( )

 A. 包括甲状腺肿、腺瘤和囊肿 　 B. 伴有颈部甲状腺肿大 　 C. 在前纵隔肿瘤中,其位置最高

 D. 有气管受压移位 　 E. 胸骨后甲状腺无恶性病变

思考题答案

选择题

1. E 　 2. D 　 3. E

(温丽娟　李晓华　奚永强　隋雪峰)

第三章　呼吸系统疾病

第一节　气管及支气管疾病

一、支气管异物

病例 3-1-1

【病史摘要】　男性,69岁。咳嗽、憋气一天。既往有脑梗死病史(图 3-1-1)。

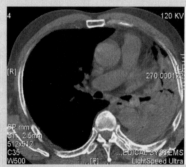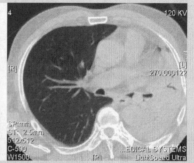

图 3-1-1　支气管异物的 CT 表现

【CT 表现】　左主支气管腔内圆形软组织肿物,CT 值 84HU,邻近支气管壁无增厚,左肺不张,纵隔左移,右肺透亮度增高,肺门及纵隔未见明显增大淋巴结纵隔左侧移位。

【CT 诊断】　支气管异物。

【临床诊断】　支气管异物(葡萄)。

临床思维:支气管异物

　　气管、支气管异物多发生在小儿,这类患儿往往需要到放射科检查,胸部透视是最常用的方法,也可以拍摄深吸气及深呼气正位胸片各一张对照观察。但不是每一个患者都必须照片,更不能仅根据一张未发现异常的常规胸片就否定了气管、支气管异物的存在。有报告称,发生气管、支气管异物的患儿约有 20% 常规胸片正常。这是因为除了少数不透 X 线异物能直接显示外,一般诊断气管、支气管异物主要是根据两肺透亮度的变化、纵隔的摆动及横膈的移位,这些表现常常是在呼吸的某一时相表现得最为明显,照片曝光未抓住异常表现最明显的一瞬时,照片上异常征象就不明显,若投照位置稍有不正,这种细微的差别在照片中就更不易反映出来。某些有一侧性活瓣性肺气肿的患者,虽然呼气位时可见到典型的 X 线改变,但在吸气位时(通常我们的"常规胸片"是吸气位照片)两肺含气量差别不显著,很易漏诊。当异物停留在气管内并发生双侧性肺气肿(其发生率为 13.2%)时,单靠一张胸片下诊断有时很困难。

　　这类患者胸透时要注意以下几点:①观察两肺野透亮度差别的改变较观察纵隔摆动及横膈移位容易掌握,因而以前者为诊断依据也较可靠;②呼气时透亮度增高得一侧往往是病变侧,异物阻塞的部位可能在该侧主支气管或气管远端偏该侧;③肺气肿在深呼吸时表现最明显,故检查时如患儿呼吸短浅则容易漏诊;④为了对比两侧肺野的透亮度,正位观察时受检者体位要摆正,更不能挣扎乱动;⑤注意不遗漏两下肺节段性肺不张(尤其与心影重叠处),故除观察正位外,还应转动患者详细观察;⑥警惕双侧性肺气肿,注意呼气时肺野透亮度是否不降低,横膈是否活动差并处于吸气状态等变化。

二、支气管扩张症

病例 3-1-2

【病史摘要】　男性,32 岁。反复肺感染,有咯血史(图 3-1-2)。

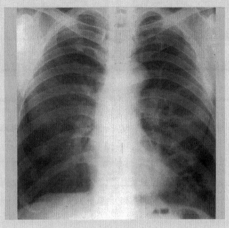

图 3-1-2　左肺下叶支气管扩张的 X 线表现

【X 线表现】　左肺中下野有多个大小不等的圆形透光区,病变周围见不规则条索影。

【X 线诊断】　左肺下叶支气管扩张。

病例 3-1-3

【病史摘要】　男性,23 岁。咳嗽、咳痰、咯血 1 年(图 3-1-3)。

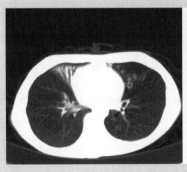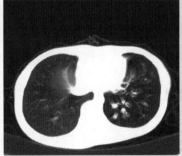

图 3-1-3　曲张型支气管扩张的 CT 表现

【CT 表现】　平扫可见支气管壁呈蚓状迂曲,支气管壁不规则,呈念珠状。

【CT 诊断】　曲张型支气管扩张。

病例 3-1-4

【病史摘要】 女性,26岁。咳嗽、咳脓性痰1年,近1个月痰中带血(图3-1-4)。

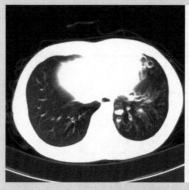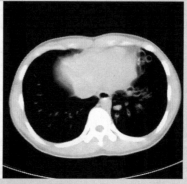

图 3-1-4 囊状支气管扩张的 CT 表现

【CT 表现】 平扫可见外带支气管增粗呈囊状,多个相邻扩张的支气管构成大蜂窝状改变。

【CT 诊断】 囊状支气管扩张。

病例 3-1-5

【病史摘要】 男性,28岁。有咯血史3年(图3-1-5)。

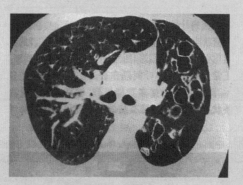

图 3-1-5 囊状支气管扩张的 CT 表现

【CT 表现】 左肺中下野见多个类圆形阴影,分布与支气管走行一致,圆形病灶内无液气平面。

【CT 诊断】 囊状支气管扩张。

病例 3-1-6

【病史摘要】 男性,27岁。咳嗽半年,咳脓痰1个月,痰中带血1周(图3-1-6)。

【CT 表现】 两肺纹理增粗、模糊、集拢和排列紊乱,可见"双轨征"及"印戒征"。

【CT 诊断】 囊状支气管扩张。

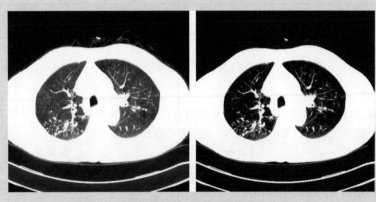

图 3-1-6 囊状支气管扩张（双轨征）的 CT 表现

病例 3-1-7

【病史摘要】 男性，24 岁。咯血 1 年（图 3-1-7）。

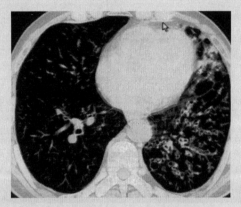

图 3-1-7 柱状支气管扩张的 CT 表现

【CT 表现】 左下肺支气管管径普遍增宽，呈柱状，可见"轨道征"。

【CT 诊断】 柱状支气管扩张。

临床思维：支气管扩张症

支气管扩张症（bronchiectasis）是指支气管内径呈不同程度异常增宽。少数为先天性，多数为后天性，男女发病无明显差异，好发于儿童及青壮年。支气管扩张一般发生在 3～6 级分支，根据形态可分为：①柱状型支气管扩张；②曲张型支气管扩张；③囊状型支气管扩张。三种类型可同时混合存在或以其中一种形态为主出现。支气管扩张可两肺同时存在，两肺呈广泛者较少见，尤以右肺下叶、左肺下叶和左肺舌叶多见。咳嗽、咳痰和咯血为支气管扩张三大主要症状。合并感染时，可发热，畏寒和白细胞增高，反复感染者，可出现呼吸困难和杵状指。

【影像学表现】 目前常规 X 线检查仅作为初选，确定支气管扩张的存在、类型和范围主要依靠 CT，尤其是高分辨力 CT。其主要 CT 表现为：①柱状型支气管扩张时，当支气管水平走行而与 CT 层面平行时可表现为"轨道征"；当支气管和 CT 层面呈垂直走行时可表现为管壁圆形透亮影，呈"戒指征"；②囊状型支气管扩张时，支气管远端呈囊状膨大，成簇的囊状扩张可形成葡萄串状阴影,合并感染时囊内可出现液平及囊壁增厚;③曲张型支气管扩张可表现支气管径呈粗细不均的囊柱状改变,壁不规则,可呈念珠状;④当扩张的支气管腔内充满黏液栓时,表现为柱状或结节状高密度阴影,类似"指状征"改变。

复习思考题

一、选择题

1. 患者反复咳嗽、咳脓性痰 1 年,近 1 个月痰中带血,CT 平扫可见两肺下野外带支气管增粗呈囊状,多个相邻扩张的支气管构成大蜂窝状改变,该患者可能诊断为(　　)

　　A. 肺气肿　　　　　　　　　B. 小叶性肺炎　　　　　　　C. 肺脓肿

　　D. 支气管扩张　　　　　　　E. 急性支气管炎

2. 下述支气管扩张的 CT 特点,错误的是(　　)

　　A. 圆形、类圆形致密影　　　B. 成簇、成串排列的厚壁囊腔　　　C. 柱状或结节状致密影

　　D. 肺纹理增粗,轮廓不光整　　E. 印戒征

3. 支气管扩张的先天因素是(　　)

　　A. 先天性囊状支气管扩张、IgA 缺乏、原发性低丙种球蛋白血症

　　B. 先天性囊状支气管扩张、IgA 缺乏

　　C. 先天性囊状支气管扩张、原发性低丙种球蛋白血症

　　D. IgA 缺乏、原发性低丙种球蛋白血症

4. 诊断支气管扩张安全无创伤的最佳检查方法是(　　)

　　A. 胸片　　　　　　　　　　B. 体层　　　　　　　　　　C. HRCT

　　D. 支气管造影　　　　　　　E. 以上都不是

5. 关于支气管扩张的描述,错误的是(　　)

　　A. 可分为柱状、静脉曲张型和囊状三型　　　　B. 扩张支气管与伴行肺动脉形成"印戒征"

　　C. 囊内出现气液平面是囊状支扩最具特异性征象　　D. CT 诊断支扩的准确率高于支气管造影

　　E. 支气管扩张可继发于肺结核、肺癌和放射性肺炎

6. 下列表现属于支气管扩张征象的是(　　)

　　A. 支气管呈"轨道征"　　　　　　　B. 支气管直径大于伴行的同级肺动脉

　　C. 支气管与伴行肺动脉,形成"戒指征"　　　D. 可表现为多发囊状影

　　E. 以上都对

7. 以下 CT 表现不支持支气管扩张症诊断的是(　　)

　　A. 戒指征　　　　　　　　B. 扩张支气管出现支气管"轨道征"　　C. 远侧支气管管径大于近侧

　　D. 血管造影征　　　　　　E. 多囊状病变伴液平

二、简答题

支气管扩张按形态学可分为哪几型?各型 CT 影像学表现是什么?

思考题答案

一、选择题

1.D　2.D　3.A　4.C　5.D　6.E　7.D

二、简答题

答:支气管扩张按形态学可分柱状支气管扩张、曲张型支气管扩张、囊状支气管扩张。

CT 影像学表现:①柱状支气管扩张,当支气管呈水平方向走行时,可见圆柱或管状改变;呈垂直或斜行走行时则主要根据其直径与伴行动脉的差别而定,可见"双轨征"及"印戒征";②曲张型支气管扩张与柱状相似,唯一区别在于前者有支气管壁的改变,可呈蚓状迂曲,支气管壁不规则,可以较为毛

糙;③囊状支气管扩张,若支气管呈水平走行,可呈串珠状;若垂直或斜行走行则为囊状;多个相邻扩张的支气管构成大蜂窝状改变。

第二节　肺部炎症

一、大叶性肺炎

病例 3-2-1

【病史摘要】　男性,25 岁。突然发热 39℃,寒战、胸痛、咳嗽、咳吐铁锈色痰 2 天(图 3-2-1)。

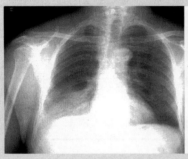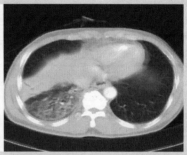

图 3-2-1　右肺下叶大叶性肺炎的影像表现

【影像表现】　右肺下叶见大片状密度增高阴影,边缘模糊,与肺叶相同,其内可见"空气支气管征"。

【影像诊断】　右肺下叶大叶性肺炎。

病例 3-2-2

【病史摘要】　女性,45 岁。家中凉水浴后发烧、咳嗽 3 天(图 3-2-2)。

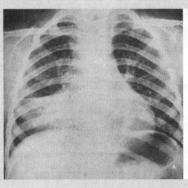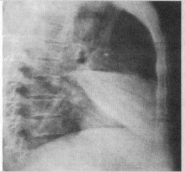

图 3-2-2　右肺中叶大叶性肺炎的 X 线表现

【X 线表现】　右肺中叶呈均匀一致高密度影,边缘清晰,以水平裂及斜裂为边界。

【X 线诊断】　右肺中叶大叶性肺炎。

病例 3-2-3

【病史摘要】 女性,18 岁。发热、咳嗽、咳痰 1 周(图 3-2-3)。

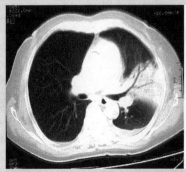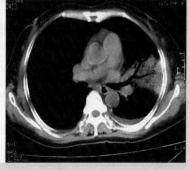

图 3-2-3 左肺上叶大叶性肺炎、左侧胸腔积液的 CT 表现

【CT 表现】 左肺上叶见片样实变阴影,其内见支气管充气征,左侧背侧胸腔见新月形液性低密度。

【CT 诊断】 左肺上叶大叶性肺炎,左侧胸腔积液。

临床思维:大叶性肺炎

大叶性肺炎(lobar pneumonia)是细菌性肺炎中最常见的一种,多为肺炎链球菌致病。炎症累及整个肺叶或多个整肺叶,也可呈肺段分布。典型的病理变化分为四期,即充血期、红色肝样变期、灰色肝样变期及消散期。早期为充血期,病变部位毛细血管充血扩张,肺泡内仍有空气但可有少量浆液性渗出。此后肺泡内充满黏稠的渗出液,其中有纤维素和许多红细胞,使肺组织切面呈红色,为红色肝样变期。随病变发展,肺泡内红细胞减少,代之以大量白细胞,肺组织切面呈灰色,为灰色肝样变期。经及时治疗,1 周后开始转入消散期,肺泡内纤维蛋白渗出物溶解、吸收,肺泡重新充气。多数患者发病前有受凉、过度劳累或上呼吸道感染。起病急,寒战高热、胸痛、咳较黏稠或为典型铁锈色痰。下叶肺炎可刺激隔胸膜,疼痛放射至腹部。血白细胞总数及中性粒细胞明显增高。

【影像学表现】

1. X 线 大叶性肺炎充血期,可无阳性发现,或仅肺纹理增多,透明度略低。至实变期(包括红色肝样变及灰色肝样变期)表现为密度均匀的致密影,炎症累及肺段表现为片状或三角形致密影;累及整个肺叶,呈以叶间裂为界的大片致密阴影,有时致密阴影内,可见透亮支气管影,即支气管充气征。消散期时实变区密度逐渐减低,由于病变的消散不均,表现为大小不等、分布不规则的斑片状阴影。炎症最终可完全吸收,或只留少量索条状阴影,偶可机化演变为机化性肺炎。

2. CT 由于 CT 密度分辨力高,在充血期即可发现病变区呈磨玻璃样阴影,边缘模糊。病变区血管仍隐约可见。实变期时可见呈大叶或肺段分布的致密阴影,在显示空气支气管征方面 CT 较 X 线胸片更清晰。消散期随病变的吸收,实变阴影密度减低,呈散在、大小不等的斑片状阴影,最后可完全吸收。消散期的表现易与肺结核或小叶性肺炎相混淆,了解患者的发病经过和临床表现、体征与实验室检查有助于诊断。

【诊断与鉴别诊断】 急性大叶性肺炎有典型临床表现,结合胸部 X 线片即可确诊。CT 检查的目的:①早期肺炎(实变前期)的检出;②对不典型病例,如消散缓慢、反复发作,年龄较大患者,应与阻塞性肺炎鉴别。

二、支气管肺炎

病例 3-2-4

【病史摘要】 男性,3 岁。咳嗽、发热 1 天余(图 3-2-4)。

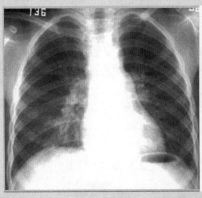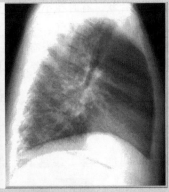

图 3-2-4 支气管肺炎的 X 线表现

【X 线表现】 双下肺纹理增强,右下肺纹理间见斑片样模糊阴影。

【X 线诊断】 支气管肺炎。

病例 3-2-5

【病史摘要】 女性,72 岁。胃癌术后 5 天,突然咳嗽、呼吸困难、发绀及胸痛(图 3-2-5)。

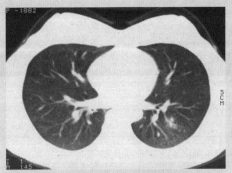

图 3-2-5 小叶性肺炎的 CT 表现

【CT 表现】 左肺下野可见斑片状、结节状密度增高阴影,沿支气管分布。

【CT 诊断】 小叶性肺炎。

临床思维:支气管肺炎

支气管肺炎(bronchopneumonia),亦称小叶性肺炎(lobuar pneumonia)。多见于婴幼儿、青少年和老年及极度衰弱的患者,或为手术后并发症。病理变化为支气管周围的肺实质炎症,以小叶支气管为中心经过终末细支气管延及肺泡,在支气管和肺泡内产生炎性渗出物。病变范围是小叶性的,呈散在性两侧分布,但可融合成大片。由于细支气管炎性充血、水肿,易致细支气管不同程度的阻塞,可出现小叶性肺气肿或肺不张。临床表现发病急骤,有高热寒战、咳嗽、咳泡沫黏液脓性痰,常有胸痛、呼吸困难。

【影像学表现】

1. X 线 病变多在两肺中下野的内、中带。肺纹理增多、增粗、模糊。沿肺纹理分布有斑片状模糊致密影,密度不均。密集的病变可融合成较大的片状。

2. CT 两肺中下部支气管血管束增粗,大小不同的结节状及片状阴影,边缘模糊,多个小片状阴影可融合成大片状。有时在小片状影间,可见 1～2cm 的类圆形透亮阴影,系小叶支气管部分性阻塞引起的小叶性过度充气。

【诊断与鉴别诊断】 支气管肺炎有明显的临床症状,典型病例通常 X 线胸片即可诊断,一般不需 CT 检查。对迁延或反复发作者,CT 检查旨在了解有无并发支气管扩张。

三、间质性肺炎

病例 3-2-6

【病史摘要】 男性,6 岁。发热 2 天,伴咳嗽、气急及发绀(图 3-2-6)。

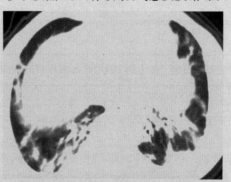

图 3-2-6 间质性肺炎的 CT 表现

【CT 表现】 两肺下野纹理增粗呈网状,并融汇成斑片样密度增高影,周围可见局限性气肿。

【CT 诊断】 间质性肺炎。

病例 3-2-7

【病史摘要】 男性,42 岁。咳嗽、咳痰、喘促、胸闷(图 3-2-7)。

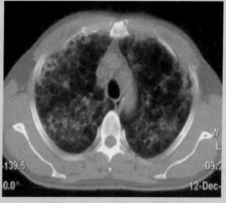

图 3-2-7 间质性肺炎(可见小点结状影)的 CT 表现

【CT表现】　双肺见不规则条纹状密度增高影,交织成网状,其边缘较清晰,并伴有小点结状影。

【CT诊断】　间质性肺炎。

临床思维:间质性肺炎

间质性肺炎(interstitial pneumonia)系以肺间质炎症为主的肺炎,包括支气管壁、支气管周围的间质组织和肺泡壁。多见于小儿,常继发于麻疹、百日咳或流行性感冒等急性传染病。病变主要为小支气管壁及肺间质的炎性细胞浸润,炎症可沿淋巴管扩展引起淋巴管炎及淋巴结炎。小支气管的炎症、充血及水肿可引起部分性或完全性阻塞。临床上除原发急性传染病的症状外,常同时出现气急、发绀、咳嗽。但体征较少。

【影像学表现】

1. X线　两肺门及中下肺野纹理增粗、模糊,并可见网状及小斑片状影。由于细支气管的部分阻塞,有时伴有弥漫性肺气肿。肺门周围间质内炎性浸润,可使肺门密度增高、轮廓模糊、结构不清。

2. CT　间质性肺炎的早期或轻症病例,高分辨力CT见两侧支气管血管束增粗,呈不规则改变,并伴有磨玻璃样阴影,代表支气管周围间质内炎性浸润并伴有肺泡内炎性浸润及少量渗出。较重者可伴有小叶性实变,表现为小斑片状阴影。肺门及纵隔淋巴结可有增大。

【鉴别诊断】　支气管肺炎:以两肺中下野散在小片状影为主要表现。

四、肺　脓　肿

病例 3-2-8

【病史摘要】　男性,38岁。突然发热3天,伴寒战、咳嗽及胸痛(图3-2-8)。

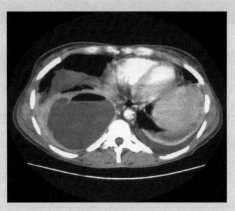

图 3-2-8　急性肺脓肿的CT表现

【CT表现】　右肺下野见空洞影,内可见气液平面,壁厚,内壁光滑,增强扫描洞壁有强化。

【CT诊断】　急性肺脓肿。

病例 3-2-9

【病史摘要】 女性,15 岁。咳嗽、咳痰,高烧 39℃(图 3-2-9)。

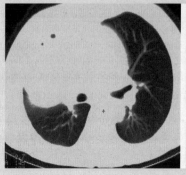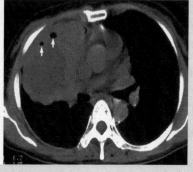

图 3-2-9 肺脓肿的 CT 表现

【CT 表现】 右肺上叶见团块样软组织密度,其内见大片液性低密度区,病灶内部上方见两处气泡样低密度。

【CT 诊断】 肺脓肿。

病例 3-2-10

【病史摘要】 女性,35 岁。胸痛,发热,体温 39~40℃。伴咳嗽,咳黏液脓痰(图 3-2-10)。

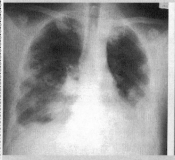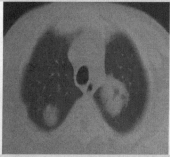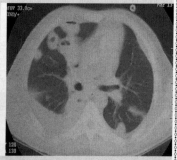

图 3-2-10 双肺脓肿、右侧胸腔积液、左下肺炎的 CT 表现

【CT 表现】 两肺多发、散在、大小不等的圆形、椭圆形或片状致密影,以外围较多,部分病灶中可有小空洞形成,也可有液面。左侧膈升高、活动明显受限,沿膈面的肺野内有大片致密影,右侧胸腔积液。

【CT 诊断】 双肺脓肿,右侧胸腔积液,左下肺炎。

病例 3-2-11

【病史摘要】 男性,42 岁。反复午后低热 1 个月,消瘦,持续性咳嗽、咳痰,杵状指(图 3-2-11)。

【CT 表现】 左肺下叶背段片状炎症阴影中出现低密度小空洞,薄层放大示洞内壁光滑,有液平,周围纤维条索状病灶与胸壁相连。

【CT 诊断】 慢性肺脓肿。

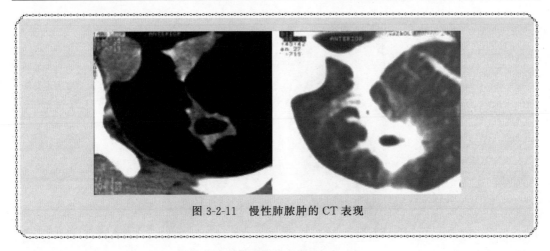

图 3-2-11　慢性肺脓肿的 CT 表现

临床思维:肺脓肿

肺脓肿(lung abscess)系由多种病原菌引起的肺部化脓性感染,早期为化脓性肺炎,继而发生坏死、液化和脓肿形成。病理变化为化脓性肺炎导致细支气管阻塞,小血管炎性栓塞,肺组织坏死继而液化,经支气管咳出后形成脓腔。有时肺脓肿发展迅速,脓液破溃到胸腔形成脓气胸和支气管胸膜瘘。急性期经体位引流和抗生素治疗,脓腔可缩小而消失。如治疗不彻底,脓肿周围纤维组织增生,脓肿壁变厚而转变为慢性肺脓肿。急性肺脓肿有急性肺炎的表现,以高热、寒战、咳嗽及胸痛为主要症状,严重时出现全身中毒症状。感染途径以吸入性最常见,其次为血源性和直接蔓延。分急、慢性两种,慢性期呈慢性消耗状态,间歇发热及持续性咳嗽、咳痰,可出现杵状指。多由化脓性细菌引起的肺坏死性炎性疾病,病原以金黄色葡萄球菌和肺炎双球菌多见。

【影像学表现】

1. X 线　病灶呈浓密的团状阴影,占据一个或多个肺段,病灶中有厚壁的透亮空洞。急性期,由于脓肿周围炎性浸润存在,使空洞壁相当厚且外缘模糊,空洞常为中心性,亦可为偏心性,壁虽厚,但内壁常较光整,底部常见液平。慢性期,空洞周围炎性浸润逐渐吸收减少,空洞壁逐渐变薄,腔也慢慢缩小,周围有较多紊乱的条索状纤维病灶。

2. CT　①急性肺脓肿两肺内单发或多发团块影,早期为小空洞,随后增大,出现气液平,表现为内壁不规则的厚壁空洞,增强扫描洞壁有强化。病灶周围肺纹理增粗、模糊。局部胸膜反应性增厚或胸腔积液早期脓肿形成前。②慢性肺脓肿可见含有液平的较大空洞,内外壁均较清楚。明显的胸膜增厚、粘连或胸腔积液。病变穿破胸膜可形成脓胸。

【鉴别诊断】

1. 结核性空洞　多发生在肺上叶尖段、后段和下叶背段,通常较小,壁薄,壁内缘光滑,外壁也较光整与清晰,周围常有多发小斑片状或索条状卫星病灶,或有其他肺野的播散病灶。

2. 癌性空洞　多见于老年,厚壁空洞,空洞常呈偏心胜,空洞内壁缘高低不平,可有癌结节,空洞外壁可有分叶及毛刺征。常伴有肺门、纵隔淋巴结增大。

五、肺 结 核

病例 3-2-12

【病史摘要】　男性,17 岁。咳嗽,痰中带血 1 个月,伴午后低热、盗汗、食欲不振(图 3-2-12)。

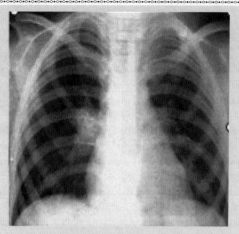

图 3-2-12 右肺原发综合征的 X 线表现

【X线表现】 右肺门增大,右下肺片状高密影与门相连。

【X线诊断】 右肺原发综合征(肺门淋巴结肿大)。

病例 3-2-13

【病史摘要】 男性,8 岁。发热、咳嗽(图 3-2-13)。

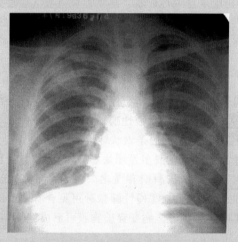

图 3-2-13 原发型肺结核的 X 线表现

【X线表现】 右上肺见结节样病灶,右肺门增大,病灶与肺门间见条索影。

【X线诊断】 原发型肺结核。

病例 3-2-14

【病史摘要】 女性,20 岁。高热、寒战、呼吸困难、咳嗽。实验室检查:血沉升高 (图 3-2-14)。

【X线表现】 双肺弥漫性分布之小结节影,病灶大小、密度、分布均匀。

【X线诊断】 急性血行播散型肺结核。

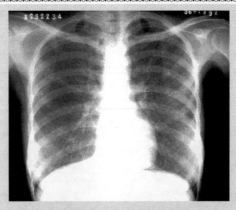

图 3-2-14　急性血行播散型肺结核(2)的 X 线表现

病例 3-2-15

【病史摘要】　男性,20 岁。畏寒、发热、咽痛,体温 39.8℃,伴有大汗(图 3-2-15)。

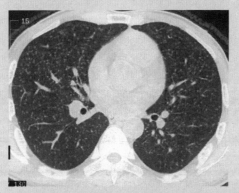

图 3-2-15　急性血型播散型肺结核(2)的 CT 表现

【CT 表现】　两肺弥漫性磨玻璃影,且见均匀分布、大小一致的粟粒结节影。

【CT 诊断】　急性血行播散型肺结核。

病例 3-2-16

【病史摘要】　男性,35 岁。高热、寒战、咳嗽、昏睡 2 天(图 3-2-16)。

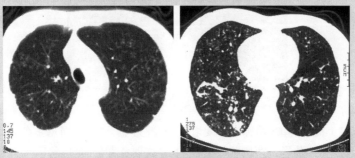

图 3-2-16　急性血行播散型肺结核(3)的 CT 表现

【CT表现】 两肺遍布粟粒性结节,大小、密度、分布较均匀,结节边缘较清楚,部分肺野结节融合成片,边缘较模糊。

【CT诊断】 急性血行播散型肺结核。

病例 3-2-17

【病史摘要】 男性,23岁。连续咳嗽、盗汗3周(图3-2-17)。

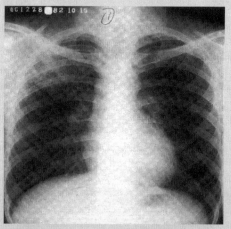

图 3-2-17 右上肺继发型肺结核的 X 线表现

【X线表现】 右上肺野见斑片样模糊阴影,余肺野清晰。心影形态大小属正常范围,双膈面光滑,肋膈角锐利。

【X线诊断】 右上肺继发型肺结核(浸润性肺结核)。

病例 3-2-18

【病史摘要】 男性,72岁。咳嗽20余年,加重1周,伴喘息不能平卧(图3-2-18)。

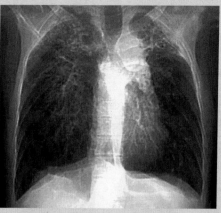

图 3-2-18 继发型肺结核的 X 线表现

【X线表现】 桶状胸廓,两肺透过度增强,上野见空洞影,周围见索条状病灶及小结节病灶,下野可见散在斑片影。两侧肺门上移、下肺纹理牵直呈"垂柳状"。

【X线诊断】 继发型肺结核(慢性纤维空洞性结核),肺气肿。

病例 3-2-19

【病史摘要】　男性,56 岁。既往结核病史(图 3-2-19)。

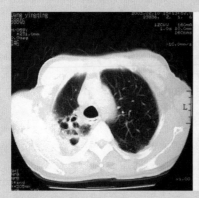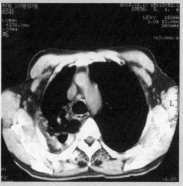

图 3-2-19　继发型肺结核的 CT 表现

【CT 表现】　右侧胸廓变窄,右上肺见多个空洞样病变,右上胸膜增厚。

【CT 诊断】　继发型肺结核(纤维空洞性肺结核)。

病例 3-2-20

【病史摘要】　男性,45 岁。咳嗽,胸痛 2 天(图 3-2-20)。

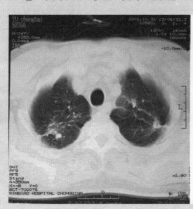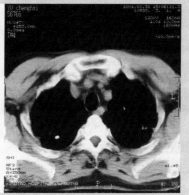

图 3-2-20　继发型肺结核(钙化、纤维化)的 CT 表现

【CT 表现】　双肺尖见结节样钙化影及纤维条索影。

【CT 诊断】　继发型肺结核(钙化、纤维化)。

病例 3-2-21

【病史摘要】　男性,37 岁。发热、胸痛 2 周(图 3-2-21)。

【CT 表现】　右侧胸腔中量积液并壁层胸膜增厚,胸膜面光滑。

【CT 诊断】　右侧结核性胸膜炎。

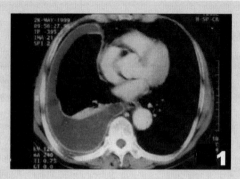

图 3-2-21 右侧结核性胸膜炎的 CT 表现

病例 3-2-22

【病史摘要】 男性,34岁。右侧胸痛、咳嗽、气喘、呼吸困难1周(图 3-2-22)。

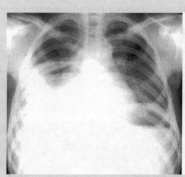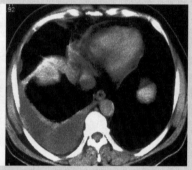

图 3-2-22 右侧胸腔积液的影像表现

【影像表现】 X线示右肺中、下野见外高内低呈反抛物线形密度一致增高影,右心缘、膈面消失。CT纵隔窗像见右胸靠后胸壁前窄带形液性密度影。

【影像诊断】 右侧胸腔积液。

临床思维:肺结核

肺结核(pulmonary tuberculosis)是由人型或牛型结核杆菌引起的肺部慢性传染病。肺结核的临床表现不一,可无明显症状,或有低热、盗汗、疲乏、消瘦、食欲不振、咳嗽、咯血、胸痛和气促等。急性血行播散型肺结核者,可有高热、寒战、咳嗽、昏睡和神志不清等全身中毒的症状。肺结核以临床症状、影像学表现和痰菌为依据进行综合诊断。

肺结核的临床分类,目前以中华结核病学会于1998年制定新的中国结核病分类标准。由于其内容较多,因而主要介绍其与影像学密切相关的内容。

1. 原发型肺结核(Ⅰ型) 原发型肺结核为原发结核感染所致的临床病症,包括原发综合征和胸内淋巴结结核。

2. 血行播散型肺结核(Ⅱ型) 包括急性血行播散型肺结核(急性粟粒型肺结核)及亚急性、慢性血行播散型肺结核。

3. 继发型肺结核(Ⅲ型) 继发型肺结核是肺结核中的一个主要类型,包括浸润性肺结核与慢性纤维空洞性肺结核。

4. 结核性胸膜炎（Ⅳ型）　临床上已排除其他原因引起的胸膜炎。包括结核性干性胸膜炎、结核性渗出性胸膜炎、结核性脓胸。

5. 其他肺外结核（Ⅴ型）　其他肺外结核按部位及脏器命名，如骨关节结核、结核型脑膜炎、肾结核、肠结核等。

【影像学表现】

1. 原发性肺结核（Ⅰ型）（primary pulmonary tuberculosis）　又名原发综合征（Primary complex）多见于儿童和青少年，少数为成人。

（1）X线表现：原发性肺结核的典型表现有三个X线征。①原发浸润：肺近胸膜处原发病灶，多位于中上肺野，其他肺野则少见。为局限性斑片状阴影，中央较浓密，周边较淡而模糊，当周边炎症吸收后则边缘略清晰。②淋巴管炎：从原发病灶向肺门走行的条索状阴影，不规则，此阴影仅一过性出现，一般不易见到。③肺门、纵隔淋巴结肿大：结核菌沿淋巴管引流至肺门和纵隔淋巴结，引起肺和纵隔淋巴结肿大。表现为肺门增大或纵隔边缘肿大淋巴结突向肺野。增大的淋巴结有时可压迫支气管，引起相应肺叶的不张。原发病灶经治疗后易于吸收，少数原发病灶可以干酪样变，形成空洞。但淋巴结炎常伴不同程度的干酪样坏死，愈合较慢，愈合后可残留钙化。当原发病灶吸收后，原发型肺结核则表现为胸内或纵隔内淋巴结结核。淋巴结内部干酪灶可破溃至血管和支气管产生血行或支气管播散。

（2）CT表现：CT扫描可更清晰发现肺门及纵隔淋巴结增大，显示其形态、大小、边缘轮廓和密度等。对隆突下淋巴结增大，X线片不易显示，而CT可以清晰显示。同时CT可早期发现原发灶内的干酪样坏死，表现为病灶中心相对低密度区。

2. 血行播散型肺结核（Ⅱ型）（hemo-disseminated pulmonary tuberculosis）　此型为结核菌经血行播散的结核。由于结核菌的毒力不同，菌的数量以及机体免疫功能状况等因素，可分为急性、亚急性及慢性血行播散型肺结核。

（1）X线表现：①急性血行播散型肺结核又称急性粟粒型肺结核（acute miliary tuberculosis）：表现两肺弥漫性粟粒状阴影。粟粒大小为$1\sim2mm$，边缘清晰。粟粒影像特点主要为三均匀，即分布均匀、大小均匀和密度均匀。②亚急性血行播散型肺结核：病灶多见于两肺上、中肺野，粟粒状阴影大小不一、密度不均、分布不均；病灶可融合，或增殖硬结和钙化，也可纤维化呈索条阴影，甚至部分病灶可形成空洞透亮区；同时，常伴两下肺透过度增高的代偿性肺气肿，双膈降低，心影垂直，上可见胸膜增厚与粘连。③慢性血行播散型肺结核：病变类似于亚急性血行播散型肺结核表现，只是大部分病变呈增殖性改变，病灶边缘基本清晰，纤维索条状影更明显，或者病灶钙化更多见，胸膜增厚和粘连更显著等。同时，两肺纹理增粗紊乱更明显。

（2）CT表现：CT扫描，特别高分辨力CT，因为分辨力提高，更易清晰显示粟粒性病灶，尤其对早期急性粟粒型肺结核显示优于胸片，利于确诊。表现为两肺广泛$1\sim2mm$大小的点状阴影，密度均匀、边界清楚、分布均匀，与支气管走行无关。亚急性或慢性血行播散型肺结核CT与X线胸片所见相似，主要表现为多发大小不一的结节影，上肺结节多，且大于下肺结节。同时对部分病灶的小空洞或钙化、胸膜增厚或钙化显示更清晰。

3. 继发性肺结核（Ⅲ型）（secondary pulmonary tuberculosis）　为成年结核中最常见的类型。包括浸润病变、干酪病变、增殖病变、空洞病变、结核球以及纤维、钙化等多种不同性质的病变。

（1）浸润性肺结核（infiltrative pulmonary tuberculosis）：多为已静止的原发病灶的重新活动，或为外源性再感染。由于机体对结核菌已产生特异性免疫力，病变常局限于肺的一部，多在肺上叶尖段、后段及下叶背段。

1) X线表现：多种多样，可以一种为主或多种征象混合并存，主要可见以下 8 种征象。①局限性斑片阴影：见于两肺上叶尖段、后段和下叶背段，右侧多于左侧。②大叶性干酪性肺炎：为一个肺段或肺叶呈大片致密性实变，密度中心较高，边缘模糊。③增殖性病变：呈斑点状阴影，边缘较清晰，排列成"梅花瓣"或"树芽"状阴影，为结核病的典型表现。④结核球（tuberculoma）：圆形、椭圆形阴影，大小 0.5～4cm 不等，常见 2～3cm，边缘清晰，轮廓光滑，偶有分叶，密度较高，内部常见斑点、层状或环状钙化。结核球周围常见散在的纤维增殖性病灶，称"卫星灶"。⑤结核性空洞：圆形或椭圆形病灶内，见透亮区。空洞壁薄，内壁一般较规则，有时可呈厚壁不规则空洞。常见一条或数条粗大条状阴影与空洞相连，表示引流大气管与空洞相通。⑥支气管播散病变：结核空洞干酪样物质经引流支气管排出，引起同侧或对侧的支气管播散。表现为沿支气管分布的斑片状阴影，呈腺泡排列，或相互融合成小叶阴影。⑦硬结钙化：增殖性病灶好转后可有钙盐沉着，病灶呈边缘锐利的高密度影，完全钙化者，呈骨样密度的斑片状或小块状阴影。致密阴影长期无变化，表现结核病痊愈。钙化也可产生在支气管壁或胸膜以及淋巴结内。⑧小叶间隔增厚：表现为索条及网状阴影。

2) CT表现：CT表现与X线表现相似，但显示病变大小、形态、范围、轮廓、密度及其与周围结构间关系更清晰、客观和准确，从而更易确立诊断和了解病变的转归。例如：①发现病灶内小空洞和小钙化。②准确了解空洞壁的情况，包括厚壁或薄壁空洞，内壁是否规则等。③了解结核球形态、密度和轮廓等，从而与肺内其他肿块进行鉴别。尤其增强扫描时，结核球常不强化或表现为边缘环状强化。④CT可显示由空洞或淋巴结结核破溃所致的支气管内膜结核改变，表现支气管内壁黏膜不规则，管壁同心脏增厚，局部管腔狭窄或扩张。

（2）慢性纤维空洞性肺结核（chronic fibro-cavitary pulmonary tuberculosis）：属于继发型肺结核晚期类型，肺组织受结核病灶破坏，形成慢性纤维空洞，肺内有多种不同性质的病变，病程达数年或数十年之久。是由于未经彻底治疗，病变恶化，反复进展演变而来。

1) X线表现：①单侧或双侧肺上中部不规则透亮区。②空洞壁厚，壁周有大量纤维粘连，使洞壁固定而坚硬。③多支引流支气管与空洞相通，呈索条轨道状阴影。④空洞周围有大片渗出和干酪病变，也可见不同程度的钙化。⑤双肺上叶收缩，双肺门上抬，肺纹理紊乱，呈垂柳状。⑥双肺中下叶透过度增加。⑦纵隔变窄，呈滴状心。⑧肋间隙增宽，双膈变平下降，呈桶状胸。⑨胸膜增厚及粘连。⑩常见支气管播散性结核病灶。

2) CT表现：基本同X线表现。

4. 结核性胸膜炎（Ⅳ型）（pleuritis，tuberculous）　结核性胸膜炎或单独发生，或与肺部结核病变同时出现。胸膜下肺结核灶或胸壁结核直接侵犯或为肺结核和肺门纵隔淋巴结结核中结核菌经淋巴管逆流至胸膜所致，也可为结核菌的血行播散，机体变态反应增强，结核菌与其代谢产物的刺激使胸膜产生炎症。胸膜结核可分为结核性干性胸膜炎（Dry pleurisy）和结核性渗出性胸膜炎（exsudative pleurisy）。后者临床多见，常为单侧胸腔渗液，偶尔两侧胸腔渗液，一般为浆液性，偶为血性。

X线及CT表现：均可见不同程度的胸腔积液表现，慢性者可见胸膜广泛或局限性增厚表现，但有时为叶间、肺底积液或包裹性积液，CT诊断更优。

【诊断与鉴别诊断】　肺结核的影像学表现复杂繁多，结合病史、影像学表现的特点以及痰液检查结果，一般不难作出诊断。但不同性质的病变与其他非结核病变有相似之处，应注意鉴别。①结核球与周围型肺癌的鉴别，结核球多数为圆形，边界整齐，无毛刺，少有胸膜凹陷征，内部常有环形、弧形或斑状钙化，周围多有卫星灶。周围型肺癌多为分叶状肿块，有短细毛刺，钙化少见，多有胸膜凹陷征。②结核性空洞与癌性空洞的鉴别，结核性空洞通常空洞壁薄，壁内、外缘较光滑,空洞周围常有不同性质的结核病灶。癌性空洞由肿瘤发生坏死液化后形成,多为厚壁空洞,常偏心脏,外壁多呈分叶状,可有毛刺,壁内缘多高低不平,有结节状突起。常规 X 线胸片可以解决肺结核的大部诊断问题。CT 扫描可以发现胸片难以显示的隐蔽性病灶,对于急性粟粒型肺结核可早于 X 线片发现。CT 可提供结核病灶的细节,有助于鉴别诊断。肺结核治疗后的复查,摄胸片简单、经济,无疑为主要方法。

六、肺曲菌病

病例 3-2-23

【病史摘要】　男性,40 岁。发热、咳嗽、咳脓性痰、胸痛 10 余天(图 3-2-23)。

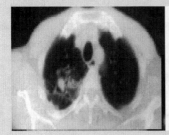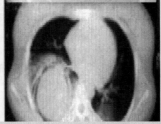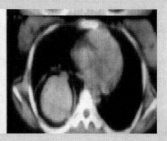

图 3-2-23　肺曲菌病的 CT 表现

【CT 表现】　右下肺见椭圆形肿物影,边缘光滑,大空洞,病灶接近充盈整个空洞腔,病灶活动不明显。

【CT 诊断】　肺曲菌病。

临床思维:肺曲菌病

　　肺曲菌病(pulmonary aspergillosis)常为烟曲菌所致,少数为黄曲菌、黑曲菌、棒状曲菌等侵袭。曲菌广播于自然界中,曲菌侵入呼吸道后引起急性炎症反应,继而坏死或形成脓肿、慢性肉芽肿,亦可侵入肺部空洞、支气管囊肿或扩张部繁殖形成团块,成为有特征的曲菌球。曲菌球是肺曲菌感染最多的一种表现类型。寄生于慢性空洞中,支气管扩张,亦见于肺梗死、过敏性支气管肺曲菌病和侵袭性肺曲菌病的病灶内。曲丝在空洞中生长,一般不侵袭肺组织或经血行播散,为非侵袭性曲菌病。曲菌球由死亡和存活的曲丝、纤维素、不定型的碎屑、炎细胞、变性的血细胞和上皮细胞。急性期:急性支气管炎症,大量中性粒细胞浸润或形成小脓肿灶,周围常有巨细胞性肉芽组织包绕。慢性期:肺组织的干酪样坏死和纤维化。中央可液化坏死,形成空洞。外围有明显纤维组织增生。

　　【影像学表现】　曲菌球呈椭圆形或分叶状结节,边缘光滑或不规则,当空洞足够大时,改变体位曲菌球随之活动。若曲菌球充盈或接近充盈整个空洞腔,曲菌球活动不明显,HRCT 比常规 CT 能更好显示曲菌球的细节,特别是空腔几乎完全被充盈时,能显示其内很窄的空气新月征。

　　【诊断与鉴别诊断】　本病应与支气管肺炎、肺结核、肺癌、肺脓肿和肺包囊虫病相鉴别,一般结合病史、临床表现、X 线胸片、痰标本找病原体,抗原皮试,血清学检查和痰培养多次为纯一菌种,诊断一般不难,疑难者行经纤支镜活检或开胸活检诊断。

复习思考题

一、选择题

1. 患儿,6 岁,发热 38.1℃,咳嗽、呼吸困难、发绀及胸痛,CT 示两肺中下肺野纹理增粗、模糊并交织呈网状,可伴有小点状阴影,该患儿肺部疾患有可能是( )
　　A. 小叶性肺炎　　B. 大叶性肺炎　　C. 间质性肺炎　　　D. 干酪性肺炎　　　E. 肺脓肿

2. 在短期内可以消失的肺内球形病变是( )
　　A. 圆形肺不张　　B. 炎性假瘤　　C. 球形肺炎　　　D. 周围型肺癌　　　E. 以上都不是

3. 患者突然发热,体温 39℃,咳嗽及胸痛 1 天,白细胞增高,CT 示右肺野见密实影,中心部密度略低,3 天后 CT 示右肺下野病灶内可见空洞,内可见气液平面,增强扫描洞壁有强化,该患者有可能的疾病是( )
　　A. 癌性空洞　　B. 结核性空洞　　C. 肺囊肿　　　D. 干酪性肺炎　　　E. 肺脓肿

4. 患者咳嗽,痰中带血 1 个月,伴午后低热、盗汗、食欲不振,X 线示右肺门增大,右下肺片状高密影与门相连,该患者有可能的结核类型是( )
　　A. 肺结核Ⅰ型　　　B. 肺结核型Ⅱ型　　　C. 肺结核Ⅲ型　　　D. 肺结核Ⅳ型

5. 患者左胸痛、气喘、呼吸困难 3 天,X 线示左肺中、下野见外高内低呈反抛物线形密度一致增高影,左心缘、膈面消失,CT 纵隔窗像示右胸靠后胸壁前窄带形液性密度影,该患者可能的疾病是( )
　　A. 左下肺大叶性肺炎　　B. 左下肺脓肿　　C. 左下肺不张　　　D. 左侧胸腔积液

6. 急性粟粒性肺结核病变早期出现的影像是( )
　　A. 两肺出现粟粒结节　　B. 粟粒结节呈"三均匀"　　C. 两肺透亮度增高
　　D. 两肺纹理增多　　E. 两肺野呈毛玻璃样密度增高

7. CT 显示右上肺内 3cm 类圆形软组织密度结节,边缘分叶状,有毛刺,可见胸膜尾征,外侧可见钙化斑,病灶周围数个软组织密度小结节影,诊断为( )
　　A. 周围型肺癌　　　B. 结核球　　　C. 炎性假瘤
　　D. 球形肺不张　　　E. 非典型性肺炎

二、简答题

1. 简述小叶性肺炎的 CT 影像表现。
2. 简述肺脓肿与癌性空洞和肺结核空洞鉴别的影像学鉴别。

思考题答案

一、选择题

1.C　2.C　3.E　4.A　5.D　6.E　7.B

二、简答题

1. 答:小叶性支气管炎表现为沿支气管分布的斑片状、结节状密度增高阴影,可有阻塞性肺气肿、空洞性病变、胸腔积液形成。
2. 答:结核空洞多发生在肺上叶尖段、后段和下叶背段,通常较小、壁薄、内壁光滑、周围常有卫星病灶。癌性空洞多见于老年人,多为偏心性空洞,内壁不光整,可有癌结节,外壁可有分叶及毛刺征,常伴有肺门、纵隔淋巴结增大。

第三节　肺部肿瘤
一、中央型肺癌

病例 3-3-1
【病史摘要】　男性,72 岁。咳嗽,气喘,痰中带血 3 个月,伴消瘦(图 3-3-1)。

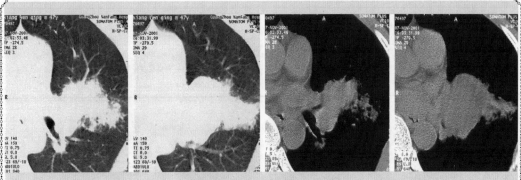

图 3-3-1 左肺肺癌的 CT 表现

【CT 表现】 左侧肺门旁见软组织肿块影,边缘模糊,最大面径约 2.8cm×4.8cm,呈分叶状,左肺上叶支气管变窄。

【CT 诊断】 左肺中央型肺癌。

【病理诊断】 左肺支气管型腺癌。

病例 3-3-2

【病史摘要】 男性,68 岁。咳嗽、发热,胸背部疼痛,间断咳鲜血。抗感染治疗无效(图 3-3-2)。

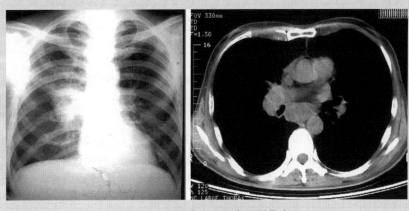

图 3-3-2 右肺中央型肺癌的影像表现

【影像表现】 右肺门增大,可见软组织肿块影,边界尚清晰,病灶周边见模糊阴影纵隔内见淋巴结。

【影像诊断】 右肺中央型肺癌。

【病理诊断】 右肺中分化鳞状细胞癌。

病例 3-3-3

【病史摘要】 男性,57 岁。咳嗽,发热,胸痛(图 3-3-3)。

【影像表现】 右侧肺门外侧见团块样软组织密度灶,右肺上叶见肺组织实变影,纵隔向右侧移位。

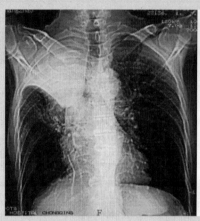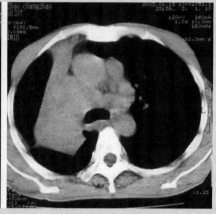

图 3-3-3　右肺中央型肺癌并右上肺不张的影像表现

【影像诊断】　右肺中央型肺癌并右上肺不张。

临床思维：中央型肺癌

中央型肺癌发生于肺段或肺段以上的支气管，主要为鳞状上皮癌、小细胞癌、大细胞癌及类癌。部分腺癌也可为中央型。肿瘤以三种方式生长：①管内型：肿瘤呈结节状突向支气管腔内，引起支气管局限性狭窄；②管壁型：肿瘤沿支气管壁浸润，引起支气管壁增厚、狭窄或阻塞；③管外型：肿瘤穿破支气管外膜向肺内生长，形成支气管周围肿块。

【影像学表现】

1. 直接征象　一侧肺门肿块及支气管的异常。

（1）肺门肿块：可位于某一肺叶支气管的周围或附近，边缘比较清楚。

（2）支气管的异常：包括狭窄、梗阻、管腔内结节及管壁增厚。

2. 间接征象

（1）阻塞性肺炎：小叶或小叶融合病灶为斑片状模糊影像，合并支气管增粗、模糊。肺段或肺叶实变表现为肺段或肺叶范围的密度增高影像，肺体积常缩小，肺门区密度增高。

（2）阻塞性肺不张：在肺门区有肿块突出肺不张的外缘。右上叶肺不张合并右肺门肿块形成横"S"征。

中央型肺癌继发阻塞性肺不张及阻塞性肺炎时，T2WI 及 MR 增强检查可在阻塞性肺不张中显示肿瘤瘤体的形态。T2WI 上肺不张的信号比肿块信号高，T1WI 增强扫描比 T2WI 有较高的空间分辨率，易于显示肺不张中的肿瘤，在多数患者，肿瘤的信号强度低于肺不张。但如果肿瘤侵犯肺动脉，则肿瘤的增强效果高于肺不张。

二、周围型肺癌

病例 3-3-4

【病史摘要】　男性，64 岁。咳嗽，痰中带血 1 个月（图 3-3-4）。

【CT 表现】　右肺上叶见结节影，边缘毛糙，与胸壁有线状粘连，最大面径约 1.6cm。

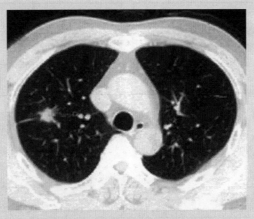

图 3-3-4　右肺支气管鳞癌的 CT 表现

【CT 诊断】　右肺上叶周围型肺癌。

【病理诊断】　右肺支气管鳞癌。

病例 3-3-5

【病史摘要】　男性,68 岁。咳嗽、咳痰,痰中带血(图 3-3-5)。

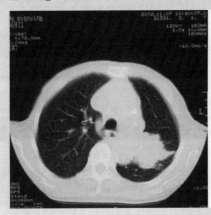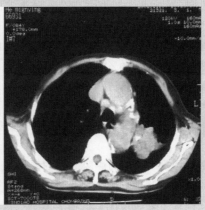

图 3-3-5　左上肺周围型肺癌的 CT 表现

【CT 表现】　左上肺结节样软组织密度影,可见分叶征,纵隔内见肿大淋巴结。

【CT 诊断】　左上肺周围型肺癌,纵隔淋巴结转移。

病例 3-3-6

【病史摘要】　男性,64 岁。咳嗽,偶尔痰中有血丝,精神、食欲都不错,体重无改变(图 3-3-6)。

【MR 表现】　右上肺见团块样影,边界清晰,T1 呈低信号,T2 呈高信号。

【MR 诊断】　右上肺周围型肺癌。

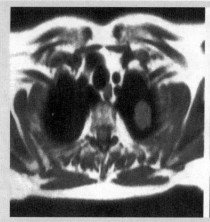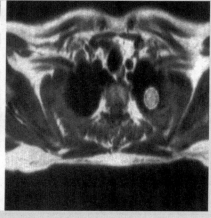

图 3-3-6　右上肺周围型肺癌的 MR 表现

临床思维：周围型肺癌

周围型肺癌发生于肺段以下的支气管，见于各种组织学类型。大体病理形态：肺内结节或肿块。肿瘤内可形成瘢痕或坏死。空洞型肺癌：肿瘤内不同程度的坏死部分液化后经支气管排出后形成空洞，具有较大空洞者称为空洞型肺癌。

肺上沟(Pancoast's)瘤：是指发生在肺尖部的周围型肺癌，又称为肺尖癌。

【影像学表现】

1. 肿瘤的密度　肺癌有空泡征占 24%～48%，多见于细支气管肺泡癌和腺癌。有支气管气象或细支气管像约占 70%，多见于腺癌。

2. 肿瘤的边缘　肺癌边缘毛糙不整。

3. 分叶征　肺癌边缘凹凸不平，较多见。

4. 空洞　肿瘤坏死后可形成空洞，其洞壁多为厚壁，厚薄不均，内壁可有结节。外缘毛糙、有分叶。

5. 胸膜凹陷征　肿瘤与胸膜之间的线形或三角形影像。

6. 倍增时间　3～6 个月。

7. 增强扫描　有强化，CT 值增加 15HU 以上。

【鉴别诊断】　结核球：肺癌的强化比结核球明显，表现为均匀性强化。其原因为周围型肺癌有较多的细胞外间隙、较多的肿瘤血管及肿瘤毛细血管通透性增加，因而使较多量的 Gd-DTPA 造影剂沉积于肿瘤内。结核球由干酪性坏死构成，没有血管进入，结核球内无造影剂强化，仅在纤维包膜形成环形增强。

三、细支气管肺泡癌

病例 3-3-7

【病史摘要】　男性，71 岁。咳嗽，低热，痰中带血 1 个月(图 3-3-7)。

【CT 表现】　两肺内可见大小不等多发性小结节影，两侧肺门可见淋巴结增大。

【CT 诊断】　肺泡癌。

【病理诊断】　肺泡癌。

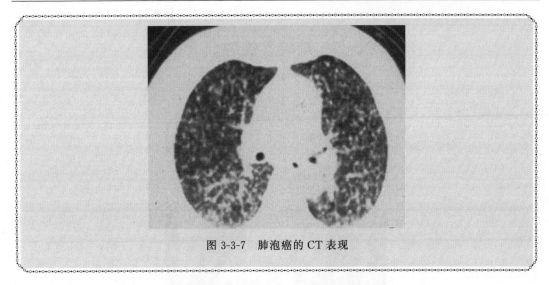

图 3-3-7　肺泡癌的 CT 表现

临床思维:细支气管肺泡癌

　　细支气管肺泡癌(bronchiole alveolar carcinoma)是肺腺癌的一个特殊亚型,占整个非小细胞肺癌的 3% ～ 30%。与其他非小细胞肺癌的亚型相比,细支气管肺泡癌具有独特的临床表现、组织生物学行为、流行病学特点及特殊的治疗反应及预后。细支气管肺泡癌一种恶性程度低,肿瘤生物学行为不活跃,发展相对较缓慢的肿瘤。早期发现时大部分患者没有症状,多因体检或检查其他疾病时偶然发现。有些患者的肿瘤在发现后经过多年随访仍无明显变化,最后因手术切除而证实为细支气管肺泡癌。也有患者会出现咳嗽咳痰、咯血、胸痛、发热和呼吸困难等症状,其中咳嗽在临床中最为常见。该病好发于女性。

　　【影像学表现】

　　1. 孤立结节型　组织学多为非黏液型。病变多位于双肺上叶,且在肺野外围胸膜下常见,多呈小斑片状或结节状肿块,形态不规则,可具有一般肺癌的基本 CT 征象,如分叶、毛刺、胸膜凹陷征和血管集束等。另外,结节还常常表现为磨玻璃样影、空泡征及支气管充气征。磨玻璃影,或称晕征,即整个肿瘤结节或结节的部分区域密度较淡呈磨玻璃样。而空泡征及支气管充气征是指结节内小灶性透光区或含气腔隙,形状不规则,有时呈宽窄不一的条状或囊状。其病理基础是肿瘤中含有正常的肺组织或尚未完全破坏侵蚀的支气管。

　　2. 实变型　该型的组织学类型多为黏液型。病理基础为肿瘤黏液细胞沿肺泡壁衬复生长,并分泌大量黏液充满肺泡腔而导致肺实变。由于黏液分泌使肺叶体积增大和叶间裂膨隆,具有一定的占位效应。肿瘤一般不侵犯肺间质,肺组织内的血管和支气管结构可长期保留,病变常按肺叶、段分布,累及一个或多个肺叶肺段。除常出现支气管充气征及磨玻璃影等征象外,还可出现血管造影征和蜂窝征。血管造影征是指 CT 增强扫描在低密度肺背景中可清楚显示高密度强化的肺血管影。蜂窝征则表现为病变区内密度不均,呈蜂窝状低密度腔,大小不一,呈圆形或卵圆形。

　　3. 弥漫或多结节型　组织类型多为黏液型,也可为混合型。CT 表现为双肺广泛的粟粒性结节,大小为 2～3mm,分布以中下叶为甚。双肺结节影对称或不对称,结节间部分可相互融合成块。每个结节形态和影像特征可与孤立型结节病灶相似,较大者可出现毛刺、分叶及胸膜凹陷征等,部分结节周边可有片絮状磨玻璃影或小片状实变影。

　　【鉴别诊断】　影像学上孤立型细支气管肺泡癌需要与结核球、炎性假瘤、局灶性感染、淋巴瘤、出血性病变及机化性肺炎等鉴别;实变型细支气管肺泡癌需要与大叶性肺炎、肺梗死、干酪性肺炎、淋巴瘤样肉芽肿、慢性纤维空洞型肺结核和肺间质纤维化等相鉴别。而弥漫多结节型的细支气管肺泡癌需要与血型播散型肺结核、肺转移瘤、肺脓肿等相鉴别。

四、肺转移性肿瘤

病例 3-3-8

【病史摘要】 女性,47 岁。左乳腺癌切出术后 1 年,近日咳嗽,痰中带血(图 3-3-8)。

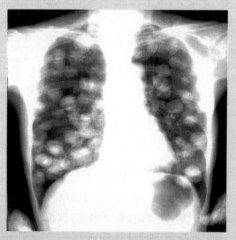

图 3-3-8 两肺多发转移瘤(1)的 X 线表现

【X 线表现】 两肺野见多个大小不等的圆形高密度影。

【X 线诊断】 两肺多发转移瘤。

病例 3-3-9

【病史摘要】 女性,52 岁。子宫内膜癌病史(图 3-3-9)。

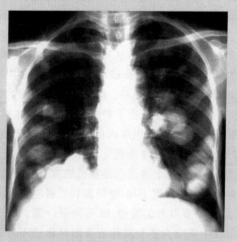

图 3-3-9 两肺多发转移瘤(2)的 X 线表现

【X 线表现】 双肺野见多个类圆形阴影,边界清晰。

【X 线诊断】 两肺多发转移瘤。

临床思维:肺转移性肿瘤

肺转移瘤(pulmonary metastasis)是其他部位的恶性肿瘤经血行、淋巴或直接蔓延等途径转移至肺部而形成的。肺转移瘤的临床表现不一,多数患者以原发肿瘤的症状为主,常伴有恶病质。某些患者可无呼吸道症状而在查体时发现,也有时原发肿瘤尚未被发现而已有肺转移,有时原发肿瘤切除后数年又发生肺转移。身体大多数恶性肿瘤细胞经静脉回流至右心通过肺动脉迁移至肺部,也可自肺门及纵隔淋巴结的转移瘤逆行播散至肺内淋巴管,或纵隔、胸壁的恶性肿瘤可直接蔓延侵及肺部。肺转移瘤可引起咳嗽、咳痰、胸痛、咯血等症状。

【影像学表现】

1. X线 常表现为两肺多发棉球样结节,密度均匀,大小不一,轮廓清楚。以两肺中、下野外带较多,也可局限于一侧肺野。少数可为单发球形病灶。血供丰富的原发肿瘤可以发生粟粒状转移,较多分布在中、下肺野。偶可表现为多数小片状浸润。淋巴道转移可表现为两肺门或(和)纵隔淋巴结增大,同时自肺门有向外呈放射状分布的条索状影,沿条索状影可见串珠状小点影。

2. CT CT扫描对发现肺部转移灶较X线胸片敏感。表现为两肺弥漫性结节或多发球形病灶,边缘光滑,密度均匀,以中、下肺野及胸膜下区较多。某些转移瘤中可发生空洞和出现钙化或骨化。高分辨力CT,尤其对淋巴道转移的诊断,有其独特的优势,除见肺门及纵隔淋巴结增大外,还见支气管血管束增粗、小叶间隔增厚,并且沿支气管血管束、小叶间隔可见多数细小结节影。

复习思考题

一、选择题

1. 老年患者,咳嗽、胸痛、咯血1周,且近1个月来消瘦明显,胸部CT示右肺门旁软组织肿块影,边缘模糊,最大面径约3.0cm×4.2cm,呈分叶状,右肺上叶支气管变窄,右侧胸腔见液性密度影,该患者可能的疾病是(　　)
   A. 右肺中央型肺癌伴右侧胸腔积液
   B. 右肺周围型肺癌伴右侧胸腔积液
   C. 右肺脓肿伴右侧胸腔积液
   D. 右肺结核伴右侧胸腔积液

2. 下列不是周围型肺癌的影像学表现是(　　)
   A. 生长在三级支气管以下
   B. 肺内单发肿块,2~6cm,以3~4cm多见
   C. 肿块边缘多数有分叶征、毛刺征、血管纠集征、胸膜凹陷征、空泡征
   D. 若中心坏死,可形成薄壁空洞和壁结节,内可见钙化

3. 患者咳嗽、低热、痰中带血2周,CT示两肺内可见大小不等多发性小结节影,曾诊断为急性血型播散型结核,抗结核、抗炎联合用药20天后以上症状并未缓解,复查CT所示两肺可见大小不等多发性结节融汇成片状阴影,肺门及纵隔多处淋巴结增大两侧胸腔积液。该患者可能的疾病是(　　)
   A. 急性血型播散型结核　　B. 间质性肺炎　　C. 小叶性肺炎　　D. 弥漫型肺癌

4. 患者右肾癌切出术后1年,近日咳嗽、痰中带血、胸痛,胸部CT示双肺多发较大球形阴影,该患者可能的疾病是(　　)
   A. 肺脓肿　　　　B. 结核球　　　　C. 炎性假瘤　　　D. 肺转移瘤

5. 原发性支气管肺癌的最常见组织类型为(　　)
   A. 鳞癌　　　　　B. 腺癌　　　　C. 小细胞癌　　　D. 未分化癌　　E. 混合癌

6. 下列关于肺转移瘤的观点,错误的是(　　)
   A. 肺动脉是最常见的转移途径　　B. 胃癌是最常见的原发肿瘤
   C. CT检出率高于胸片　　D. 对肺内小病灶的显示,MRI不及CT
   E. 肺尖、胸膜下、肋膈角等处病变,胸片易漏诊

7. 下列有关肺转移瘤的描述,错误的是(　　)
    A. 血行转移:最常见的转移方式　　　　B. 淋巴转移:常见于消化系统肿瘤
    C. 直接侵犯:多源自胸膜、纵隔恶性肿瘤　　D. 血行转移:均为多发圆形结节影
    E. 原发性肝癌常发生肺转移
8. 肺转移瘤最常见的CT表现是(　　)
    A. 多发结节影　　B. 粟粒状影　　　　C. 小斑片状影　　　　D. 蜂窝状影　　　　E. 孤立性结节影
9. 周围型肺癌是指肿瘤发生在(　　)
    A. 两肺野内　　　　B. 段以上支气管　　　　　　C. 段及段以上支气管
    D. 段以下支气管　　　　E. 叶及叶以下支气管
10. 发生于肺部转移的肿瘤常为(　　)
    A. 绒癌　　　B. 乳癌　　　　C. 肝癌　　　　　　D. 胃癌　　　　E. 以上都是
11. "小泡征"提示的疾病是(　　)
    A. 周围型肺癌,尤其是支气管肺泡癌　　　　　　B. 中心型肺癌　　　　C. 肺气肿
    D. 肺结核　　　　　　　　　　　　　　　　　E. 肺脓肿

二、简答题
1. 简述中心型肺癌的影像学表现。
2. 简述肺转移瘤的影像学征象。

思考题答案

一、选择题
1. A　2. A　3. D　4. D　5. A　6. B　7. D　8. A　9. D　10. E　11. A
二、简答题
1. 答:直接征象——肺门区肿块。间接征象——阻塞性肺气肿;阻塞性肺炎;阻塞性肺不张。
2. 答:①血行性转移两肺散在多发性小结节或球形阴影,以中、下肺野多见;边缘较清,密度中等。多见于肝癌、甲状腺癌、绒癌及胰腺癌等转移。也可呈单发或多发较大球形阴影。常见于骨肉瘤、肾癌、精原细胞瘤、结肠癌等转移。②淋巴道转移两中下肺野网状及多发小结节粟粒状阴影。③直接蔓延表现为原发病灶附近出现结节或肿块,见于纵隔、胸膜或胸壁软组织恶性肿瘤;恶性胸膜瘤可沿纵隔胸膜蔓延形成单发或多发性肿块。

第四节　纵隔疾病

一、胸内甲状腺肿

病例 3-4-1
【病史摘要】　女性,47 岁。右颈根部肿大,伴胸闷,气短(图 3-4-1)。

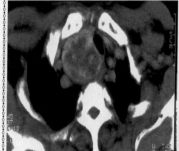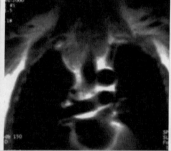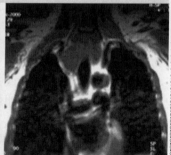

图 3-4-1　胸内甲状腺肿的影像表现

【影像表现】 CT平扫示甲状腺右叶增大,进入胸上口,边缘清,略有分叶,密度中等,内可见囊变,气管向左移位。增强扫描有明显增强。MRI示T1WI中等信号,T2WI高信号。

【影像诊断】 胸内甲状腺肿。

【病理诊断】 甲状腺囊肿。

临床思维:胸内甲状腺肿

胸内甲状腺肿为颈部甲状腺肿大经胸骨后延伸至上纵隔,多位于胸骨后方、气管前方和气管旁。临床多见颈根部增大,有胸闷、气短等压迫气管症状。病理包括甲状腺肿、甲状腺囊肿或腺瘤。

【影像学表现】 胸骨后甲状腺肿多偏向一侧,肿块边缘清,可分叶肿块上缘与颈部甲状腺相连,密度中等,可有囊变或钙化,气管移位,增强扫描有明显增强。MRI示T1WI中等信号,T2WI高信号,MRI矢状面成像能清楚显示胸内肿块与颈部甲状腺的关系。

二、胸 腺 瘤

病例 3-4-2

【病史摘要】 男性,18岁。眼睑下垂半年余(图3-4-2)。

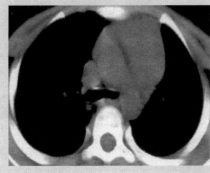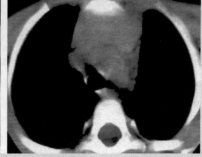

图 3-4-2 胸腺瘤(1)的CT表现

【CT表现】 前纵隔见等密度占位性病变,增强扫描后均匀一致强化。

【CT诊断】 胸腺瘤。

病例 3-4-3

【病史摘要】 男性,41岁。眼睑下垂、四肢无力3个月(图3-4-3)。

【CT表现】 前纵隔肿块影,增强后结节边缘环形强化,与大血管分界清晰,两肺未见异常。

【CT诊断】 胸腺瘤。

【病理诊断】 胸腺瘤。

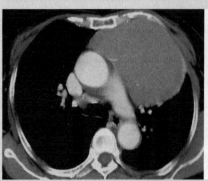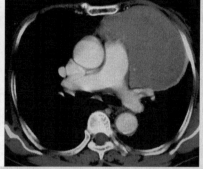

图 3-4-3　胸腺瘤(2)的 CT 表现

病例 3-4-4

【病史摘要】　男性,49 岁。胸闷、胸骨后痛 1 年余(图 3-4-4)。

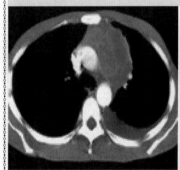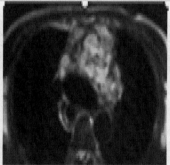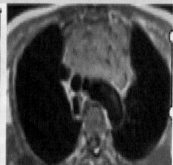

图 3-4-4　侵袭性胸腺瘤的影像表现

【影像表现】

1. CT　胸骨后方肿块影,与纵隔大血管分界不清,左侧胸腔积液。

2. MRI　T2WI 示左前纵隔肿块,呈不均匀高信号;T1WI 肿块呈等信号,其内可见流空血管影,大血管受压向后移位。

【影像诊断】　侵袭性胸腺瘤。

临床思维:胸腺瘤

　　胸腺瘤为常见的前纵隔肿瘤,据统计胸腺瘤患者中约 50% 出现重症肌无力;重症肌无力患者中 10%～15% 有胸腺瘤存在。

　　【影像学表现】　胸骨后实质性肿块,边缘较清,通常为圆形、椭圆形或分叶状。CT 密度和 MRI 信号较均匀,CT 上呈略高密度,MRI 上 T1WI 呈中等信号或略低信号,T2WI 上为高信号。瘤内可见囊变区,斑点状或条状钙化。良恶性均可有钙化。肿瘤可有轻中度强化。影像学难以区别胸腺瘤良恶性,常根据肿瘤是否侵犯至胸腺包膜外而把胸腺瘤分为侵袭性和非侵袭性两种。

　　1. 非侵袭性胸腺瘤 CT 表现　肿瘤边缘清晰,平扫、增强扫描可见完整的包膜,周围脂肪无浸润索条影,无远处器官转移。部分病例因瘤体较大而导致气管、食管受压移位。

2. 侵袭性胸腺瘤 CT 表现　　侵袭性胸腺瘤除均表现为纵隔肿块外,还合并有其他侵袭征象:①纵隔胸膜受累:在 CT 表现上为瘤体邻近胸膜不规则增厚,呈凸凹不平状;②瘤体邻近心包受累和通过种植播散而致心包积液;③胸膜种植:可表现为胸膜有小结节状软组织密度影,同时还可以合并有不等量的胸腔积液;④肿瘤侵及大血管:可表现为肿瘤邻近血管如肺动脉、上腔静脉、升主动脉形态受压变形,增强扫描时见血管壁有受侵征象;⑤胸腔受侵表现为胸腔积液。

三、畸　胎　瘤

病例 3-4-5

【病史摘要】　男性,15 岁。胸痛 1 个月余(图 3-4-5)。

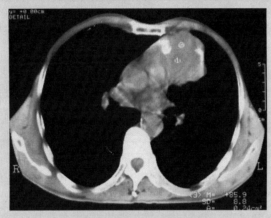

图 3-4-5　畸胎瘤的 CT 表现

【CT 表现】　前纵隔偏向左侧见占位性病变,病灶密度不均,可见钙化及脂肪密度。
【CT 诊断】　畸胎瘤。

病例 3-4-6

【病史摘要】　男性,18 岁。胸闷,气短、胸骨后疼痛(图 3-4-6)。

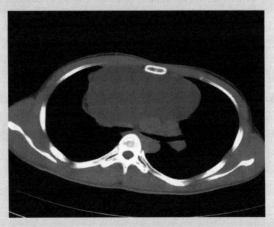

图 3-4-6　囊性畸胎瘤的 CT 表现

【CT 表现】 前纵隔中部见低密度囊性影,边缘尚清,最大面径约 7cm×12cm。

【CT 诊断】 囊性畸胎瘤。

【病理诊断】 液态脂肪。

病例 3-4-7

【病史摘要】 男性,14 岁。因"乏力、纳差 3 周,胸痛 1 周"入院,伴咳嗽、咳痰(图 3-4-7)。

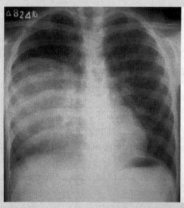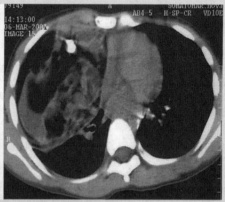

图 3-4-7　畸胎瘤的影像表现

【影像表现】 X 线胸片示右侧胸腔巨大占位性病变。CT 示右前纵隔巨大肿瘤性病变,与周围组织界限欠清,右中下肺叶几乎被全部压缩,呈不张状态;病变密度不均,有脂肪密度区。

【影像诊断】 畸胎瘤。

临床思维:畸胎瘤

　　畸胎瘤除发生在性腺外,纵隔也是其好发部位。绝大多数位于前纵隔,尤其是前下纵隔。位于后纵隔者仅为 3%～8%。实质性畸胎瘤包括外、中、内三个胚层组织,内可含体内任何器官的组织成分,其中以软骨、骨和牙齿较多见,瘤内可有囊性变。此型有一定的恶性倾向。临床多无症状。虽然出生时已存在,一般多到青中年时期才被发现。肿瘤较大者可有胸闷或胸骨后疼痛。

【影像学表现】

　　1. X 线　胸骨后团块影,密度均匀不一,含脂肪组织部位密度明显降低,部分囊壁可出现钙化,甚至可出现骨或牙齿之阴影。

　　2. CT　①囊性畸胎瘤表现为单房或多房影,边缘较清或呈大分叶状,囊壁可见钙化。囊状和含脂肪成分是本病的 CT 特征。囊内 CT 值水样密度并见分隔。②实性畸胎瘤 CT 表现较复杂,密度不均匀为其典型表现。肿瘤边不清、毛糙、不规则,瘤内密度呈软组织性,而且肿瘤短期内明显增大,提示恶性的可能。

四、淋 巴 瘤

病例 3-4-8

【病史摘要】 女性,45 岁。胸痛、呼吸困难 10 余天(图 3-4-8)。

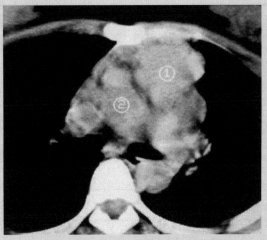

图 3-4-8 淋巴瘤(1)的 CT 表现

【CT 表现】 纵隔内见多个大小不等之软组织结节影。

【CT 诊断】 淋巴瘤。

病例 3-4-9

【病史摘要】 男性,54 岁。发热,胸闷,呼吸不畅,咳嗽 1 个月(图 3-4-9)。

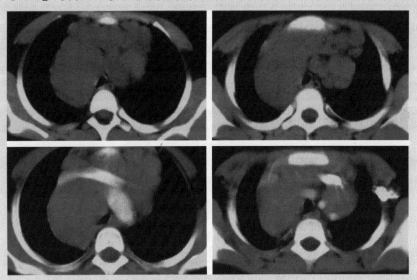

图 3-4-9 淋巴瘤(2)的 CT 表现

【CT 表现】 纵隔见多个淋巴结增大,且融合成块。略低于软组织密度,CT 值 30～40HU,密度均匀,大血管包埋于其中,增强扫描,周围轻微强化。

【CT 诊断】 淋巴瘤。

【病理诊断】 淋巴细胞。

病例 3-4-10

【病史摘要】 男性,20 岁。数月前无明显诱因出现胸闷不适,进行性加重(图 3-4-10)。

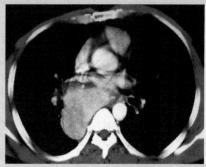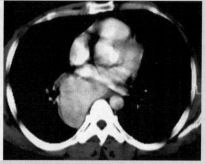

图 3-4-10 淋巴瘤(3)的 CT 表现

【CT 表现】 右侧纵隔旁软组织肿块影,边缘清晰,密度均匀,向外生长突向肺野。增强早期(动脉期)肿物均明显强化,门脉期和延时 5 分钟后肿物持续强化。

【CT 诊断】 淋巴瘤。

【病理诊断】 血管滤泡性淋巴结增生症。

临床思维:淋巴瘤

恶性淋巴瘤为发生在淋巴结的全身性恶性肿瘤,可发生于任何年龄,男女无显著差别。纵隔淋巴瘤通常累及气管旁及两侧肺门的多数淋巴结,生长迅速,融合成块,亦可侵犯肺、胸膜及心脏,甚至骨髓。病理上包括霍奇金病及非霍奇金病。临床表现主要为发热和浅表淋巴结肿大。纵隔内大的淋巴结可压迫气管产生呼吸困难以及其他纵隔压迫症状。

【影像学表现】 纵隔内一侧或双侧,单个或多组淋巴结增大,且融合成块。呈略低于软组织密度,CT 值 30～40HU,密度可不均匀。增强扫描,一般不强化或轻微强化,以周围轻微强化为主。可见大血管受压、移位及气管受压变窄。浸润至胸膜和心包时可引起积液。

五、支气管囊肿

病例 3-4-11

【病史摘要】 男性,12 岁。间断胸痛 1 年(图 3-4-11)。

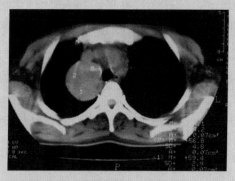

图 3-4-11 支气管囊肿的 CT 表现

【CT 表现】 上纵隔右侧见类圆形低密度病变,密度均匀,边缘光滑。

【CT 诊断】 支气管囊肿。

临床思维：支气管囊肿

先天性支气管囊肿(congenitalbronchogeniccyst)是胚胎发育时期气管支气管树分支异常的罕见畸形,分为纵隔囊肿、食管壁内囊肿和支气管囊肿。可为单发或多发大小可从数毫米至占据一侧胸廓的1/3～1/2。病理检查可见囊肿为单房或多房,薄壁,内被呼吸性上皮,通常充满黏液样物质。囊壁可含黏液腺、软骨、弹性组织和平滑肌。不与支气管相通,感染后可充满脓液或空气。支气管肺囊肿多见于下叶,两肺分布均等。可因周围结构的压力产生症状。婴幼儿的纵隔囊肿可压迫大气道引起呼吸困难,哮鸣或持续性咳嗽,运动时明显加重。一些成人的纵隔支气管囊肿可长到很大而没有症状。

【影像学表现】　典型的X线表现为孤立的边界清楚的圆或卵圆形阴影,密度均匀。除非感染,否则不与支气管相通为其特征。75％的病例最终可发生感染,建立交通后囊肿含有空气或同时含有液体。纵隔支气管囊肿大多位于隆突附近,通过蒂与一侧支气管相连。通常为孤立性,多位于后纵隔,中纵隔次之,上纵隔最少。

六、神经源性肿瘤

病例 3-4-12

【病史摘要】　女性,61岁。后背痛1个月余,近日加重(图3-4-12)。

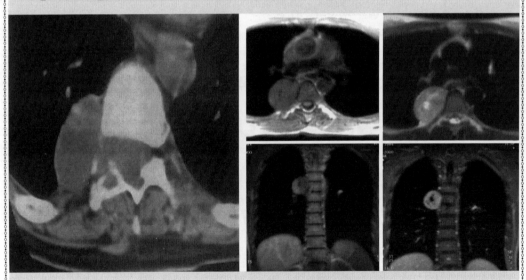

图 3-4-12　后纵隔神经源性肿瘤的影像诊断

【影像表现】　CT示右后纵隔及椎管内肿块,边缘清晰,直径约3.5cm,同侧椎间孔扩大,椎体骨质破坏。右后纵隔及椎管内肿块,T1WI(图A)呈低信号,T2WI(图B)呈高信号,其内见更高信号区;Gd-DTPA增强(图C、图D)示肿块明显强化,其内见无强化坏死区。

【影像诊断】　后纵隔神经源性肿瘤。

【病理诊断】　后纵隔神经鞘瘤。

病例 3-4-13

【病史摘要】 女性,16 岁。背部疼痛 2 个月(图 3-4-13)。

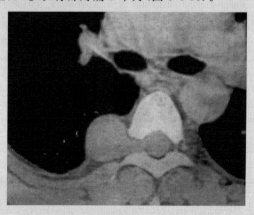

图 3-4-13　后纵隔神经源性肿瘤的 CT 表现

【CT 表现】 气管分叉水平脊柱右侧见软组织肿块影,椎间孔增大,病灶呈哑铃状。

【CT 诊断】 后纵隔神经源性肿瘤。

病例 3-4-14

【病史摘要】 男,68 岁。肢体乏力 18 个月,肌力Ⅲ～Ⅳ级,一侧肢体麻木,胸背部疼痛,胸闷(3-4-14)。

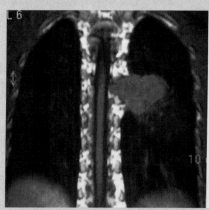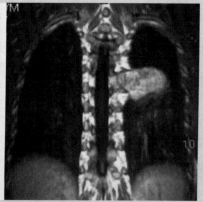

图 3-4-14　神经鞘瘤的 MR 表现

【MR 表现】 肿瘤在 T1 加权像上呈等信号,稍低于脊髓的信号,T2 加权像呈高于脊髓的信号,增强后呈均匀强化。

【MR 诊断】 神经鞘瘤。

临床思维:神经源性肿瘤

神经源性肿瘤多位于后纵隔。大部分为良性,包括神经纤维瘤、神经鞘瘤和节细胞神经瘤。恶性者包括恶性神经鞘瘤、节神经母细胞瘤、交感神经母细胞瘤。成年人以神经鞘瘤和神经纤维瘤多见;儿童多见于节细胞神经瘤和神经母细胞瘤。多数患者无症状,部分病例可有背痛。脊髓受压迫时出现感觉减退、麻木等表现。

【影像学表现】 后纵隔椎旁圆形、椭圆形肿块,边缘清、光滑,密度和信号均匀一致。CT 值与肌肉相仿。有不同程度的增强。椎间孔扩大、椎弓根吸收及肋骨破坏。T1WI 呈中等偏低信号,T2WI 呈高信号,Gd-DTPA 增强 T1WI 上有明显均匀强化。MRI 对伴有椎管内肿瘤显示最好,能显示哑铃状肿瘤的全貌。

【鉴别诊断】

1. 根据肿块不同的好发部位 常有助于鉴别诊断。

2. 不同的肿块有不同组织特性 ①实性肿块:病变呈软组织密度,CT 值常为 30～50HU 或以上,MRI 扫描,常呈稍长 T1 长 T2 信号,见于甲状腺肿、胸腺瘤、神经源性肿瘤。②囊性肿块:病变呈水样密度,CT 值常为 0～20HU,若囊内含有蛋白成分或囊内出血时其 CT 值为 30～40HU,不易与实性肿块相鉴别,此时增强 CT 有助于鉴别,MRI 扫描 T1WI 上为高信号。常见于甲状腺囊肿、胸腺囊肿、淋巴管囊肿、支气管囊肿。③脂类肿块:病变 CT 值一般为负值,其范围常为 −80～−50HU。脂肪病变在 T1WI 和 T2WI 上均为高信号,脂肪抑制像上脂肪呈低信号影,常见于皮样囊肿、畸胎瘤、脂肪瘤。

3. 肿块良恶性鉴别 ①肿块边缘:良性肿瘤边缘常光滑锐利,与邻近结构界限清楚,脂肪间隙存在。恶性肿瘤边界不清,较大时与邻近结构的脂肪层消失,附近的骨骼呈侵蚀性破坏。当良性肿瘤影响骨骼则表现压迫式吸收,有边缘硬化征象。②恶性肿瘤常并发胸腔和心包积液,胸膜或心包有多发转移结节。③纵隔内结构受累情况:较大肿瘤常致纵隔结构压迫移位。恶性肿瘤可致上腔静脉受侵或内有癌栓;当喉返神经和膈神经受累时则出现声带麻痹和横膈矛盾运动。

复习思考题

一、选择题

1. 侵袭性胸腺瘤,下述不正确的是( )

   A. CT 表现边缘不清的不规则肿块

   B. 纵隔受侵犯的主要征象是结构间脂肪层消失

   C. 可沿胸膜反褶种植到同侧后纵隔,心包、后肋膈角区

   D. 可通过主动脉裂孔和食管裂孔进入腹腔

   E. 易发生肺内多发性转移

2. 以下哪一项 CT 表现不支持支气管囊肿的诊断( )

   A. 肿物呈卵圆形　　　　B. 肿物密度均匀,CT 值 45～60HU　　　　C. 肿物均匀轻度增强

   D. 肿物边缘光滑锐利　　E. 肿物内无气体影

3. 后纵隔常见的肿瘤是( )

   A. 食管囊肿　　　B. 畸胎瘤　　　C. 转移瘤　　　D. 神经源性肿瘤　　　E. 脂肪瘤

4. 中纵隔最常见的肿瘤是( )

   A. 甲状腺瘤　　　B. 胸腺瘤　　　C. 畸胎瘤　　　D. 神经源性肿瘤　　　E. 淋巴瘤

5. 前纵隔最常见的肿瘤是( )

   A. 甲状腺瘤　　　B. 胸腺瘤　　　C. 畸胎瘤　　　D. 神经源性肿瘤　　　E. 淋巴瘤

6. 患者,有重症肌无力病史 2 个月,CT 及 MRI 示胸骨后方肿块影,与纵隔大血管分界不清。T2WI 示左前纵隔肿块,呈不均匀高信号;T1WI 肿块呈等信号,其内可见流空血管影,大血管受压向后移位,该患者可能的疾病为( )

   A. 神经鞘瘤　　　B. 畸胎瘤　　　C. 脂肪瘤　　　D. 甲状腺囊肿　　　E. 胸腺囊肿

7. 患者,发热月余,伴全身性浅表淋巴结肿大,CT示两肺门及纵隔见多个淋巴结增大,且融合成块。
   CT值30~40HU,密度均匀,大血管包埋于其中,增强扫描,周围轻微强化,该患者最有可能的疾病
   是( )
   A. 神经鞘瘤   B. 畸胎瘤   C. 淋巴瘤   D. 甲状腺囊肿   E. 胸腺囊肿

二、简答题

简述囊性和实性畸胎瘤的影像学表现。

思考题答案

一、选择题

1.E 2.C 3.D 4.E 5.B 6.E 7.C

二、简答题

答:①囊性畸胎瘤表现为单房或多房影,边缘较清或呈大分叶状,囊壁可见钙化。囊状和含脂肪成分是
本病的CT特征。囊内CT值水样密度并见分隔。②实性畸胎瘤CT表现较复杂,密度不均匀为其典型
表现。肿瘤边不清、毛糙、不规则,瘤内密度呈软组织性,而且肿瘤短期内明显增大,提示恶性的可能。

第五节 胸膜病变
一、胸 腔 积 液

病例 3-5-1

【病史摘要】 男性,34岁。咳嗽、胸痛、呼吸困难2天(图3-5-1)。

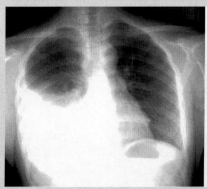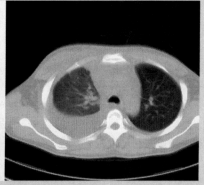

图 3-5-1 右侧胸腔积液的影像诊断

【影像表现】 右侧胸腔靠后胸壁见带状液性密度影,X线示右心缘右横膈面消失。

【影像诊断】 右侧胸腔积液。

临床思维:胸腔积液

胸腔积液可由多种疾病累及胸膜产生的。病因不同,可以是感染性、肿瘤性、变态反应性,
也可以是化学性或物理性。液体可以是血性、乳糜性、胆固醇性,也可以是脓性;可以是渗出液,
也可以是漏出液。

【影像学表现】 胸腔积液较少时,见肋膈角模糊变钝。胸腔积液较多时,可见肺下野密度
增加,阴影上缘自腋下向内下方呈弧形分布。

二、气胸、液气胸

病例 3-5-2

【病史摘要】 男性,13 岁。外伤 1 小时(图 3-5-2)。

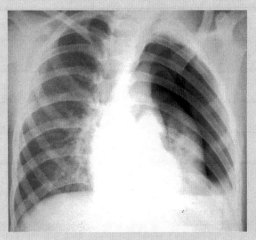

图 3-5-2 左侧液气胸的 X 线表现

【X 线表现】 左侧胸锁关节间隙增大,左肺野透过度增强,中外带肺野为无纹理区。左侧肺门旁见软组织肿块,边缘清晰。左侧肋膈角变钝。

【X 线诊断】 左侧胸锁关节脱位,左侧液气胸,左肺不张。

病例 3-5-3

【病史摘要】 男性,22 岁。胸痛,呼吸困难 3 小时(图 3-5-3)。

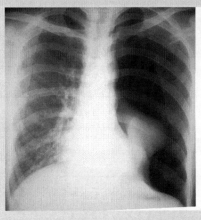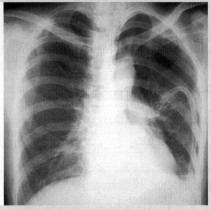

图 3-5-3 自发性气胸的 X 线表现

【X 线表现】 左侧胸腔见低密度无纹理区,左肺组织萎缩于肺门,呈软组织密度。行胸腔闭式引流术后,肺叶复张。

【X 线诊断】 自发性气胸。

病例 3-5-4

【病史摘要】 男性,29 岁。突然右胸痛、呼吸困难 2 小时(图 3-5-4)。

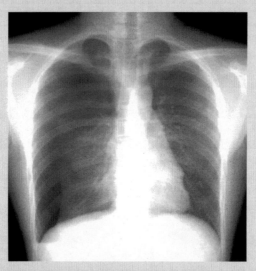

图 3-5-4 右侧液气胸的 X 线表现

【X 线表现】 右肺外带见无肺纹理区,肋膈角区可见气液平面,肺组织被压缩约 30%。

【X 线诊断】 右侧液气胸。

临床思维:气胸、液气胸

气胸是空气进入胸膜腔内形成的。肺或胸膜非创伤性病变使脏层胸膜破裂而引起空气逸入胸膜腔称为自发性气胸。常见于 20～40 岁青壮年,瘦高体型男性较多。也可由于各种胸部外伤,包括锐器刺伤及枪弹穿透伤,肋骨骨折端错位刺伤肺,以及诊断治疗性医疗操作过程中的肺损伤,产生气胸。

【影像学表现】 X 线检查是诊断气胸的重要方法,可以显示肺脏萎缩的程度,肺内病变情况以及有无胸膜粘连、胸腔积液和纵隔移位等。纵隔旁出现透光带提示有纵隔气肿。气胸线以外透亮度增高,无肺纹理可见。有时气胸线不够显现,可嘱患者呼气,肺脏体积缩小,密度增高,与外带积气透光带形成对比,有利于发现气胸。大量气胸时,肺脏向肺门回缩,外缘呈弧形或分叶状。

三、胸膜肿瘤

病例 3-5-5

【病史摘要】 男性,57 岁。右胸闷、胸痛、气短(图 3-5-5)。

【CT 表现】 肺窗像(图 A)见右侧胸壁大小不等的球形结节;纵隔窗像(图 B)示结节呈实性。

【CT 诊断】 胸膜间皮瘤。

【病理诊断】 低分化胸膜上皮细胞。

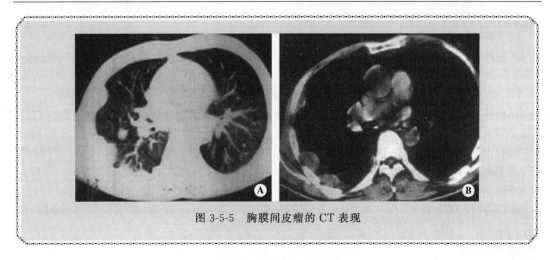

图 3-5-5　胸膜间皮瘤的 CT 表现

临床思维:胸膜肿瘤

胸膜间皮瘤是胸膜的原发肿瘤,发病年龄多在 40 岁以上,性别无差异。可分为局限型和弥漫型。良性间皮瘤以局限型多见,结节状,包膜完整。恶性间皮瘤以弥漫型多见,胸膜弥漫增厚及多数大小不等结节,包膜不完整,常伴有血性胸水和纵隔或肋骨侵犯。临床常有胸闷、胸痛、气短,可伴肥大性骨关节病。

【影像学表现】

1. 局限型　软组织肿块影,中等密度或中等信号,肿瘤邻近胸膜均匀或不规则增厚。

2. 弥漫型　弥漫性不规则性胸膜增厚及结节状,可累及叶间胸膜及伴有同侧胸腔积液。亦可侵犯纵隔、心包、胸壁及肺内。肋骨和椎体破坏。CT 增强扫描时见肿瘤明显强化。

【鉴别诊断】　弥漫性胸膜间皮瘤有时要与慢性脓胸所致胸膜肥厚相鉴别,后者注射造影剂无明显强化。

复习思考题

一、选择题

1. 患者左胸痛 2 天,伴呼吸困难,听诊左肺呼吸音减弱,叩诊呈浊音,CT 检查示右侧胸腔靠后胸壁见带状液性密度影,该患者有可能的疾病是(　　)

　　A. 左肺炎　　　　　　　　　B. 左肺不张　　　　　　　　　C. 左肺脓肿

　　D. 左肺支扩　　　　　　　　E. 左侧胸腔积液

2. 患者跑步后突感左侧胸痛、气急、憋气,咳嗽、但痰少,X 线示左胸外带见无肺纹理区域,肺组织被压缩约 30%,患者可能的疾病是(　　)

　　A. 左侧肺大泡　　　　　　　B. 左肺气囊　　　　　　　　　C. 左肺局限性气肿

　　D. 左侧气胸

3. 产生液气胸的常见原因是胸腔积液并发(　　)

　　A. 感染　　　　　　　　　　B. 外伤　　　　　　　　　　　C. 出血

　　D. 胸膜粘连　　　　　　　　E. 肺转移瘤

4. 多房性液气胸的形成原因(　　)

　　A. 出血　　　　　　　　　　B. 外伤　　　　　　　　　　　C. 感染

　　D. 胸膜粘连　　　　　　　　E. 肺转移瘤

5. 患者,左胸闷、胸痛、气短,刺激性干咳 1 个月,CT 示左侧胸壁见大小不等的球形结节,增强扫描时

见结节明显强化,该患者最有可能的疾病是(　　)

A. 左侧胸膜增厚　　　　　　B. 左侧肺脓肿　　　　　　C. 左肺癌

D. 左侧胸膜间皮瘤

6. 以下关于胸腔积液的 CT 表现哪一项是正确的(　　)

A. 胸腔积液位于膈脚内侧　　B. 胸腔积液量多时膈脚向后移位　　C. 肝脾外形模糊

D. 积液不能贴近脊柱　　　　E. 积液与肝之间可见新月形含气组织影

二、名词解释

1. 气胸　2. 液气胸

三、简答题

简述胸膜间皮瘤的 CT 影像学表现。

思考题答案

一、选择题

1.E　2.D　3.B　4.D　5.D　6.C

二、名词解释

1. 气胸:空气进入胸膜腔内为气胸。

2. 液气胸:胸膜腔内液体与气体同时存在为液气胸。

三、简答题

答:①局限型:软组织肿块影,中等密度或中等信号,肿瘤邻近胸膜均匀或不规则增厚。②弥漫型:弥漫性不规则性胸膜增厚及结节状,可累及叶间胸膜及伴有同侧胸腔积液。亦可侵犯纵隔、心包、胸壁及肺内。肋骨和椎体破坏。CT 增强扫描时见肿瘤明显强化。

(沈建飞　毕红霞　张忠太　蔡庆斌　王　丽　孟　鑫)

第四章 乳腺疾病

第一节 乳腺增生性疾病

病例 4-1-1

【病史摘要】 女性,40 岁。右侧乳腺胀痛 1 周(图 4-1-1)。

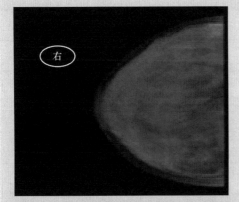

图 4-1-1 右侧乳腺增生性疾病(1)的 X 线表现

【X 线表现】 右侧乳腺呈斑片状致密影,内见边界模糊结节影。

【X 线诊断】 右侧乳腺增生性疾病。

病例 4-1-2

【病史摘要】 女性,39 岁。右侧乳腺胀痛 1 个月(图 4-1-2)。

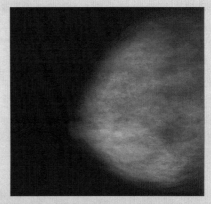

图 4-1-2 右侧乳腺增生性疾病(2)的 X 线表现

【X 线表现】 右侧乳腺呈斑片状致密影,弥漫边界模糊结节影。

【X 线诊断】 右侧乳腺增生性疾病。

病例 4-1-3

【病史摘要】 女性,45 岁。双侧乳腺胀痛 1 周(图 4-1-3)。

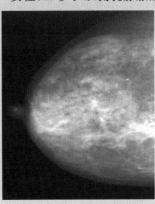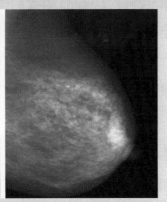

图 4-1-3 双侧乳腺增生性疾病的 X 线表现

【X 线表现】 双侧乳腺腺体见弥漫性片状,结节状边界模糊结节影。

【X 线诊断】 双侧乳腺增生性疾病。

临床思维:乳腺增生性疾病

乳腺增生性疾病为女性乳腺疾病中最多见的一种病变,发病高峰年龄为 30～40 岁,患者多为双侧乳房胀痛和乳腺内多发性"肿块",与月经周期有关,WHO 将此病描述为一类似乳腺组织增生和退化性变化为特征的病变,伴有上皮和结缔组织的异常组合。

【影像学表现】 X 线表现因乳腺增生成分不同而表现各异,通常表现乳腺内局限性或弥漫性片状,棉絮状或大小不等的结节状阴影,边界不清,需要注意的是在致密增生阴影中合并癌瘤,此时亦造成假阴性诊断。

【临床表现】 局限性乳腺增生须与浸润型乳腺癌鉴别,前者通常无血供增加、皮肤增厚及毛刺等恶性征像出现。若有钙化,亦多为散在,不像乳腺癌那样密集,且增生多系双侧性,必要时可摄对侧乳腺片对比。

第二节　乳腺纤维腺瘤

病例 4-2-1

【病史摘要】 女性,40 岁。双侧乳腺胀痛 1 周(图 4-2-1)。

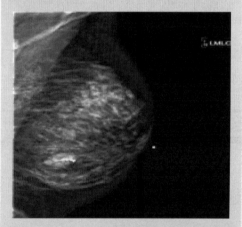

图 4-2-1　左侧乳腺纤维腺瘤(1)的 X 线表现

【X 线表现】 左侧乳下方见卵圆形肿块,边缘光滑整齐,其内可见钙化,周围见晕圈征。

【X 线诊断】 左侧乳腺纤维腺瘤。

病例 4-2-2

【病史摘要】 女性,45 岁。自检发现右侧乳腺肿块,无明显疼痛(图 4-2-2)。

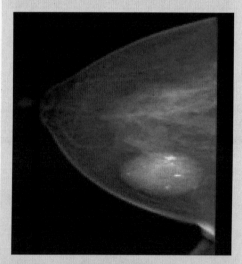

图 4-2-2　右侧乳腺纤维腺瘤(2)的 X 线表现

【X 线表现】 右侧乳内侧见卵圆形肿块,边缘光滑整齐,密度与腺体相近,其内可见钙化。

【X 线诊断】 右侧乳腺纤维腺瘤。

病例 4-2-3

【病史摘要】　女性,35 岁。左侧乳腺胀痛 2 周(图 4-2-3)。

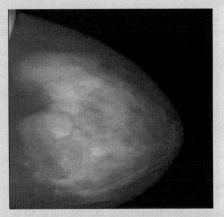

图 4-2-3　左侧乳腺纤维腺瘤(2)的 X 线表现

【X 线表现】　左侧乳下方见卵圆形肿块,边缘光滑整齐,密度与腺体相近,周围见晕圈征。

【X 线诊断】　左侧乳腺纤维腺瘤。

病例 4-2-4

【病史摘要】　女性,42 岁。体检发现右侧乳肿物 1 年,无明显疼痛(图 4-2-4)。

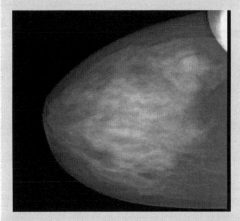

图 4-2-4　右侧乳腺纤维腺瘤(2)的 X 线表现

【X 线表现】　右侧乳外侧见类圆形肿块,边缘光滑整齐,密度与腺体相似,周围见晕圈征。

【X 线诊断】　右侧乳腺纤维腺瘤。

病例 4-2-5

【病史摘要】　女性,40 岁。体检发现左侧乳腺肿物 1 年,无明显疼痛(图 4-2-5)。

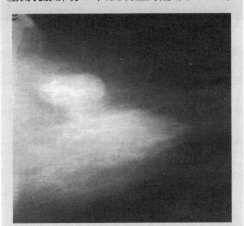

图 4-2-5　左侧乳腺纤维腺瘤(3)的 X 线表现

【X 线表现】　左侧乳腺内见类圆形肿块,边缘光滑整齐,密度与腺体相似,周围见晕圈征。

【X 线诊断】　左侧乳腺纤维腺瘤。

病例 4-2-6

【病史摘要】　女性,48 岁。左侧乳腺胀痛 3 天(图 4-2-6)。

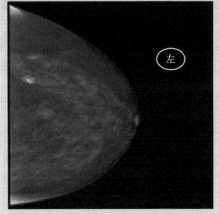

图 4-2-6　左侧乳腺多发性纤维腺瘤的 X 线表现

【X 线表现】　左侧乳腺内见两个类圆形肿块,边缘光滑整齐,密度与腺体相似,其内可见钙化。

【X 线诊断】　左侧乳腺多发纤维腺瘤。

病例 4-2-7

【病史摘要】 女性,44 岁。自检发现左侧乳腺肿块,无明显疼痛(图 4-2-7)。

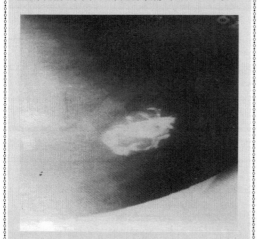

图 4-2-7 左侧乳腺纤维腺瘤(4)的 X 线表现

【X 线表现】 左侧乳腺内见卵圆形肿块,边缘光滑整齐,其内可见花环钙化。

【X 线诊断】 左侧乳腺纤维腺瘤。

病例 4-2-8

【病史摘要】 女性,34 岁。右侧乳腺胀痛 1 周(图 4-2-8)。

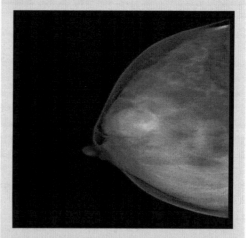

图 4-2-8 右侧乳腺纤维腺瘤(3)的 X 线表现

【X 线表现】 右侧乳腺乳晕区见卵圆形肿块,边缘光滑整齐,密度与腺体相似。

【X 线诊断】 右侧乳腺纤维腺瘤。

病例 4-2-9

【病史摘要】 女性,56 岁。右侧乳腺疼痛 4 天(图 4-2-9)。

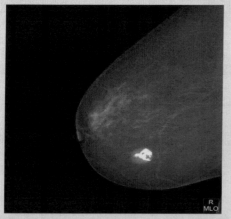

图 4-2-9 右侧乳腺纤维腺瘤(4)的 X 线表现

【X 线表现】 右侧乳腺下方见圆形肿块,边缘光滑整齐,其内可见爆米花样钙化。

【X 线诊断】 右侧乳腺纤维腺瘤。

病例 4-2-10

【病史摘要】 女性,31 岁。右侧乳腺胀痛 1 个月(图 4-2-10)。

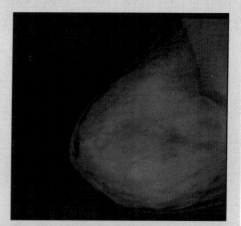

图 4-2-10 右侧乳腺纤维腺瘤(5)的 X 线表现

【X 线表现】 右侧乳腺下方见类圆形肿块,边缘光滑整齐,密度与腺体相似,周围见晕圈征。

【X 线诊断】 右侧乳腺纤维腺瘤。

临床思维:乳腺纤维腺瘤

　　乳腺纤维腺瘤(fibroadenoma)是最常见的乳腺良性肿瘤,多发于 40 岁以下妇女,无明显自觉症状,可在月经时疼痛明显,触诊时表现为类圆形肿块与皮肤无粘连,病理为起源于小叶内纤维组织及腺上皮组织。

　　【影像学表现】　X 线表现为圆形或者类圆形肿物,可呈分叶状,边缘光滑整齐,密度接近于正常腺体密度,周围可见薄层晕环,可有钙化在致密型乳腺内的纤维腺瘤不易发现。

　　【临床表现】　乳腺癌:年龄多在 40 岁以上,常有相应的临床症状。X 线上乳腺癌肿块形状不规则,边缘不光滑,有毛刺,密度高,多为簇状细小钙化。

第三节　乳　腺　癌

病例 4-3-1

　　【病史摘要】　女性,60 岁。左侧乳腺胀痛 1 个月(图 4-3-1)。

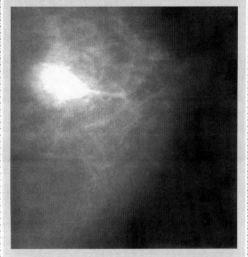

图 4-3-1　左侧乳腺癌(1)的 X 线表现

　　【X 线表现】　左侧乳腺内见不规则肿块,边缘模糊,密度高。

　　【X 线诊断】　左侧乳腺癌。

病例 4-3-2

　　【病史摘要】　女性,70 岁。自觉左侧乳腺肿物 1 年,无明显疼痛(图 4-3-2)。

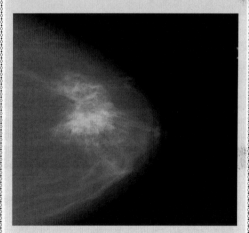

图 4-3-2　左侧乳腺癌(2)的 X 线表现

　　【X 线表现】　左侧乳乳晕区见不规则肿块,边缘分叶,并见细长毛刺。

　　【X 线诊断】　左侧乳腺癌。

病例 4-3-3

【病史摘要】 女性,54 岁。右侧乳腺乳晕区红肿 3 个月,无明显疼痛(图 4-3-3)。

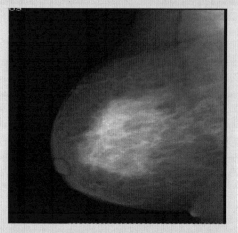

图 4-3-3 左侧乳腺炎性乳腺癌的 X 线表现

【X 线表现】 右侧乳乳晕区及邻近皮肤增厚,脂肪层浑浊,乳头凹陷。

【X 线诊断】 左侧乳腺炎性乳腺癌。

病例 4-3-4

【病史摘要】 女性,55 岁。右侧乳头凹陷,血性溢液,皮肤增厚 1 个月余(图 4-3-4)。

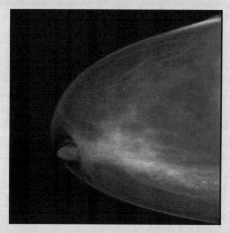

图 4-3-4 右侧乳腺癌(1)的 X 线表现

【X 线表现】 右侧乳腺乳头凹陷,乳晕区及邻近皮肤增厚,漏斗征阳性。

【X 线诊断】 右侧乳腺癌。

病例 4-3-5

【病史摘要】 女性,48 岁。左侧乳腺胀痛 1 个月(图 4-3-5)。

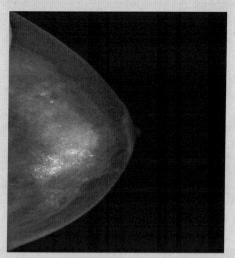

图 4-3-5 左侧乳腺癌(3)的 X 线表现

【X 线表现】 左侧乳腺下方见多发砂粒样钙化,杆状钙化,呈段性分布。

【X 线诊断】 左侧乳腺癌。

病例 4-3-6

【病史摘要】 女性,57 岁。右侧乳腺胀痛 1 周(图 4-3-6)。

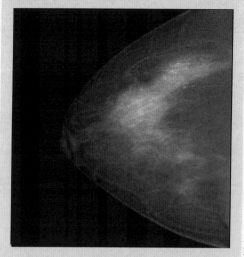

图 4-3-6 右侧乳腺癌(2)的 X 线表现

【X 线表现】 右侧乳腺内见多发细小砂粒状钙化,密度较淡,沿乳导管走形。

【X 线诊断】 右侧乳腺癌。

病例 4-3-7

【病史摘要】 女性,65 岁。自检发现左侧乳腺肿块,无明显疼痛(图 4-3-7)。

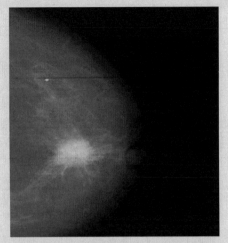

图 4-3-7 左侧乳腺癌(4)的 X 线表现

【X 线表现】 左侧乳腺乳晕区见不规则肿块,边缘见毛刺,密度高,大导管征阳性。

【X 线诊断】 左侧乳腺癌。

病例 4-3-8

【病史摘要】 女性,55 岁。左侧乳腺胀痛 3 天(图 4-3-8)。

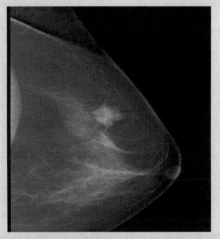

图 4-3-8 左侧乳腺癌(5)的 X 线表现

【X 线表现】 左侧乳腺上方见不规则肿块,边缘分叶,呈蟹足样。密度较高。

【X 线诊断】 左侧乳腺癌。

病例 4-3-9

【病史摘要】 女性,65 岁。自检发现左侧乳腺肿块,无明显疼痛(图 4-3-9)。

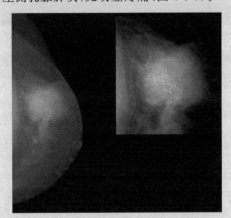

图 4-3-9 左侧乳腺癌(6)的 X 线表现

【X 线表现】 左侧乳腺外侧见肿块,边缘呈分叶,部分边缘可见毛刺,密度较高,放大像其内可见细砂样钙化。局部皮肤增厚。

【X 线诊断】 左侧乳腺癌。

病例 4-3-10

【病史摘要】 女性,62 岁。自检发现左侧乳腺肿块,无明显疼痛(图 4-3-10)。

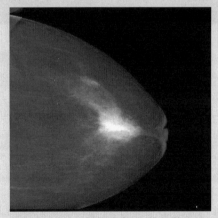

图 4-3-10 左侧乳腺癌(7)的 X 线表现

【X 线表现】 左侧乳腺乳晕区见不规则形肿块,边缘见毛刺,密度高。左侧乳腺外侧见不规则形肿块,边缘分叶。漏斗征阳性。

【X 线诊断】 左侧乳腺癌。

病例 4-3-11

【病史摘要】 女性,68 岁。左侧乳腺肿块就诊,局部皮肤见酒窝征(图 4-3-11)。

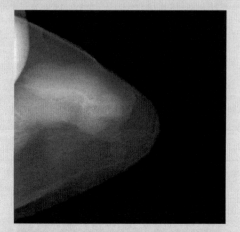

图 4-3-11 左侧乳腺癌(8)的 X 线表现

【X 线表现】 左侧乳腺外侧见不规则形肿块,边缘分叶,密度高,局部皮肤层增厚,凹陷。

【X 线诊断】 左侧乳腺癌。

病例 4-3-12

【病史摘要】 女性,49 岁。体检发现右侧乳腺肿块,无明显疼痛(图 4-3-12)。

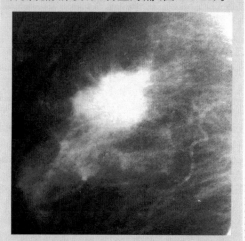

图 4-3-12 右侧乳腺癌(3)的 X 线表现

【X 线表现】 右侧乳腺内见不规则肿块,边缘分叶,见长毛刺,密度高。

【X 线诊断】 右侧乳腺癌。

临床思维:乳腺癌

乳腺癌(breast carcinoma)好发于绝经前后的 40～60 岁妇女,临床症状常为乳腺肿块、疼痛、乳头回缩、乳头血性溢液,广泛浸润时可出现整个乳房质地坚硬、固定、腋窝及锁骨上可触及增大的淋巴结,WHO 将乳腺癌组织学分为三类:①非浸润型癌;②浸润型癌;③乳头 Paget 病。

【影像学表现】 X 线表现肿块形状不规则,边缘不光滑,多有小分叶或毛刺,密度高,钙化常表现为细小砂粒状、线样或分支状,常呈簇状、线样走行;皮肤增厚和局限性凹陷,还可同时伴有邻近皮下脂肪层致密、浑浊,并出现粗糙网状交叉索条阴影,悬韧带、浅筋膜层增宽增密,皮肤凹陷为纤维牵拉皮肤所致;乳头内陷和漏斗征,多见于中晚期乳腺癌;血运增加,血管增粗,病灶周围出现细小血管丛,病变区出现粗大引流静脉;"导管征"系乳头下方一支或数支乳腺导管阴影致密、增粗、边缘粗糙,并指向癌灶方向;"彗星尾征"系乳腺实质癌瘤侵犯或牵拽所致,通常位于癌灶后方或上方,形成一个向外逐渐变细的狭长三角形致密影。

【鉴别诊断】 纤维腺瘤:发病率低,多为 40 岁以下年轻妇女,肿块为类圆形,边界整齐无毛刺,可有较为粗大的钙化,无皮肤增厚及乳头内陷。

复习思考题

选择题

1. 关于乳腺纤维瘤的叙述中,不正确的是(　　)

　　A. 好发于青年妇女　　　　B. 多位于乳腺外上象限　　　　C. 肿块边缘光滑,密度均匀

　　D. 压痛明显,与月经周期有关　　E. 肿块边缘可出现细窄的透明晕

2. 不是乳腺癌征象的是(   )

　　A. 肿块,呈毛刺状　　　　　　　B. 成簇的钙化　　　　　　　C. 皮肤呈橘皮样改变

　　D. 乳头凹陷　　　　　　　　　　E. 肿块边缘光滑,见透明晕

3. 不属于降低乳腺癌发生危险性的措施是(   )

　　A. 青春期适当节制脂肪和动物蛋白质的摄入　　B. 避免不必要的电离辐射

　　C. 实行人工喂养　　　　　　　　　　　　　　D. 更年期尽量避免应用雌激素

　　E. 更年期后适当增加体育活动,减少过剩脂肪

4. 早期乳腺癌最适宜的检查方法是(   )

　　A. CT　　　　　B. 钼靶　　　　C. MRI　　　　D. 红外线　　　　E. B超

5. 乳腺癌的 X 线直接征象是(   )

　　A. 皮肤增厚　　B. 砂粒状钙化　　C. 乳头凹陷　　D. 血管怒放　　E. 乳腺增生

6. 下列关于乳腺癌的描述错误的是(   )

　　A. 肿块边界模糊　　　　　B. 界限不清　　　　　　　C. 肿块密度低

　　D. 有长或短的毛刺　　　　E. 触诊肿块的大小常大于 X 线所见

7. 下列不属于乳腺良性肿块的征象的是(   )

　　A. 肿块多为圆形或类圆形　　B. 肿块界限不清　　　　　C. 肿块边缘光滑清晰

　　D. 肿块密度均匀　　　　　　E. 肿块周围可见透亮晕圈

8. 女性,30 岁,右侧乳腺外上象限探及一个 14mm×8mm×8mm 近圆形中低回声光团,边界清楚,边缘尚光整,内部回声尚均匀,有包膜,后方见轻度回声增强。最可能的诊断是(   )

　　A. 乳腺囊肿　　　　　　B. 乳腺纤维瘤　　　　　　C. 乳腺癌

　　D. 乳腺囊性增生　　　　E. 乳腺结核

思考题答案

选择题

1.D　2.E　3.C　4.B　5.B　6.C　7.B　8.B

(李宏伟　宁景志　蔡庆斌　奚永强)

第五章　循环系统疾病

第一节　风湿性心脏病

一、二尖瓣狭窄

病例 5-1-1

【病史摘要】　女性,35 岁。劳累后心悸并呼吸困难 8 年(图 5-1-1)。

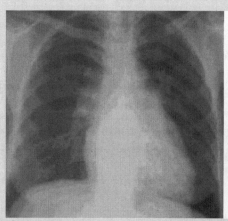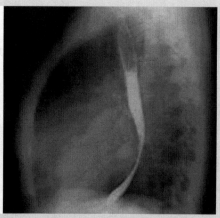

图 5-1-1　二尖瓣狭窄的 X 线诊断

【X 线表现】　心脏正位 X 平片可见心脏左缘上部主动脉结稍缩小,左心缘肺动脉段突出,左心耳段突起,左心下缘圆隆、平直,右心缘可见双心房影。心脏侧位 X 线平片可见心前缘与胸骨后接触面积增大,食管吞钡示左心房扩大形成明显的食管压迹。双肺呈肺淤血改变,即肺门增大,边缘模糊,双肺野纹理增多。

【X 线诊断】　风湿性心脏病:二尖瓣狭窄。

病例 5-1-2

【病史摘要】　女性,54 岁。心悸气短近 10 年,伴咳嗽咯血加重 3 个月。查体:心前区听诊可闻及舒张期隆隆样杂音Ⅲ/Ⅵ,二尖瓣面容(图 5-1-2)。

【超声表现】

1. 切面超声心动图　舒张期二尖瓣前叶呈圆顶形改变(或称渔钩样改变),二尖瓣后叶较僵硬(后叶直立)舒张期活动明显受限(开放受限)。二尖瓣前后交界处明显粘连,二尖瓣叶增厚、钙化,瓣下腱索增粗。瓣口开放受限。左心房、右心室增大,左心耳内可见有附壁血栓的异常回声团。

2. M 型超声心动图　在整个舒张期中,左心房与左心室间始终保持较高的压力阶差,左心室内压减低。舒张中期向左心房的运动速度减慢,显示二尖瓣于舒张期呈"城墙样"改变,A 波消失,EF 斜率也减慢。二尖瓣前后叶呈同向运动。二尖瓣膜厚度增加,二尖瓣活动曲线增粗,回声增强,心底波显示左心房增大。

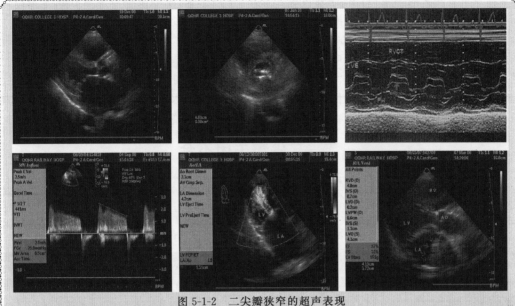

图 5-1-2 二尖瓣狭窄的超声表现

　　3. 彩色多普勒超声心动图 左心室流入道血流经过二尖瓣口时变细,形成射流,射流束主要显示为红色,色泽明亮,在离开二尖瓣尖后,直径迅速增大在左室内可形成五彩镶嵌的烛火状形态。二尖瓣口流速增高,大于 1.5m/s。频谱充填,E 峰下降速度减慢。

　　【超声诊断】 风湿性心脏病:二尖瓣狭窄。

临床思维:二尖瓣狭窄

　　二尖瓣狭窄常合并关闭不全。单纯二尖瓣狭窄使左房压力升高,造成肺静脉压力增高,进而促使肺动脉压力增高,导致右心室的肥厚及扩大。长期二尖瓣狭窄,左心室血流量减少,左心室及主动脉可有萎缩改变。当合并关闭不全时,左心室收缩期除将大部分血液推向主动脉外,尚有部分血液回流到左心房,使左心房充盈度和压力增加,因而发生扩张,而左心室也因接受额外的左心房回流血液,产生容量的过负荷,因而左心室扩张。临床症状以劳累后心悸为主,重者可有端坐呼吸、咯血、肝大、下肢水肿及颈静脉怒张等。心尖区可闻及舒张中期隆隆样杂音。心电图显示 P 波时限延长及双峰。关闭不全与上述症状相似,后期可出现左心衰竭症状。

　　【影像表现】

　　1. X 线 心脏呈“梨型”或“二尖瓣型”扩大,即正位片示肺动脉段、左心耳的膨出、主动脉结缩小,左下心缘平直、圆隆。一般心影都呈中度增大。左心房的增大,胸部正位片上示心左缘左心耳段(第三弓)的出现及右心缘出现双心房影。侧位片示增大的左心房明显压迫后方食管。右心室的增大及左心室的相对萎缩表现为左心下缘圆隆并稍平直。肺动脉高压及双肺淤血改变表现为肺动脉突出及肺门增大,上肺静脉扩张,下肺静脉变细,血管边缘模糊,肺野周围纹细增多呈网状,肺野透过度减低,重者可见双肺间质性、肺泡性水肿、Kerley B 线等。

　　2. CT 和 MRI CT 仅能显示风湿性心脏病所致的继发性心脏房室改变,而不能显示瓣膜受损的情况。MSCT 则可显示瓣膜的增厚、钙化等改变。MRI 有较大的诊断价值。以心脏长轴位像的四腔心切层显示最佳,SE 序列可见左心房增大,左心室不大,左心房内有缓慢的血流高信号;主肺动脉扩张,右心室壁肥厚,右心室腔亦见扩大。GRE 序列 MRI 电影则可显示二尖瓣狭窄的形态及严重程度。收缩期可见左心室的低信号血流束。另外在左心房壁中可见中低信号的附壁血栓。

二尖瓣狭窄合并关闭不全时,SE 序列可见左心房、室均扩大,左心室壁厚度常在正常范围内。GRE 序列示收缩期左心室经二尖瓣口,向左心房内喷射的低信号血流束,可评估其反流量。

3. 超声 M 型及断面超声心动图示二尖瓣狭窄时前叶呈"城墙"样改变。前后叶开放幅度减低。重度狭窄时,舒张期前、后叶向同一方向运动。二尖瓣厚度增加,活动曲线增粗。左室长轴切面可见舒张期二尖瓣前叶呈"圆顶型"改变。二尖瓣短轴切面可见前后交界粘连,开放时呈"鱼口样"改变。多普勒超声心动图可显示二尖瓣口血流流速及异常返流的血流束。超声心动图可动态观察瓣膜的活动情况及血流情况,应为本病的首选影像学方法,结合病史基本可确诊。

二、二尖瓣关闭不全

病例 5-1-3

【病史摘要】 女性,52 岁。疲乏、无力 5 年伴劳累后心悸气短半个月。查体:心前区可闻及收缩期吹风样杂音,二尖瓣面容(图 5-1-3)。

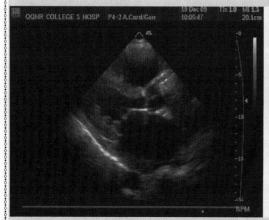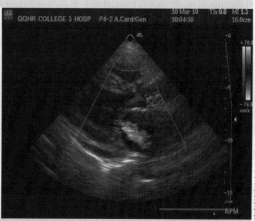

图 5-1-3 二尖瓣关闭不全的超声表现

【超声表现】

1. 切面超声心动图 二尖瓣瓣膜增厚,活动受限,关闭时两个瓣叶不能合拢,二尖瓣后叶不运动,收缩期左心房扩张,伴有左心室壁运动增强,左心室增大。

2. 彩色及多普勒超声心动图 彩色多普勒血流显示二尖瓣反流信号,收缩期经二尖瓣口进入左心房侧以蓝色为主的反流束。于二尖瓣口的左心房侧,可探及位于基线负向的收缩期湍流频谱。

3. M 型超声心动图 二尖瓣曲线于舒张期表现 EF 斜率增快,室间隔运动增强,左心房、左心室及右心室内径增大。

【超声诊断】 风湿性心脏病:二尖瓣关闭不全。

临床思维:二尖瓣关闭不全

二尖瓣关闭不全往往与二尖瓣狭窄并存,单纯风湿性二尖瓣关闭不全比较少见。其病理改变主要是二尖瓣膜的纤维化、增厚、僵硬,乳头肌和腱索增粗、融合、短缩,致使二尖瓣关闭时前后叶不合拢。临床上劳累后气促或呼吸困难,疲乏、无力、心悸,少数左心房显著增大者可有右侧胸痛和吞咽不适感。当累及右心及心衰时可出现右上腹胀痛,肝大和下垂性水肿。

【鉴别诊断】 二尖瓣脱垂:在收缩期亦有二尖瓣关闭不全,但其特征性改变为 CD 段下降,收缩中晚期或全收缩期呈"吊床样"改变。切面超声心动图可见收缩期二尖瓣向上后膨出,超越二尖瓣环水平。反流频谱可起始于收缩中、晚期。

三、主动脉瓣狭窄

病例 5-1-4

【病史摘要】 男性,57 岁。心悸气短 10 余年加重 1 个月。查体:心前区可闻及收缩期喷射性杂音Ⅲ/Ⅵ(图 5-1-4)。

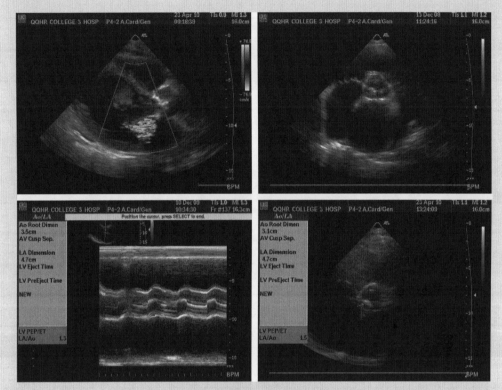

图 5-1-4 主动脉瓣狭窄的超声表现

【超声表现】

1. 切面超声心动图 可见主动脉瓣增厚、回声增强。主动脉短轴可见主动脉瓣三个瓣的瓣尖瓣体不同程度的增厚、钙化和活动受限的状况。

2. M 型超声心动图 主动脉瓣回声增强,瓣叶增厚,瓣叶开放受限,开放幅度减慢,主动脉运动低平,室间隔和左心室后壁厚度增加,主动脉瓣开放最大间距<16mm。

3. 彩色及多普勒超声心动图 可见收缩期经主动脉瓣口呈喷泉状彩色血液射向升主动脉。测得的血流速度明显加快,并出现混叠现象。

【超声诊断】 风湿性心脏病:主动脉瓣狭窄。

临床思维:主动脉瓣狭窄

正常成人的主动脉瓣面积为 3cm²,当主动脉瓣口面积小于正常的 1/2 时,主动脉瓣口两端就会产生明显的压力阶差,左心室排血受阻,心肌收缩力代偿性增强。一般认为,当主动脉瓣口面积小于 1.5cm² 时但大于或等于 1.0cm² 时,为轻度狭窄;当主动脉瓣口面积小于 1.0cm² 但大于或等于 0.7cm² 时,为中度狭窄;当主动脉瓣口面积小于 0.7cm² 时为重度狭窄。主动脉瓣口平均压差有重要的定量价值:当平均压差小于或等于 25mmHg 时,为轻度狭窄;当平均压差大于 25mmHg 但小于或等于 50mmHg 时,为中度狭窄;平均压差 50mmHg 时为重度狭窄。临床表现可有呼吸困难。心绞痛,晕厥或接近晕厥,收缩期心前区可闻及喷射性杂音。

【鉴别诊断】 特发性肥厚型主动脉瓣狭窄:主动脉瓣狭窄为主动脉瓣的损害,主动脉瓣增厚,钙化,开放受限。后者是室间隔的局限性增厚。二者较易鉴别。

四、主动脉瓣关闭不全

病例 5-1-5

【病史摘要】 男性,62 岁。心前区不适伴活动后心前区疼痛 3 年,加重 1 周。心脏听诊可闻及舒张期叹息样杂音(图 5-1-5)。

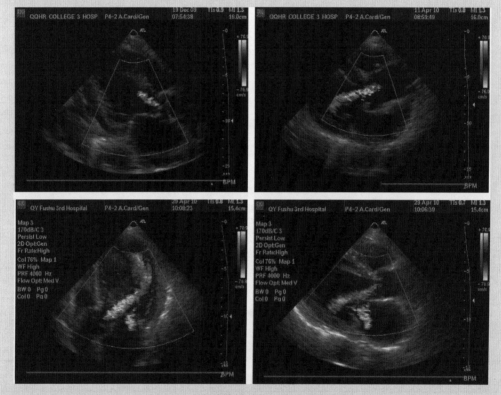

图 5-1-5 主动脉瓣关闭不全的超声表现

【超声表现】

1. 切面超声心动图 主动脉瓣关闭不合拢,瓣叶增厚、粘连,瓣缘卷缩,活动受限,有时可见瓣叶上回声增强的钙化斑块。

2. M 型超声心动图 主动脉关闭呈双线,间距>1mm,瓣叶开放关闭的速度加快,左心室腔扩大,左心室流出道增宽,在早期室间隔与左心室后壁的运动增强。

3. 彩色及多普勒超声心动图 左心室流出道内可见以红色(迎向探头)或蓝色(离开探头)为主的反流束在主动脉瓣下可探及主动脉瓣下的高速反流信号,速度可达 4m/s 左右。

【超声诊断】 风湿性心脏病:主动脉瓣关闭不全。

临床思维:主动脉瓣关闭不全

主动脉瓣关闭不全可由主动脉瓣本身及主动脉瓣环扩张所致。常见有风湿性心脏病、先天性心脏病、感染性心内膜炎以及高血压性心脏病、尿毒症性心肌病等引起。其中风湿性心脏病是最常见的原因。关闭不全的主要病理生理改变是血流由主动脉向左心室反流,使左室容量负荷过重,左室增大。严重的主动脉关闭不全时,主动脉舒张压下降,冠状动脉血流减少,引起心肌缺血,可以出现心绞痛。临床上轻时多无症状,有症状时多为心悸、心前区不适、头部强烈搏动感,严重者出现头晕、及左心功能不全表现以及心绞痛。心脏听诊可闻及舒张期叹息样杂音,可以传导至心尖区。

【鉴别诊断】 生理性主动脉瓣反流:仅见于极少数 40 岁以上的老年人。主动脉瓣无增厚,反流束面积短小,速度小于 1.7m/s。

复习思考题

一、选择题

1. 对于病例 5-1-1 中 X 线平片的影像表现,以下正确的是(　　)
   A. 图 A 上所示心脏呈"靴型心"改变,即肺动脉段凹陷及左心下缘圆隆上翘
   B. 图 A 示心脏呈"梨形心"改变,即心左缘可见主动脉段缩小,肺动脉段突出,左心耳出现及左心下缘圆隆稍平直
   C. 双肺从肺门至肺野外带可见肺纹理较少呈肺少血改变
   D. 图 B 示后方左心房明显扩大,压迫食管呈压迹

2. 二尖瓣狭窄的 M 型超声心动图最具特征的改变是(　　)
   A. 二尖瓣前叶呈"M"形状,前后叶同向运动　　　B. 二尖瓣前叶呈城垛样改变,前后叶同向运动
   C. 前后叶呈六边形卡方盒状　　　　　　　　　　D. 回声增粗,反光增强
   E. 左心房、右心室增大

3. 二尖瓣狭窄时,左室内径(　　),左房内径(　　)
   A. 增大,增大　　　B. 减小,减小　　　C. 增大,减小　　　D. 减小,增大

4. 二尖瓣关闭不全的超声诊断要点是(　　)
   A. 左心室变小　　　　　　　　　　　　　B. 收缩期显示左心室倒流入左心房的血流
   C. 升主动脉狭窄后扩张　　　　　　　　　D. 肺动脉变小
   E. 二尖瓣口变小

5. 多普勒超声心动图检查在左心房内探及收缩期杂宽带湍流,彩色血流显像示左心房内收缩期以蓝色为主的多色镶嵌反流束,最可能的诊断是(　　)
   A. 二尖瓣狭窄　　　　　　　　　　　　　B. 二尖瓣关闭不全
   C. 二尖瓣狭窄并关闭不全　　　　　　　　D. 二尖瓣脱垂

6. 超声诊断主动脉瓣狭窄下列错误的是(　　)
   A. 彩色多普勒显示有血流从主动脉进入左室流出道　B. 主动脉瓣口血流面积小于 2.0cm
   C. 主动脉瓣口血流速度明显升高　　　　　　　　　D. 左室肥厚
   E. 左室收缩压增高

7. 患者,有风湿性关节炎病史,心脏听诊主动脉瓣区有舒张期杂音,X 线胸片示左心室扩大心电图示左心室高电压,疑有主动脉瓣关闭不全,用彩色多普勒技术检查应有什么表现(　　)
   A. 收缩期有血流从左心室射入肺动脉　　　B. 舒张期有血流从主动脉瓣口流向左心室
   C. 收缩期有血流从右心房流入右心室　　　D. 收缩期左心室无血流射入主动脉

8. 主动脉瓣关闭不全最常见的超声心动图是(　　　)

　　A. 二尖瓣舒张期震颤　　　B. 主动脉瓣裂　　　C. 二尖瓣倾斜呈雪橇样　　　D. 主动脉收缩期震颤

二、简答题

简述二尖瓣狭窄的影像学表现。

思考题答案

一、选择题

1. B D　2. B　3. D　4. B　5. C　6. A　7. B　8. A

二、简答题

答:(1) 两侧肺淤血,上肺静脉扩张,间质或肺泡性肺水肿,克氏线。

　　(2) 左心房增大,右心缘双心房影左心缘出现"第三弓"。左主支气管受压上抬。

　　(3) 右心室增大,肺动脉段隆起,心前间隙缩小。

第二节　冠状动脉粥样硬化性心脏病

病例 5-2-1

【病史摘要】　男性,55 岁。胸闷、心悸半年(图 5-2-1)。

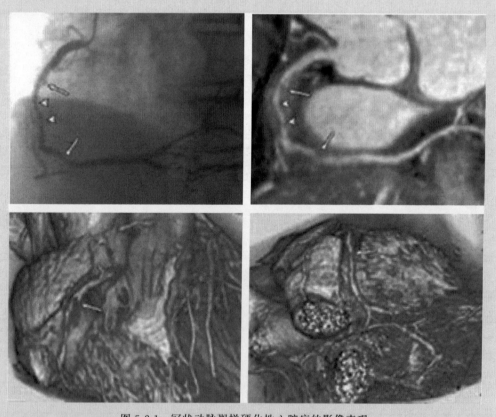

图 5-2-1　冠状动脉粥样硬化性心脏病的影像表现

【影像表现】　冠状动脉造影显示右冠状动脉不同程度管腔狭窄。

【影像诊断】　冠状动脉粥样硬化性心脏病。

临床思维：冠状动脉粥样硬化性心脏病

冠状动脉粥样硬化性心脏病（coronary heart disease，CHD）简称冠心病。胸部 X 线检查不能用于确定冠心病的有无，但可为冠心病的诊断提供辅助线索。如 X 线平片可以显示冠心病患者的左心室增大以及肺循环的改变，后者包括肺淤血、间质性和肺泡性肺水肿等，对于判断病情和评估预后均有重要价值。此外，X 线平片检查对于心肌梗死后的一些并发症如室间隔破裂、室壁瘤等亦有一定的诊断价值。

【影像学诊断】

1. 计算机断层扫描（CT） 早期人们应用影像增强透视或 X 线照片（含电影片）检测冠状动脉钙化。CT，尤其是电子束 CT（EBCT）和螺旋 CT 的应用进一步提高了对冠状动脉钙化检测的效用和效率，特别是应用积分系统进行的定量分析。由于 EBCT 是以电子束旋转产生 X 线以代替常规 CT 机的 X 线管球与检测器旋转的机械扫描，因而扫描速度快（50ms/100ms），时间分辨力、密度分辨力和空间分辨力高，能够清楚的显示心脏及冠状动脉的解剖结构及病理改变。电影扫描和血流扫描还可评价室壁运动，定量评估心室功能，了解心肌和冠状动脉血流灌注状况，在冠心病的预测和诊断、冠状动脉搭桥和 PTCA 治疗后的随访中均有重要价值。

2. 磁共振成像（MRI） 随着自旋回波（SE）和快速/超快速脉冲序列含 EPI（回波平面成像）的进展，磁共振成像已成为观察心血管系统形态和功能的主要影像学技术之一。特别是 MR 心肌灌注成像可以用于评价冠状动脉造影不能揭示的心肌微循环灌注，对梗死和存活心肌的检测有重要价值。当前 MRMPI 采用的成像序列为 Turbo FLASH 序列，可在一个心动周期采集 3～4 个层面，覆盖心室大部，时间及空间分辨率高，能够真实地反映心肌灌注及其透壁程度，尤其能够显示对于缺血及坏死最敏感的心内膜下心肌病变。

3. 超声技术（USG） 二维超声心动图和 Doppler 超声心动图技术现已普遍用于冠心病的诊断。通过左心室短轴/长轴位观察左心室整体和节段性室壁运动功能，结合负荷试验（多为药物）显示左室壁节段性功能异常常有助于心肌缺血或心肌梗死的判断。慢性心肌梗死区域表现为室壁变薄，纤维化回声增强，收缩运动减弱或消失。在此基础上若室壁局部扩张则为室壁瘤的征象。心肌梗死后室间隔破裂可见肌部间隔回声中断，彩色多普勒检查可显示短路分流。近年来随着超声医学的迅猛发展，超声技术在冠心病诊断中的应用有了很大的发展。

4. 冠状动脉造影 冠状动脉造影是近年来广泛应用于临床的诊断冠心病的有创技术，被公认为诊断冠心病的"金标准"。结合左心室造影，冠状动脉造影可以揭示冠状动脉狭窄或阻塞性病变的程度、分布、某些粥样硬化病变的特征、侧支循环状态以及左室整体和节段性运动功能等，为冠心病和冠状动脉病变疑难病例的确诊、介入和（或）搭桥手术治疗适应证的选择、疗效验证等提供确切的诊断依据。但冠状动脉造影属有创性技术，可能产生一定的并发症，严重者可以死亡，因而临床应用时应严格掌握适应证。

冠心病的内科治疗、外科治疗和介入治疗及其相互配合，要求影像学检查必须提供确切、全面的诊断信息。而影像学提供的某些重要信息，又可指导、修正治疗方案，便于选择不同或更为有效的治疗方法。例如，对于心肌缺血或心肌梗死的诊断及疗效验证，应以放射性核素检查和超声心动图（两者均包括负荷试验）为主，前者更为准确，后者简便易行。心肌存活的检测以 PET 和心肌声学造影为佳。MRI 和 CT，适用于显示陈旧性心肌梗死和室壁瘤的部位、范围和附壁血栓。而对急性心肌梗死患者，MR 和 CT 检查通常不作为首选。MR 和 CT 冠状动脉造影（包括三维重建技术），可以显示冠状动脉近、中段及严重的狭窄，有助于冠心病的筛选。对于冠心病及冠状血管病变形态的确诊，特别是外科手术和（或）介入治疗者适应证的选择，冠状动脉造影仍是不可缺少的"金标准"。

复习思考题

选择题

1. 冠心病诊断的"金标准"是（　　）
    A. 心肌核素显像　　　　　　　　B. 心电图运动试验　　　　　　　C. 超声心动图
    D. 冠脉造影　　　　　　　　　　E. 心脏核磁共振成像

2. 冠状动脉粥样硬化性心脏病（冠心病）的主要病理改变是（　　）
    A. 动脉内膜上形成粥样硬化斑块，使管腔狭窄　　B. 冠脉与心室交通形成冠状动脉瘘
    C. 冠脉中层（肌层）代偿性增生　　　　　　　　D. 冠脉内膜破损，形成夹层动脉瘤
    E. 冠脉瘤样扩张形成动脉瘤

3. 冠心病的确定诊断标准为（　　）
    A. 动脉粥样硬化性斑块形成　　　　　　B. 动脉内膜增厚、毛糙
    C. 心肌间质纤维增生　　　　　　　　　D. 动脉管腔内径狭窄大于或等于50%
    E. 以上都不是

4. 关于冠状动脉粥样硬化性心脏病，下列错误的是（　　）
    A. 冠状动脉钙化与冠状动脉狭窄、冠状动脉硬化斑块有正相关性
    B. 超高速CT能通过检测冠状动脉钙化来判断冠状动脉硬化斑块的情况
    C. 超高速CTA可以研究冠状动脉的解剖结构及测定心肌灌注情况
    D. 螺旋CTA不能研究冠状动脉的解剖结构及测定心肌灌注情况
    E. 冠状动脉钙化的定量积分由钙化面积（mm^2）乘以CT值的峰值系数来确定

5. 关于冠心病的冠状动脉CT检查，不正确的是（　　）
    A. 冠脉CTA能良好地显示其内腔，测量其直径，显示粥样斑块
    B. 平扫通过对冠状动脉钙化的定量分析反映冠状动脉狭窄
    C. 冠状动脉钙化的定量积分是钙化面积（mm^2）乘以CT值系数
    D. 随着冠状动脉钙化的定量积分增高，冠心病的发病可能性随之增加
    E. 冠脉CTA检查是冠心病诊断的金标准

6. 下列不是冠心病的超声表现的是（　　）
    A. 室壁瘤　　　　　　　　　　　B. 肺动脉明显增宽　　　　　　　C. 节段性室壁运动异常
    D. 心室内可见附壁血栓　　　　　E. 心腔扩大、心尖圆钝

思考题答案

选择题

1.D　2.A　3.D　4.D　5.E　6.B

第三节　高血压性心脏病

病例 5-3-1

【病史摘要】　男性，59岁。近日来感到头痛、头昏、乏力、心悸（图5-3-1）。

【X线表现】　心影呈"靴"型，心腰部凹陷，主动脉结突出，左室增大，左室弧延长，向左向下延伸，心尖在膈下。主动脉扩张。

【X线诊断】　高血压性心脏病。

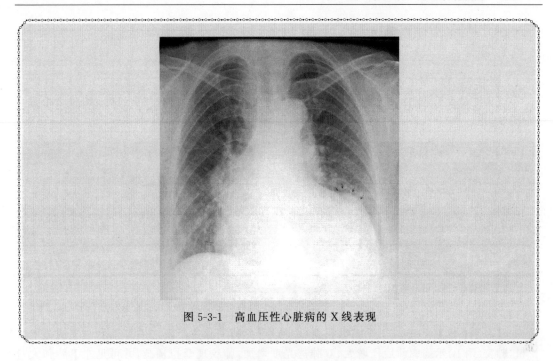

图 5-3-1　高血压性心脏病的 X 线表现

临床思维：高血压性心脏病

高血压性心脏病(hypertensive heart disease)是由于血压长期升高使左心室负荷逐渐加重，左心室因代偿而逐渐肥厚和扩张而形成的器质性心脏病。高血压性心脏病一般出现在高血压病起病数年至十余年后，根据心功能变化情况可分为心功能代偿期和心功能失代偿期。在心功能代偿期，患者可无明显自觉症状，但在心功能失代偿期，则逐渐出现左心衰竭的症状，开始时仅在劳累、饱食或说话过多时感心悸、气喘、咳嗽，以后症状逐渐加重，上述症状呈阵发性发作，多表现为夜间阵发性呼吸困难并痰中带血，严重时可发生急性肺水肿。

复习思考题

选择题

1. 男性，60 岁。患高血压病多年，1 年来血压经常为(170～180)/(110～120)mmHg。X 线胸片示左室增大，肺淤血。眼底为高血压三级改变，尿常规正常，诊断为(　　)
   A. 高血压病一期　　　　　　　B. 高血压病二期　　　　　　　C. 高血压病三期
   D. 急性高血压　　　　　　　　E. 高血压危象

2. 男性，40 岁。近日出现明显头痛，烦躁，心悸多汗，呕吐，面色苍白，视力模糊，测血压 264/126mmHg，其诊断最可能是(　　)
   A. 高血压病一期　　　　　　　B. 高血压病二期　　　　　　　C. 高血压病三期
   D. 高血压脑病　　　　　　　　E. 高血压危象

思考题答案

选择题

1. C　2. E

第四节 慢性肺源性心脏病

病例 5-4-1

【病史摘要】 女性,61 岁。咳嗽咳痰 10 余年,反复出现心悸、气促 9 年,加重 2 个月(图 5-4-1)。

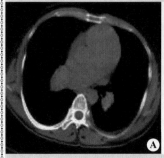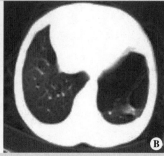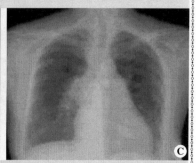

图 5-4-1 慢性肺源性心脏病的影像表现

【影像表现】 胸部 CT 平扫纵隔窗(图 A)可见肺动脉主干及左右肺动脉主支明显增粗,肺窗(图 B)示胸廓前后径增大,双肺透光度增加,肺纹理牵拉稀疏,并可见左下肺肺大泡形成。胸部正位 X 平片(图 C)可见肺动脉段突出,右下肺动脉干明显增粗直径大于 14mm,周围肺野肺纹理稍稀疏,形成"残根征"。左心缘下段圆隆上翘。

【影像诊断】 慢性肺源性心脏病。

临床思维:慢性肺源性心脏病

慢性肺源性心脏病多数是发生在慢性支气管炎或肺气肿的基础上引起肺循环阻力增高,肺动脉高压,导致右心肥大,伴有或不伴有心力衰竭。病程一般在 10 年以上,早期多表现为咳嗽、咳痰、气喘等肺部疾病的症状与体征,晚期则出现循环与呼吸衰竭的征象。肺气肿表现为桶状胸,心尖搏动减弱。叩诊呈过清音,肺下界下移等体征。右心衰竭时有颈静脉怒张,心率增快,剑突下可听到奔马律及来自房室瓣(三尖瓣)关闭不全的收缩期杂音,肺动脉第二音亢进。肝大、腹水、下肢水肿等。

【影像表现】

1. X 线 慢性支气管炎可见双肺纹理增多、增粗、边缘模糊,以双下肺明显。肺气肿表现为肋骨走行水平,肋间隙增宽,双肺透光度增加,肺纹理纤细稀疏,双侧膈肌下降,活动幅度小。肺动脉高压表现为肺动脉段凸出,左、右肺动脉及其分支扩张,以右下肺动脉第 1 分支最为明显,表现为后前位胸片自肺门角向下约 1 cm 处,右下肺动脉直径大于 15 mm 为扩张的阳性指征。周围肺野动脉骤然变细,形成"残根征"。右心室肥厚,表现为左心缘下段圆隆上翘,但因常合并肺气肿,故心胸比例不大。晚期可见右心缘向右凸。

2. CT 或 MRI 胸部 CT 肺窗示肺纹理稀疏、紊乱,肺部密度降低,并可合并肺大泡,胸廓前后径增大。纵隔窗示肺动脉主干和左右肺动脉主支明显增粗,肺动脉主干直径大于 30mm。增强扫描可见右心室壁增厚,大于左心室壁厚度的 1/2。MRI 示 SE 序列 T1WI 可见主肺动脉内出现血流高信号提示有肺动脉高压,增强可见右心室壁厚度大于 5mm,可等于或超过左心室壁厚度,室间隔向左心室侧凸出,右心房亦可扩大,腔静脉扩张。晚期,左心房室亦扩张 CRE 序列 MRI 可见三尖瓣(收缩期)和肺动脉瓣(舒张期)的反流,同时可直观地反映右心室收缩和舒张的功能。

　　对于该病,X线平片、CT、MRI等影像表现是非特异的,必须结合病史及心肺功能的试验室检查方可确诊。

复习思考题

选择题

关于病例5-4-1的影像叙述错误的是(　　)

A. CT胸部扫描可见胸廓前后径变窄,肺透亮度降低,肺部以炎性渗出为主

B. X平片上可见肺动脉段突出,肺动脉主干、左右主支管明显扩大,周围肺野动脉骤然变细,形成残根征

C. CT胸部扫描可见胸廓前后径增宽,肺窗示肺透亮度增高,左肺还可见肺大泡形成

D. CT平扫纵隔窗示肺动脉主干及左右主要分支明显增粗

思考题答案

选择题

D

第五节　原发性心肌病

一、肥厚型心肌病

病例 5-5-1

【病史摘要】　男性,28岁。反复活动后心悸、气促19年(图5-5-1)。

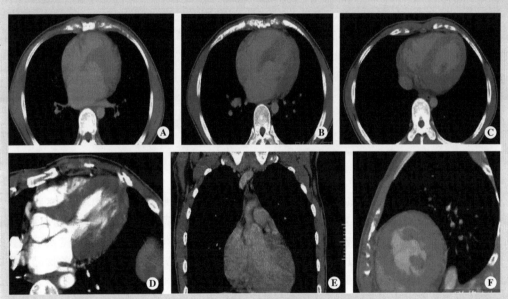

图 5-5-1　肥厚型梗阻性心肌病的CT表现

　　【CT表现】　CT心脏增强扫描(图A～D)示左室各壁均明显增厚,尤其以室间隔上部明显,其中舒张末期室间隔上部壁厚度为23mm,左室流出道狭窄(图D),左心室腔缩小。CT重建从整体上显示心室壁的明显肥厚(图E～F)。

　　【CT诊断】　肥厚型梗阻性心肌病。

病例 5-5-2

【病史摘要】 男性,43 岁。体检发现肥厚型心肌病半个月来院诊治。心脏听诊可闻及粗糙收缩期杂音(图 5-5-2)。

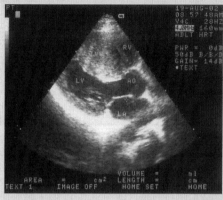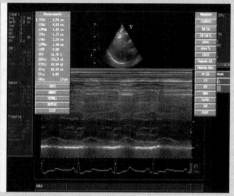

图 5-5-2 肥厚型心肌病的超声表现

【超声表现】

1. 切面超声心动图 心肌肥厚。梗阻型以室间隔基底部肥厚为主,突向左心室流出道,左心室后壁增厚,但肥厚程度小于室间隔,与室间隔呈非对称性肥厚。心肌回声表现为强弱不均的点片状回声增强。心室腔减小,心房增大。

2. M 型超声心动图 左心房增大。主动脉后壁运动减低,二尖瓣运动曲线 EF 斜率减低,CD 段前向运动 SAM 征现象,与室间隔距离减小主,甚至于收缩中晚期贴近室间隔,致使左心室流出道内径变窄(<20mm)。室间隔运动幅度减低,收缩期增厚率亦减低,左心室后壁运动幅度增强,室壁心肌回声粗糙不均匀。室间隔明显肥厚,左心室后壁亦肥厚,因程度小于室间隔呈非对称性,室间隔与左心室后壁之比>1.5。

3. 多普勒超声心动图 左心室流出道出现收缩期射流信号,主动脉血流频谱射血时间延长,左心房内出现反流信号。彩色多普勒血流显像示左心室流出道内出现五彩镶嵌明亮的血流信号。

【超声诊断】 肥厚型心肌病。

临床思维:肥厚型心肌病

肥厚型心肌病(hypertrophic cardiomyopathy,HCM)是以心肌非对称性肥厚、心室腔变小为特征,以左心室血流充盈受阻、左心室舒张期顺应下降为基本病态的原因不明显的心肌疾病。其主要以累及室间隔及其相邻左室前壁、侧壁及乳头肌为常见,较少累及左室后壁及下壁。病变部位心肌显著异常肥厚,超过 15mm 有诊断意义。根据各层心室心肌肥厚分布的情况可将肥厚型心肌病再分型。对于心室肌普遍肥厚者称为对称性肥厚型心肌病,以室间隔肥厚为主可造成左室流出道狭窄者称为非对称性肥厚型心肌病;局限性发生的心肌肥厚称为局限性肥厚型心肌病,常见心尖部心肌肥厚。肥厚的心肌壁使心肌顺应性下降,舒张期功能受损,心肌收缩增厚率降低,左室心肌重量增加,动态观察心肌运动功能降低。常见症状有呼吸困难、心悸、气促、胸痛、晕厥、心律失常、心力衰竭等。

【影像学表现】

1. X 线 早期心脏可正常,以后中至高度增大,一般以左心室显著,左心缘圆隆,其次有右心室增大或双心室增大,透视下搏动普遍减弱。左心衰时有静脉高压,肺血再分配与间质性水肿等表现。心血管造影显示左心室流出道可呈倒锥形狭窄,心腔缩小。

2. CT 与 MRI　CT 增强扫描可准确测量心肌壁的厚度,室间隔和游离壁的比例,并可显示粗大的乳头肌及左室流出道狭窄的情况,并可通过 CT 心脏重建整体观察心脏形态及大小的改变。MRI 能充分显示心肌壁异常肥厚的部位,分布、范围和程度,SE 序列心室壁在 T1WI 上多呈均匀中等信号,T2WI 上则于中等信号中有点状高信号,增强扫描于肥厚室壁内见局灶性异常增强区;左心室舒张功能受限致心室腔缩小或变形,运动幅度则有增强;左心室流出道狭窄时,GRE 序列电影 MRI 可见左心室流出道内收缩期有低信号的喷射血流。

3. 超声　M 型及断面超声心动图可显示左心室肥厚,厚度超过 1.5cm,室间隔与左心室后壁之比>1.3~1.5。增厚的室间隔回声不均匀,可见瓣点状强回声,增厚的室间隔向左心室流出道膨出,可导致左心室流出道梗阻。多普勒可见于主动脉瓣下的左心室流出道处,收缩期为五彩镶嵌的彩色血流,其频谱显示该处收缩期血流速度增高,由正常的圆顶抛物线状变为逐渐上升至收缩晚期高峰,加速时间延长。X 线仅能显示心脏外形的增大和变形,超声心动图能动态观察心脏的运动和血流情况,对于鉴别心影增大的原因有重要价值,CT 和 MRI 虽然也能对心脏形态和结构的改变作出准确的评价,但相对于超声检查较为复杂,应用受限。同时影像检查必须紧密结合临床才能作出正确地诊断。

【鉴别诊断】　高血压心脏病:可有室间隔增厚,但厚度多小于 1.5cm,且多与左室后壁形成对称性肥厚。同时无左室流出道狭窄及二尖瓣前叶收缩期向前运动。

二、扩张型心肌病

病例 5-5-3

【病史摘要】　男性,54 岁。心悸、胸闷 10 余年(图 5-5-3)。

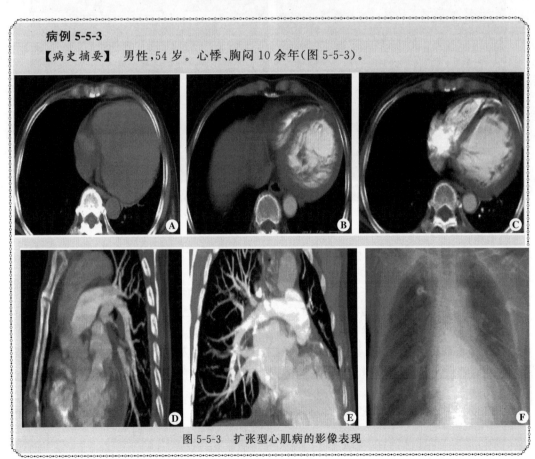

图 5-5-3　扩张型心肌病的影像表现

【影像表现】 CT平扫可见心脏轮廓增大,增强扫描轴位及重建(图B～E)可见左心室心腔明显扩张,室壁变薄,室间隔向右心室侧膨出,右心室受压变小。X线正位平片(图F)上可见左心缘圆隆并向左下延伸扩大。

【影像诊断】 扩张型心肌病(X平片、CT表现结合临床症状可诊断)。

病例 5-5-4

【病史摘要】 男性,48岁。心悸气短伴夜间阵发性呼吸困难逐渐加重10余天。查体:心脏听诊可闻及舒张期奔马律(图5-5-4)。

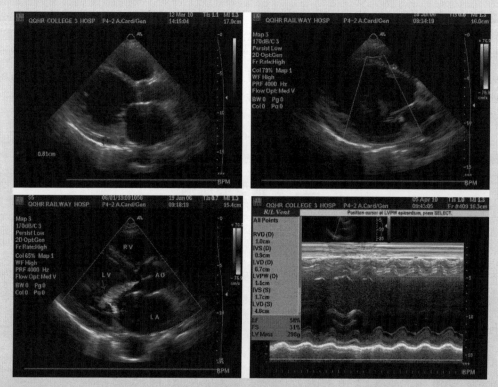

图 5-5-4 扩张型心肌病的超声表现

【超声表现】

1. 切面超声心动图 各房室腔均扩大,尤以左心室为著。室壁运动普遍减低,室壁厚度与扩大的心室腔比较相对变薄。房室瓣开放幅度减小。

2. M型超声心动图 左室舒张末期及收缩末期内径均增大,心房径亦增大。二尖瓣活动曲线呈"钻石状",二尖瓣前后叶 EE/幅度减小,舒张期二尖瓣前叶开放顶点距室间隔增宽(即 EPSS)。室间隔收缩期增厚率<30%,室壁运动幅度减少。

3. 多普勒超声心动图 各房室腔内血流速度减慢,心房及右心室流出道内记录到双向充填反流频谱。彩色多普勒超声显示:各房室腔内血流显色暗淡,心房及右心室流出道内出现反流束。

【超声诊断】 扩张型心肌病。

临床思维:扩张型心肌病

扩张型心肌病(dilated cardiomyopathy,DCM)是因特发性、家族遗传、病毒、免疫性、酒精性或是已知心血管病的心肌功能损害,而导致一侧或双侧心腔扩大,继以心室收缩功能减退的心肌病。其病理改变为室壁变薄,纤维瘢痕形成,且常伴有附壁血栓。主要特征是一侧或双侧心腔扩大,心肌收缩期泵功能障碍,产生充血性心力衰竭,以往被称为充血性心肌病。以左心室或双心室扩张并伴心室收缩功能受损为主要特征,临床上起病缓慢,多在临床症状出现后才就诊,如有气急,甚至端坐呼吸,水肿和肝大等体征时才被诊断。部分患者可发生栓塞或猝死,主要体征为心脏扩张,有时心脏可闻及舒张期奔马律。本病预后不良,是儿童及青少年心衰的主要原因。由于其无特异性治疗方法,因而早诊断早治疗有重要意义。

【影像学表现】

1. X 线 心影多呈普遍性增大,早期多向左下扩大,左心缘圆隆,心胸比率大于 0.5 。中晚期向两侧扩大或呈球形心,心胸比率大于 0.6。晚期常有胸腔、心包积液或肺栓塞,透视下心脏和大血管搏动微弱。

2. CT 和 MRI 心脏扩大以心室腔扩大为主,心室横径增大较长径明显,但室间隔及心室游离壁不厚甚至变薄。心室壁心肌的信号无明显异常改变。GRE 序列电影 MRI 可见心室扩大显著,房室瓣环扩大而出现二、三尖瓣关闭不全时,显示房室间反流的部位和程度,应用心功能分析软件,可见受累心室收缩功能明显受损,心室容积扩大,射血分数等分析指标显著下降。

3. 超声心动图(UCG) 可见心脏扩大尤以左心室、左心房扩大常见,并伴心室收缩功能普遍减弱,室壁厚度可正常、增厚或变薄,二、三尖瓣可发生相对性关闭不全。UCG 还可显示心腔内附壁血栓。

复习思考题

选择题

1. 对于病例 5-5-1 的影像学描述,以下正确的有(   )

　　A. CT 心脏增强扫描可见右心室壁明显肥厚

　　B. CT 心脏增强扫描可见左心室壁明显肥厚,以室间隔上部明显

　　C. CT 心脏增强扫描可见室间隔肥厚并左心室流出道狭窄

　　D. CT 心脏增强扫描可见左心室腔明显扩大

2. 下列符合肥厚性心肌病特点的是(   )

　　A. 左室增大、室间隔变薄、左室后壁增厚　　　　B. 室间隔与左室后壁肥厚程度相等

　　C. 增厚的室间隔和左室后游离壁肥厚程度不对称　　D. 室间隔运动障碍

3. 肥厚型梗阻性心肌病的超声心动图特征为(   )

　　A. 左室增大、肥厚、室间隔肥厚　　　　　　　　B. 室间隔肥厚、左室流出道扩大

　　C. 室间隔与左室后壁肥厚,且程度相等　　　　　D. 室间隔与左室后壁非对称性肥厚,两者比例>1.5∶1

　　E. 室间隔与左室后壁对称性肥厚

4. 扩张型心肌病的超声心动图表现有(   )

　　A. 左、右心房与心室四个心腔均增大,以左侧为著　　B. 心壁弥漫性搏动减弱

　　C. 二、三尖瓣活动幅度降低　　　　　　　　　　　D. 二尖瓣前叶曲线 E 峰与室间隔距离>1.0cm

　　E. 室间隔活动幅度增大

5. 关于扩张型心肌病的 CT 及 MRI 表现,下列不正确的是(   )

　　A. 心室腔扩大为主,心室横径增大较长径明显　　　B. 室间隔及心室游离壁增厚

　　C. 心室壁的厚度及 MR 信号较正常无明显改变　　　D. 可有二、三尖瓣关闭不全

　　E. 心室壁运动普遍减弱

思考题答案

选择题

1.BC 2.C 3.D 4.ABCD 5.B

第六节　先天性心脏病

一、房间隔缺损

病例 5-6-1

【病史摘要】　男性,30 岁。无任何临床症状,体检时发现(图 5-6-1)。

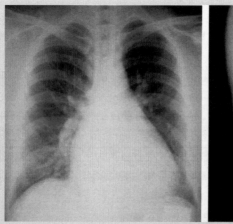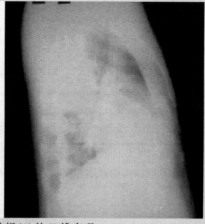

图 5-6-1　房间隔缺损(1)的 X 线表现

【X 线表现】　主动脉结缩小。心左缘饱满,肺动脉段平直。右心房段延长。

【X 线诊断】　符合房间隔缺损表现。

病例 5-6-2

【病史摘要】　男性,31 岁。心悸、气短 3 年(图 5-6-2)。

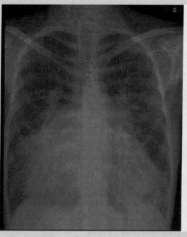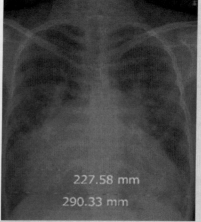

227.58 mm

290.33 mm

图 5-6-2　房间隔缺损(2)的 X 线表现

【X线表现】　主动脉结小,肺动脉突出,左心缘圆隆,右心房/心高值大,未见双房影,双肺呈多血改变,右下肺动脉宽。

【X线诊断】　符合房间隔缺损表现。

病例 5-6-3

【病史摘要】　女性,19 岁。心脏杂音十余年伴活动后心悸,气短加重 1 周就诊。查体:胸骨左缘可闻及粗糙的收缩期杂音,肺动脉瓣区可闻及第二心音固定的宽分裂(图 5-6-3)。

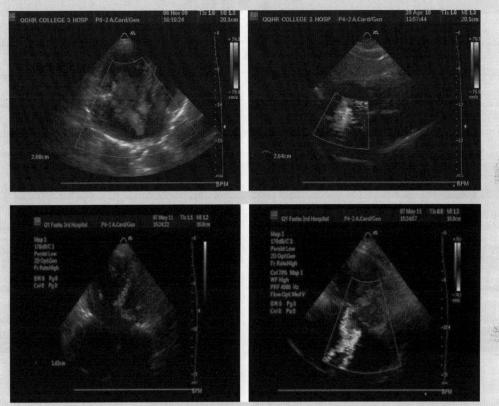

图 5-6-3　房间隔缺损的超声表现

【超声表现】

1. M 型及切面超声心动图　右心房、右心室内径增大。右心室前壁运动幅度增强。房间隔中部回声中断,断端回声增强。

2. 彩色及多普勒超声心动图　房水平分流,分流速度 1.5m/s 左右。三尖瓣及肺动脉血流速度增快。彩色血流显像显示红色血流穿过房间隔缺损从左心房伸入至右心房,直达三尖瓣口。

【超声诊断】　先天性心脏病:房间隔缺损。

临床思维:房间隔缺损

　　房间隔缺损(atrial septal defect,ASD)是最常见的一种先天性心脏病。由于胎儿心房间隔发育不全,而产生心房间隔缺损,形成左心房向右心房水平分流。即流入左心房的肺静脉血和流入右心房的体静脉之间形成通道。房间隔缺损分两种类型:第一孔型(原发孔)部分心内膜垫缺损。位于十字交叉部房间隔下段。常合并二尖瓣前叶裂及三尖瓣隔叶发育不良;第二孔型(继发孔)位于房间隔中央部位的卵圆孔附近。临床表现：儿童期继发孔房缺多无明显症状，一般到青年期，才逐渐出现劳力性气促、心悸、乏力等症状。原发孔房缺症状出现较早、表现重。病情发展成为梗阻性肺动脉高压时，可出现发绀和右心衰竭表现。心脏听诊可闻及Ⅱ～Ⅲ级收缩期吹风样杂音、肺动脉区第二心音亢进、固定的宽分裂。血流动力学改变：房间隔缺损时，右心室不仅接受上、下腔静脉流入右心房的血液，还要同时接受由左房分流至右心房的血液，使肺动脉循环血流量增加，体循环血流量减少，二者失去平衡，导致右心系统容量负荷增加，右心系统扩大。久而久之，产生肺动脉高压。严重肺动脉高压时产生右向左的分流而发绀，即发展为艾森门格综合征。

二、室间隔缺损

病例 5-6-4

【病史摘要】 女性，55岁。心悸、气促伴反复呼吸道感染（图 5-6-4）。

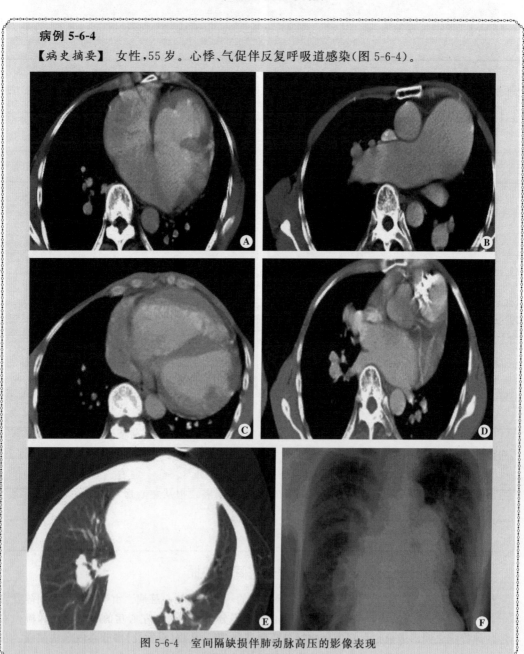

图 5-6-4 室间隔缺损伴肺动脉高压的影像表现

【影像表现】　CT 增强扫描可见室间隔中断不连续(图 C),肺动脉主干及左右分支均明显增粗(图 A),左心室、右心室、左心房均明显增大,并可见肺动脉瓣增厚钙化(图 B、图 D)。肺窗示双肺纹理自肺门处肺动脉致肺野周围血管均增多增粗(图 E)。X 线后前位片示肺动脉段高度突出,左、右心缘均向两侧明显增大,以左侧更明显,心尖圆隆。右肺门稍下方右下肺动脉影明显增粗,双肺门增大增浓,双肺纹理增多增粗,边缘清晰(图 F)。

【影像诊断】　室间隔缺损伴肺动脉高压(手术证实)。

【鉴别诊断】　法洛四联征;房间隔缺损;动脉导管未闭。

病例 5-6-5

【病史摘要】　男性,15 岁。心脏杂音十余年就诊。胸骨左缘可闻及粗糙的收缩期杂音,震颤阳性(图 5-6-5)。

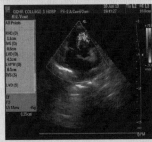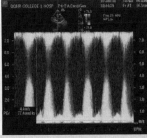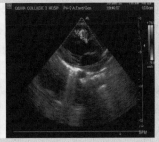

图 5-6-5　室间隔缺损的超声表现

【超声表现】

1. 切面及 M 型超声心动图　左、右心室及左心房增大,室壁运动增强,室壁增厚,右室流出道增宽。相应缺损部位的室间隔回声连续中断,断端回声增强。

2. 彩色及多普勒超声心动图　记录到收缩期左向右过隔血流信号,此信号为高速射流。彩色呈五彩镶嵌状。

【超声诊断】　先天性心脏病:室间隔缺损。

临床思维:室间隔缺损

室间隔缺损(ventricular septal defect,VSD)是先天性心脏病中最常见的类型。根据缺损的部位可分为膜部室缺、肌部室缺和其他类型。室缺时,人体正常血流动力学发生改变,出现异常的左向右分流通道。分流增加了肺循环、左心房和左心室的负荷,血液分流量的大小与分流方向,取决于缺损的大小与两心室的压差。室缺后由于肺循环血量的持续性增加,可产生动力型肺动脉高压继而产生右心室增大。按血流动力学改变可分为:①小孔室缺:缺损孔直径在 2～8mm,收缩期有少量左向右分流,肺循环、左心室、左心房有容量过负,右心室没有容量的过负,故增大不明显。②中孔室缺:缺损孔在 9～15mm,左向右分流增多,肺动脉压中度增高,但肺血管阻力在正常范围,收缩期及舒张期均有左向右分流,右心室有容量的过负荷,不过仍以左心室为主;③大孔室缺:室缺孔在 16～20mm,使肺循环压力与体循环压力接近,右心的压力过负荷明显,除左心室外右心室增大也明显;临床上室间隔缺损小,分流量小者,一般无明显症状。分流量大者出生后即出现症状,表现为反复呼吸道感染,充血性心力衰竭、喂养困难和发育迟缓。能渡过婴幼儿期的较大室间隔则表现为活动耐力较同年龄人差,劳累后气促、心悸,甚至逐渐出现发绀和右心衰竭。室间隔缺损患者易并发感染性心内膜炎。体检时胸骨左缘 2～4 肋间可闻及Ⅲ级以上的粗糙的全收缩期杂音,常伴有收缩期震颤。

【影像学表现】

1. X 线　小孔室缺无明显异常,中孔室缺可见肺多血,肺动脉段隆起,从肺门动脉到肺野最外侧的血管纹理均增粗,且成比例,肺纹理清楚。心影以左心室增大为主,左心房及右心室也有所增大。大孔室缺时右心室增大比左心室明显,心脏也随之顺时针旋转。由于高灌注性肺水肿加之左心衰竭所致肺静脉高压,所以常伴有肺间质水肿及肺泡性水肿的 X 线征象,但仍以肺充血现象为主。正位片可见:早期左心室增大为主,后发展为右心室增大为主或双心增大。肺血增多,肺动脉段及肺动脉干均呈比例增粗,搏动增强,有"肺门舞蹈征"。左心房增大,右心房一般不增大。

2. CT　直接征象是室间隔中断,薄层扫描可显示缺损的部位以确定类型。分流量大者可见左、右心室增大,肺血管纹理增多增粗,如有肺动脉高压,主肺动脉及左、右肺动脉可有不同程度的增粗,动脉分支扭曲,右室增大显著。

3. MRI　以横轴位及左心室长轴四腔心切层显示较佳。可显示缺损的形态大小,测量其面积和径线。SE 脉冲序列可直接显示缺损的部位及左、右心室扩大和心室壁增厚。对于肌部较小的缺损,在收缩期显示较清楚,对合并有肺动脉高压者显示肺动脉扩张,右心室壁增厚。GRE 序列 MR 电影可显示左、右心室间的分流,表现为亮白血池中的低信号血流束。

4. M 型超声　LA、LV、RV 内径增宽,AO 内径缩小;二维超声:可见室间隔连续回声中断,多普勒超声:可直接见到分流的大小、位置和方向。该病的诊断一般以超声心动图为首选,可以初步观察解剖结构的异常及血流动力学的改变,CT 和 MRI 虽能更加直观地观察到解剖结构的异常及一系列继发的影像改变,但要观察血流动力学的改变相对复杂,因此其应用受限。

三、法洛四联征

病例 5-6-6

【病史摘要】　女性,27 岁。反复呼吸困难、发绀 23 年(图 5-6-6)。

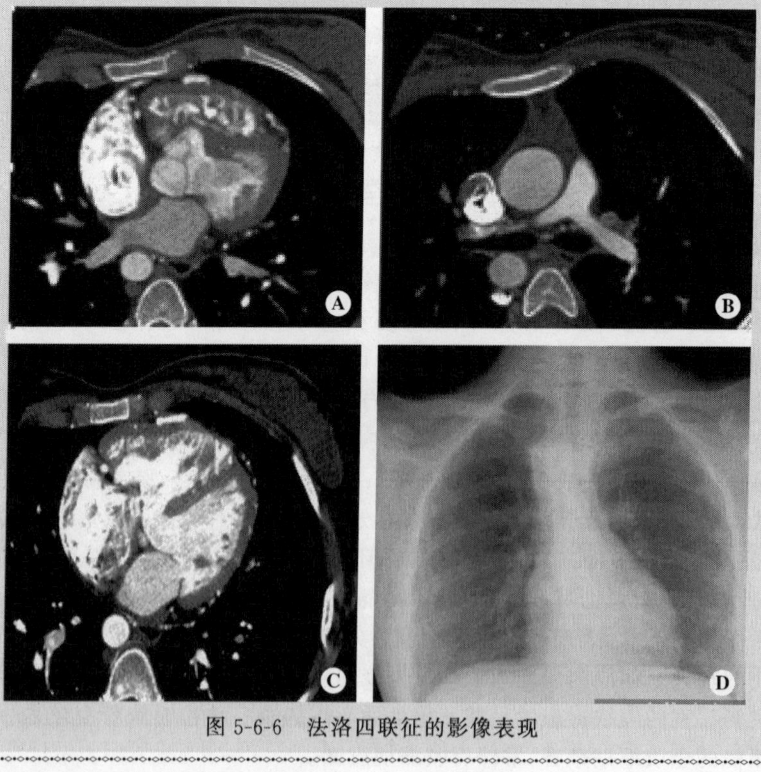

图 5-6-6　法洛四联征的影像表现

【影像表现】　CT心脏增强扫描可见主动脉骑跨于室间隔之上,骑跨度大约为50%(图A),室间隔膜部可见长约1.4cm的缺损(图B),右室壁厚度约5.7mm,接近左室壁厚度6.9mm。肺动脉主干及左右主分支明显狭窄(图C),并可见主动脉转位不良,降主动脉位于后右方脊柱旁(图A、图B、图C)。X线后前位片(图D)示心影大小尚可,心尖稍圆钝上翘,肺动脉段凹陷,心脏稍呈"靴型心"改变,主动脉结位于右上纵隔。肺门血管影稍减少,两肺纹理稀疏变细,两肺外带无纹理,肺透过度稍高。

【影像诊断】　先天性心脏病:法洛四联征。

【临床诊断】　先天性心脏病:法洛四联征(手术证实)。

病例 5-6-7

【病史摘要】　男性,9岁。因近年口唇发绀多发肺内感染就诊。查体:口唇发绀,杵状指。胸骨左缘可闻及较响亮的收缩期杂音(图5-6-7)。

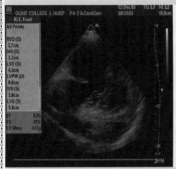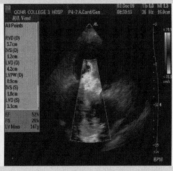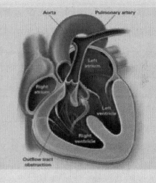

图 5-6-7　法洛四联征的超声表现

【超声表现】

1. 切面及M型超声心动图　主动脉明显增宽前移,其前壁与室间隔连续性中断,且两断端相距较远,不在同一平面上,而使主动脉骑跨在室间隔的上方。右室流出道及肺动脉口狭窄,肺动脉瓣增厚,开放受限。右室扩大,右室前壁与室间隔右室面呈对称性肥厚。左室及左房内径正常或偏小。

2. 彩色及多普勒超声心动图　彩色多普勒血流显像收缩期可探及来自右室流出道的蓝色血流与来自左室流出道的红色血同时进入升主动脉。另于收缩期右室流出道内可探及源于狭窄处的五彩镶嵌血流束射向肺动脉。将取样容积置于室间隔缺损处,可探及双向低速分流频谱。取样容积置于右流出道狭窄处,可见全收缩的双向充填频谱,其流速可达4m/s以上。

【超声诊断】　先天性心脏病:法洛四联征。

临床思维:法洛四联征

法洛四联征(tetralogy of fallot)是右室漏斗部或圆锥发育不全所致的一种具有特征性肺动脉狭窄和室间隔缺损的心脏畸形,是发绀型先天性心脏病中最常见的一种,占先天性心脏病的50%。它包括室间隔缺损、主动脉骑跨、肺动脉狭窄、右心室肥厚。其中以室间隔缺损和肺动脉狭窄为主要病变。肺动脉狭窄使右心室收缩期负荷加重,右心室肥厚。室间隔缺损存在,产生右向左分流,左心室血氧饱和度下降;又因主动脉骑跨,右心室血排到主动脉,致全身血氧含量下降,出现发绀以及肺循环血流量减少、缺氧严重,代偿性侧支循环建立。大多数法洛四联征患者出生即有呼吸困难、生后3~6个月出现发绀,并随年龄增大逐渐加重。由于组织缺气,常发生喂养困难和发育迟缓,体力和活动耐力均较同年龄人差。蹲距是特征性姿态,多见于儿童期,蹲距时发绀和呼吸困难有所减轻。体格检查发现生长发育迟缓,口唇、眼结膜和肢端发绀、杵状指。胸廓左缘第二肋间可闻及Ⅱ~Ⅲ级喷射性收缩期杂音,肺动脉第二音减弱或消失,严重肺动脉狭窄者,杂音很轻或无杂音。

【影像学表现】

1. X 线　心脏无明显增大,心尖圆钝上翘,肺动脉段凹陷,左、右心房无明显改变,典型者心影呈"靴型心",肺门血管影缩小,肺血细少,肺野透亮度增加,主动脉增宽。约25%的患者伴有右位主动脉弓,故右上纵隔处有突出之主动脉结,严重者心脏可增大,仍以右心室为主。

2. CT 和 MRI　CT可显示动脉转位、心脏房室的大小,可测量肺动脉及主动脉的直径及主动脉骑跨的情况。MRI以横轴位和左前斜位垂直于室间隔的心室短轴位显示最佳,辅以矢状位观察。SE序列横轴位及斜冠状位可清楚显示右心室流出道狭窄,可显示右心室壁的明显增厚,甚至达到或超过左心室的厚度,升主动脉扩张和前移并骑跨于室间隔之上,矢状位扫描可显示增大前移的主动脉。

3. 超声心动图　M型及断面超声心动图在左室长轴切面可见主动脉增宽、右移并骑跨于室间隔之上,主动脉前壁与室间隔不连续,出现较大的缺损。右心室流出道狭窄。在心底短轴断面显示漏斗部狭窄或肺动脉瓣、瓣环及其左右肺动脉处有狭窄或缩窄。多普勒血流显示左右室血液均注入主动脉。

四、动脉导管未闭

病例 5-6-8

【病史摘要】　男性,19岁。因体检发现心脏杂音就诊。体检:胸骨左缘可闻及粗糙连续性双期杂音(图5-6-8)。

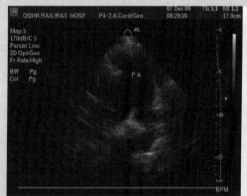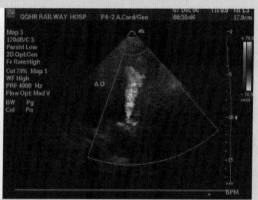

图 5-6-8　动脉导管未闭的超声表现

【超声表现】

1. 切面及M型超声心动图　胸骨旁主动脉短轴、主肺动脉长轴切面显示肺动脉分叉左肺动脉侧降主动脉之间有异常相道。左心房、左心室扩大,左心室壁运动幅度增强,二尖瓣运动幅度增大。

2. 彩色及多普勒超声心动图　分流束呈以红色为主的五彩血流起自降主动脉,经动脉导管进入肺动脉。可探及持续整个心动周期的连续性血流频谱。

【超声诊断】　先天性心脏病:动脉导管未闭。

临床思维:动脉导管未闭

　　动脉导管未闭(patent ductus arteriosus,PDA)是最常见的先天性心脏病之一,仅次于房间隔缺损,女性多见,男女之比约为 1:3。为位于左肺动脉基部与降主动脉起始部之间的管道。胎儿时期,肺呈萎陷状态,肺血管的阻力较高,由右心室排至肺动脉的血液绝大多数通过动脉导管进入降主动脉。出生后,肺膨胀并随着呼吸而张缩,肺循环阻力随之下降,右心室排出的血液乃进入两侧肺内进行气体交换。当肺动脉压力与主动脉压力持平时,动脉导管即呈功能上的闭合。进而由于生理上的弃用、肺膨胀后导管所处位置角度的改变和前列腺素 E1 及 E2 显著减少和血液氧分压增高,大部分正常婴儿出生后 2 个月内动脉导管逐渐产生组织学上的闭合,形成动脉韧带。据统计,88%的婴儿在出生后 2 个月内导管即闭合,98%在 8 个月内已闭合。如果在 1 周岁时导管仍开放,以后自行闭合的机会较少,即形成导管未闭(症)。未闭导管按其形成分为管型、漏斗型、窗型、瘤型、哑铃型等。临床上导管口径较细、分流量小者常无明显症状。体格检查时发现胸骨左缘第 2 肋间的连续性机器样杂音。杂音占据整修收缩期和舒张期,以收缩末期最为响亮,并向颈部,背部传导,常能扪及震颤。脉压增宽,甲床毛细血管搏动,水冲脉和股动脉枪击等周围血管征。

复习思考题

选择题

1. 继发孔房间隔缺损的彩色多普勒血流信号中最准确的诊断依据是( )

　　A. 三尖瓣反流　　　　　　　　　　B. 二尖瓣反流

　　C. 经中断处从左房向右房的分流　　D. 经中断处从右房向左房的分流

2. 先天性心脏病房间隔缺损时,二维超声心动图最可靠的直接征象是( )

　　A. 心尖四腔观显示房间隔连续中断　　B. 胸骨旁四腔观显示房间隔连续中断

　　C. 剑突下探察显示间隔上部或中部连续中断　　D. 左心房、右心室增大

　　E. 室间隔呈异常运动

3. 关于病例 5-6-4 的 CT 影像描述以下错误的是( )

　　A. 图 C 可见室间隔不连续　　　　　B. 图 A 显示肺动脉干及左、右肺动脉均明显增粗

　　C. 图 A 显示升主动脉及降主动脉管径明显增粗　　D. 图 B、D 显示左心房,左、右心室均增大

4. 室间隔缺损分流的多普勒频谱是( )

　　A. 持续双期血流信号　　　　　　　B. 高速舒张期血流信号

　　C. 高速双期血流信号　　　　　　　D. 高速收缩期血流信号

5. 针对病例 5-6-6,X 平片(图 D)的描述,以下正确的有( )

　　A. 心影明显增大,心尖向下方延长、隆起,肺动脉段明显突出

　　B. 双侧肺门血管影增大,肺血增多,肺野透亮度减低

　　C. 心尖圆钝上翘,肺动脉段凹陷,左右心房无明显改变,呈"靴型心"改变

　　D. 主动脉弓位于上纵隔右侧

6. 法洛四联征的病理改变为( )

　　A. 主动脉骑跨＋肺动脉狭窄＋房间隔缺损＋右心房增大

　　B. 肺动脉狭窄＋室间隔缺损＋左心室肥厚＋主动脉骑跨

　　C. 主动脉骑跨＋肺动脉狭窄＋室间隔缺损＋右心室肥厚

　　D. 肺动脉骑跨＋主动脉狭窄＋室间隔缺损＋右心室肥厚

7. 法洛四联征左心长轴切面超声心动图的主要表现正确的是( )

    A. 右室流出道变窄   B. 主动脉扩大

    C. 主动脉前壁与室间隔连续中断   D. 肺动脉主干扩张

    E. 主动脉骑跨于室间隔上

8. 动脉导管未闭的左向右分流,超声的特征性表现是( )

    A. 主动脉向降主动脉的收缩期分流   B. 主动脉向肺动脉的收缩期分流

    C. 主动脉向肺动脉的双期分流   D. 右肺动脉向升主动脉的舒张期分流

9. 属于左向右分流的先心病是( )

    A. 肺动脉高压   B. 动脉导管未闭

    C. 三尖瓣闭锁   D. 主动脉瓣下狭窄

思考题答案

选择题

1. C   2. C   3. C   4. D   5. D   6. C   7. ABCE   8. C   9. B

第七节　心包疾病

一、心包积液

病例 5-7-1

【病史摘要】 女性,45 岁。胸闷、气短 1 年(图 5-7-1)。

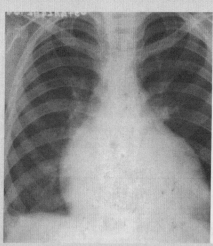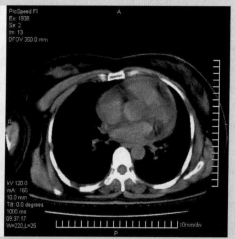

图 5-7-1　心包积液的影像表现

    【影像表现】 胸平片:两肺野清晰,心影呈球形向两侧扩张,心胸比例 0.64。左心心弓境界不清,上腔静脉稍加宽。CT 示心包膜下液性影。

    【影像诊断】 心包积液。

病例 5-7-2

【病史摘要】 女性,43 岁。心前区疼痛伴气短加重 1 周就诊。心脏听诊心音低钝遥远(图 5-7-2)。

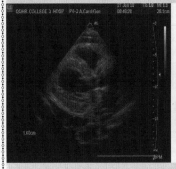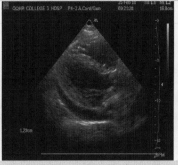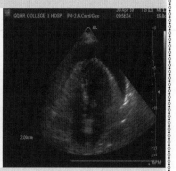

图 5-7-2 心包积液的超声表现

【超声表现】 在胸壁与右室前壁或左室后可看到液性暗区。体位改变液性暗区的宽度会发生改变,右室前壁、室间隔及左室后壁呈同向运动,右室前壁运动幅度增强。吸气时右心室内径增大,左心室内径缩小,回心血量减少。

【超声诊断】 心包积液。

临床思维:心包积液

心包积液(pericardial effusion)是一种较常见的临床表现,常见病因分为感染性和非感染性两大类。本病患者以女性多见,发病年龄以更年期为多。患者常能参加日常工作而无自觉不适。出现症状时多表现为气短、胸痛。有些患者在病程早期出现心包堵塞的症状,又随着病程的进展逐渐减轻乃至消失。本病有不少是在例行体检时被发现,易被误诊为心脏扩大。

【影像学表现】

1. X 线检查 心影向两侧普遍扩大(积液 300ml 以上);大量积液(大于 1000ml)时心影呈烧瓶状,上腔静脉影增宽,透视下心脏搏动弱。肺野清晰可与心力衰竭相鉴别。

2. 超声心动图 M 型超声在心前壁之间和心后壁之后均见有液性暗区,即当心包膜和心外膜之间最大舒张期暗区(10ml 时,则积液为小量;如在 10~19ml 则为中等量;如大于 20ml,则为大量)。

二、缩窄性心包炎

病例 5-7-3

【病史摘要】 女性,60 岁。气促、心悸 16 年,腹胀、伴双下肢水肿 1 年,加重 1 个月(图 5-7-3)。

【CT 表现】 沿心包可见弧形高密度影包绕,CT 值约 200HU,与心腔等软组织密度形成鲜明对比。右侧胸腔内还可见大量液性密度影,CT 值约 20HU。

【CT 诊断】 缩窄性心包炎。

【临床诊断】 缩窄性心包炎(行心包剥离术证实)。

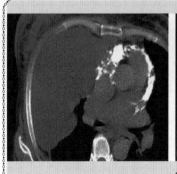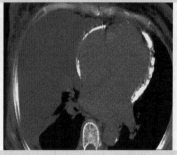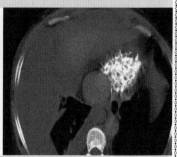

图 5-7-3　缩窄性心包炎的 CT 表现

临床思维:缩窄性心包炎

缩窄性心包炎(constrictive pericarditis)系心包疾病长期不愈或心包积液吸收不彻底,可引起心包肥厚、粘连,后期钙化包绕心脏而形成。其限制了心脏活动导致心脏舒张功能受限,产生一系列体循环及肺循环回流受限的表现。心脏舒张功能异常表现有右心室受压,舒张受限,静脉血回流入右心室受阻,上下腔静脉扩张、肝大、腹水等。左心室受压,舒张期进入左心室的血少,排出也少进而脉压下降,二尖瓣口被纤维包绕时,可引起肺循环淤血,左房增大,出现症状如心悸、气短、咳嗽、颈静脉怒张、腹胀、肝大、腹水等。

【影像学表现】　CT 上主要征象表现为心包增厚 5～20mm,多呈弥漫性,也可局部增厚,后期心包可出现多少不等的钙化,严重呈弧形、蛋壳状,形成"盔甲心"。由于体静脉压力升高,还可见上下腔静脉扩张,肝大及胸腹腔积液等体静脉淤血的表现,心包钙化对缩窄性心包炎的诊断很重要,一般观察到心包钙化是缩窄性心包炎的确诊,但必须注意个别病例可能有心包钙化而无心包缩窄的功能改变,因此必须结合临床及其他征象,另外,心包钙化并不是诊断缩窄性心包炎的必要征象,很多病例并没有继发的心包钙化。GRE 序列电影 MRI 示心室壁运动幅度降低,特别于舒张期明显。M 型超声心动图示心包增厚,其回声增强,增厚极不均匀。室壁舒张中晚期活动受限,双心房扩大,心室腔正常或减小。下腔静脉扩张。

CT 对于显示心包增厚及钙化灶具有明显的优势,但不能动态显示心脏舒张受限的情况。GRE 序列电影 MRI 能动态显示心脏功能变化,为最佳影像学诊断方法,但缺点在于程序复杂,价格昂贵,而超声心动图可动态显示心脏活动受限的征象,超声多普勒可显示血流变化情况,应作为首选的影像学方法。本病的确诊需要临床及影像学等紧密结合进行综合诊断。

三、心房黏液瘤

病例 5-7-4

【病史摘要】　男性,55 岁。心悸、气急间断性发作 1 年就诊,查体:可闻及舒张期 2～3 级隆隆样杂音,随体位改变杂音发生改变(图 5-7-4)。

【超声表现】

1. 切面超声心动图　左房内椭圆形较均匀的高回声,边界整齐,表面平整,蒂附着于房间隔卵圆窝处。

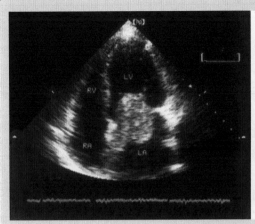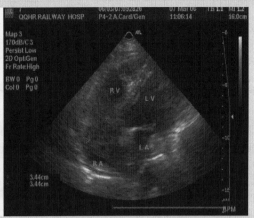

图 5-7-4　左心房黏液瘤超声表现

2. M 型超声心动图　收缩期左房内有团絮状回声,舒张期该回声出现在二尖瓣口伴有二尖瓣前叶呈城墙样改变,但瓣叶厚度正常,舒张期前后叶曲线呈镜相。

3. 彩色多普勒超声心动图　可显示通过狭窄通道的窄条血流束。

【超声诊断】　左心房黏液瘤。

临床思维:心房黏液瘤

　　心房黏液瘤约占心脏良性肿瘤的 50%。起源于心内膜下具有多向分化潜能的间叶细胞。心房间隔卵圆窝区富含此类细胞,因而是好发部位。生长缓慢;附着于心内膜上或瓣叶上,约 90% 的黏液瘤发生在左心房。左心房黏液瘤通常有蒂,蒂附着于房间隔卵圆窝附近或房室环,房室瓣左侧,其次发生在右心房,附着于房间隔右房侧,左、右心房同时累及者极为罕见。通常形状不规则呈半透明胶冻样(果冻样)。呈分叶状或梨形,表面大小不等结节,易脱落成碎片,有时质较硬不易破碎;肿瘤内部可有散在出血,纤维素变性或钙化。该肿瘤在心房内像绳球一样随血液流动而摆动。它们可在房室瓣附近移动,亦可不断地堵塞房室瓣口,导致血流间歇性阻断。由于重力的作用可使肿瘤掉入开放的房室瓣口内,站立位时黏液瘤患者可能发生晕厥、气促和肺充血。卧位时则症状可缓解。肿瘤还可引起房室瓣损伤,出现房室瓣的关闭不全产生心脏杂音。黏液瘤碎片或黏液瘤表面上血凝块碎片脱落随血液流向全身组织脏器,导致这些部位小血管的栓塞。出现的症状取决于栓塞的部位。心房黏液瘤的临床表现多样,与肿瘤所在部位、大小、生长速度、有无蒂及其长短、活动度、瘤内有无出血、变性及肿瘤有无碎片脱落等有关。主要表现有:①全身症状,若肿瘤有出血、变性、坏死常有反复发热、贫血、关节痛、血沉快、消瘦等。②血流受阻,肿瘤体积小时无症状,体积增大一定程度,尤其蒂长的心房黏液瘤,在心动周期中舒张期瘤体移至房室瓣口阻碍血流,临床上酷似房室瓣狭窄;患者常有心慌、气短、端坐呼吸、咯血、晕厥症状;心房黏液瘤心尖区有舒张期细震伴杂音,杂音可随体位而改变。③血管栓塞,心房黏液瘤组织疏松易脱落,碎片随血流可栓塞动脉或静脉。根据栓塞的部位,出现不同的症状。

复习思考题

选择题

1. 急性心包积液时最突出的症状是( )
    A. 心前区疼痛   B. 发热   C. 呼吸困难
    D. 声音嘶哑   E. 吞咽困难

2. 下列哪项不是心包积液的表现( )
    A. 心前区疼痛   B. 呼吸困难   C. 有心包摩擦音
    D. 心音增强   E. 颈静脉怒张

3. M 型超声心动图诊断左房黏液瘤的主要依据是( )
    A. 左心房增大   B. 右心室增大   C. 二尖瓣前叶呈城垛样改变
    D. 二尖瓣前后叶呈镜向运动   E. 舒张期二尖瓣前叶下方有云雾状或线状回声反射

4. 关于左心房黏液瘤的叙述,错误的是( )
    A. 为最常见的原发性心脏良性肿瘤
    B. M 型超声检查示二尖瓣前叶曲线的下方可见云雾状或线点状异常回声,收缩期消失
    C. 胸骨旁左心室长轴切面可见异常回声团往返于左心房与二尖瓣口之间
    D. 肿瘤带蒂,一般附着于二尖瓣前叶
    E. 二尖瓣前叶曲线呈城垛样改变,但前后叶呈镜向运动

5. 左心房黏液瘤的切面超声心动图特征是( )
    A. 左心长轴切面,左心房内呈现云团状肿块切面回声
    B. 二尖瓣短轴切面,瘤体回声随心脏舒张与收缩而活动
    C. 左心长轴切面,收缩期瘤体进入左心室流入道,舒张期则回缩到左心房内
    D. 二尖瓣短轴切面,舒张期二尖瓣口呈椭圆形并有团块状肿瘤回声充塞
    E. 四腔心切面,清楚显示肿瘤蒂的长度和蒂的附着点

6. 左心房黏液瘤蒂的附着部位常见为( )
    A. 二尖瓣前叶根部   B. 二尖瓣后叶根部   C. 房间隔的卵圆窝附近
    D. 左心耳   E. 左心房底部

思考题答案

选择题

1. C   2. D   3. D   4. D   5. A D E   6. C

第八节 大血管病变

一、降主动脉瘤

病例 5-8-1

【病史摘要】 男性,56 岁。胸部外伤后胸疼 1 小时就诊(图 5-8-1)。

【影像表现】 X 线示降主动脉起始段可见囊状扩张,CT 矢状位重建可清楚的显示降主动脉起始部管腔呈局部囊状扩张。

【影像诊断】 降主动脉瘤。

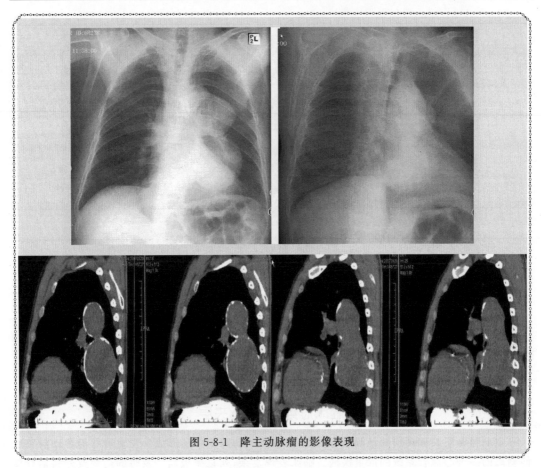

图 5-8-1 降主动脉瘤的影像表现

临床思维:降主动脉瘤

主动脉瘤是指主动脉某部位的病理性扩张。常由于动脉粥样硬化、梅毒、感染、创伤、大动脉炎等致使主动脉壁中层弹力纤维断裂坏死,使动脉壁失去原有韧性,在高压血流冲击下向外扩张而形成。主动脉瘤直径≥5cm 时易破裂出血,且直径愈大,破裂出血的可能性愈大。常见的症状和体征有:疼痛、压迫症状等,如呼吸压迫引起的呼吸困难、气短、咳嗽、声音嘶哑等。体表可见搏动性膨凸,听诊可有杂音和震颤。

【影像学表现】 CT 平扫即可见动脉瘤体的大小、形态、部位、瘤壁钙化及病灶与周围结构的关系等。CT 增强扫描可清楚显示附壁血栓(造影剂充盈的血管外围呈不规增厚的软组织密度影可伴部分高密度钙化灶),若合并血液渗漏及瘤体破裂可出现周围出血及压迫征象,如血胸、心包积液、肺不张、腹腔积血等。CT 三维重建更清楚地显示病灶与周围的关系。MRI 无需对比增强可显示主动脉内腔、管壁及其与周围组织结构的关系等及血流动态变化,通过三维呈像更有利于显示主动脉瘤的形态、大小、类型、病变的纵行范围、瘤壁、附壁血栓及瘤体与主动脉主支的关系。多排螺旋 CT 血管增强扫描以其方便快捷并价格适中的优点,是诊断动脉瘤的首选方法。

二、主动脉夹层

病例 5-8-2

【病史摘要】 男性,42 岁。突感胸骨后撕裂样疼痛,就诊后行 CTA 检查(图 5-8-2)。

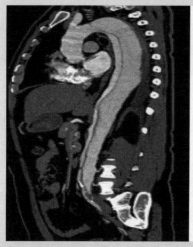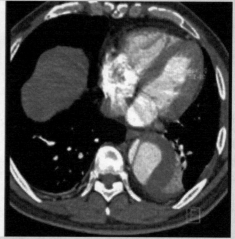

图 5-8-2 主动脉夹层的 CT 表现

【CT 表现】 注射造影剂后显示主动脉腔变窄,主动脉壁增厚。造影剂通过主动脉壁上的裂口进入动脉夹层,使真假腔显示为两条平行的致密管道影,其中有一个细的透亮线影分隔。假腔内有血栓,不能为造影剂所充盈。真腔较窄,假腔较大。

【CT 诊断】 主动脉夹层。

临床思维:主动脉夹层

主动脉夹层又称夹层脉动脉瘤,是指血液渗入主动脉壁中层形成夹层血肿并沿主动脉壁延伸剥离的一种心血管系统的危重疾病。临床表现复杂,死亡率极高。及时的药物及外科治疗使此类患者早期生存率超过 90% 并使远期生存率增加,故早期诊断及治疗是降低死亡率的关键。

1965 年 DeBaKey 按夹层动脉瘤发生的部位和范围分为三种类型,在临床上得到广泛应用。Ⅰ型:内膜破裂处位于升主动脉,主动脉壁剥离范围起源于升主动脉,累及主动脉弓、降主动脉,并可延伸到腹主动脉。Ⅱ型:内膜破裂处位于升主动脉,主动脉壁剥离范围局限于升主动脉。Ⅲ型:内膜破裂处位于左锁骨下动脉开口远端的近段降主动脉。主动脉壁向降主动脉方向剥离,可延伸到腹主动脉,但不涉及升主动脉壁。

Stanford 分型则根据升主动脉是否受累分为 A、B 两种类型。A 型:内膜破裂处可位于升主动脉、主动脉弓或近段降主动脉。夹层动脉瘤的范围累及升主动脉,甚或主动脉弓、降主动脉和腹主动脉。Stanforda 型相当于 DeBaKey 分型的Ⅰ型和Ⅱ型。A 型约占病例数的 66%。在这一型中尤其要注意的是有无累及头臂动脉(无名动脉、左颈总动脉和左锁骨下动脉),因为这是决定摆放内支撑人造血管还是手术置换血管的关键所在!B 型:内膜破裂处常位于近段降主动脉,夹层动脉瘤的范围仅限于降主动脉或延伸入腹主动脉,但不累及升主动脉。相当 DeBaKeyⅢ型。B 型约占 33%。

复习思考题

一、选择题

1. 心脏、大血管的 CT 检查对下列疾病的诊断价值最高的是(   )

   A. 动脉导管未闭   B. 室间隔缺损   C. 主动脉瘤及主动脉夹层

   D. 法洛四联征   E. 房间隔缺损

2. 夹层动脉瘤(主动脉夹层)CT 特征性征象是(　　)
　　A. 两个不同增强密度的主动脉腔被一内膜所分隔　　B. 主动脉钙化内移
　　C. 主动脉壁异常扩张　　　　　　　　　　　　　　D. 主动脉各段管径不成比例
　　E. 主动脉周围血肿形成

3. 主动脉夹层 MRI 检查的优点不包括(　　)
　　A. 可行任意方向切层　　　　B. 能发现夹层撕裂口　　　　C. 能显示附壁血栓
　　D. 能动态观察血流变化　　　E. 无射线,无创伤,可重复性强,有利于复查

4. 以下关于降主动脉夹层动脉瘤的 CT 表现,错误的是(　　)
　　A. 内膜钙化内移　　　　　　　　　　　B. 两个不同增强密度的主动脉腔
　　C. 主动脉夹层真腔较小,假腔较大　　　D. 降主动脉与升主动脉直径比<1
　　E. 假腔可无增强

5. 下列不是夹层动脉瘤的 CT 表现的是(　　)
　　A. 双腔征象　　　　　　　　　　　　　B. 真腔对比剂浓度一般高于假腔
　　C. 内膜钙化没有内移　　　　　　　　　D. 真假腔之间的内膜瓣
　　E. 假腔内可以继发血栓形成

6. 主动脉夹层的病因与下列因素无关的是(　　)
　　A. 外伤　　　　　　　　　B. 动脉粥样硬化和高血压　　　C. 动脉囊性中层坏死
　　D. 风湿性心脏病　　　　　E. 医源性损伤

7. 主动脉夹层 CT 及 MRI 均可显示的异常有(　　)
　　A. 内膜片　　　　　　　　B. 真假腔　　　　　　　　　　C. 假腔内血栓
　　D. 内膜钙化内移　　　　　E. 内破口

8. 下列关于主动脉夹层描述错误的是(　　)
　　A. 平扫时不易发现内膜瓣　　　　　　　B. 增强扫描通常可见主动脉内两个腔
　　C. 真腔通常小于假腔　　　　　　　　　D. CT 容易显示内膜破裂口
　　E. 多数可见主动脉扩张

二、简答题

1. 简述主动脉夹层的 DeBaKey 分型和 Stanford 分型。
2. 简述夹层动脉瘤影像学表现。

<h1 style="text-align:center">思考题答案</h1>

一、选择题

1.C　2.A　3.C　4.D　5.C　6.D　7.A　8.D

二、简答题

1. 答:DeBaKey 将胸主动脉夹层动脉瘤分为三型:Ⅰ型:胸主动脉夹层动脉瘤起源于升主动脉并累及腹主动脉;Ⅱ型:胸主动脉夹层动脉瘤局限于升主动脉;Ⅲ型:胸主动脉夹层动脉瘤起源于胸降主动脉,向下未累及腹主动脉者称为ⅢA,累及腹主动脉者称为ⅢB。Stanford 大学的 Daily 等将胸主动脉夹层动脉瘤分为两型:无论夹层起源于哪一部位,只要累及升主动脉者称为 A 型;夹层起源于胸降主动脉且未累及升主动脉者称为 B 型。

2. 答:主动脉增宽,主动脉壁钙化内移,心影增大。平扫 CT 显示钙化内膜内移,假腔内血栓以及纵隔血肿心包和胸腔积血等。增强 CT 可见主动脉双腔和内膜片;通常真腔狭窄,充盈对比剂较快,而假腔较大,充盈对比剂较慢。可显示内膜破口及发生部位。

(蔡庆斌　辛明志　闫文颖　张忠太　赵宏宇)

第六章 消化系统疾病

第一节 急 腹 症

一、胃肠道急性穿孔

病例 6-1-1

【病史摘要】 男性,19岁。急性腹痛半小时(图6-1-1)。

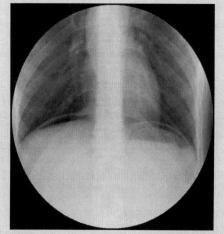

图6-1-1 消化道穿孔(1)的X线表现

【X线表现】 双膈下见新月样游离气体影。

【X线诊断】 消化道穿孔。

病例 6-1-2

【病史摘要】 男性,40岁。间断性上腹疼痛8年余,诊断为胃溃疡,服药缓解,近1周加重,6小时前饱食后,突发上腹刀割样痛(图6-1-2)。

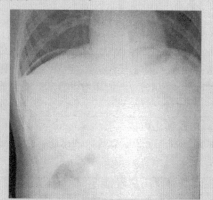

图6-1-2 消化道穿孔(2)的X线表现

【X线表现】 右膈下见新月形透亮影,边界清晰。

【X线诊断】 消化道穿孔。

病例 6-1-3

【病史摘要】 男性,59岁。上腹痛加重,呈阵发性绞痛,腹胀不适,恶心欲吐。发病1周前右上腹部胀痛不适,超声示胆囊炎(图6-1-3)。

【CT表现】 肝周及肝门区显示多发裂隙样、新月形游离气体影。

【CT诊断】 消化道穿孔。

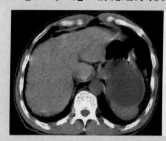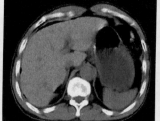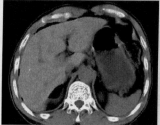

图6-1-3 消化道穿孔的CT表现

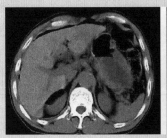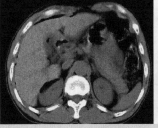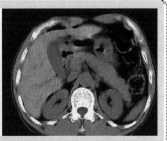

图 6-1-3　消化道穿孔的 CT 表现

临床思维:胃肠道急性穿孔

　　一般情况空腔脏器急性穿孔可出现膈下游离气体,空腔脏器的慢性穿孔可以由大网膜包裹局限形成囊肿而不出现膈下游离气体。之所以为游离气体,是指患者在体位变化后气体的位置也发生改变。当在怀疑有空腔器官破裂时一般需采取立位腹平片或腹部透视检查,这样在膈下显示有气体影,因为在膈下特别在右膈下正常时本是肝脏实质影,出现了气体影后便为异常得以诊断。如果平卧位一般气体聚集在脐周部,侧位 X 线片中是可以看到的,但有时不能和肠道气体分开。在腹膜腔内的空腔脏器破裂可以引起膈下游离气体,但是不是所有空腔脏器破裂都有膈下游离气体。也不是所有游离气体一定有空腔脏器破裂,比如腹腔内有产气杆菌感染后可能出现游离气体。当然也有医学性检查可以引起,比如输卵管镜检查可能引起,腹部手术后的前几天都可能出现上述情况。一般采取立位腹部平片来诊断,但需要和间位结肠相鉴别。辨别不清时加做腹部侧卧水平位投照片来加以鉴别,如气体游动则可确诊为膈下游离气体。

二、肠 梗 阻

病例 6-1-4

　　【病史摘要】 男性,53 岁。中上腹胀痛伴呕吐 6 小时来诊(图 6-1-4)。

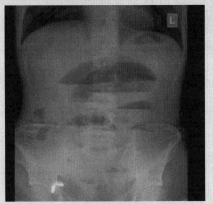

图 6-1-4　肠梗阻的 X 线表现

　　【X 线表现】 腹腔内见多发液气平,呈阶梯状。

　　【X 线诊断】 考虑肠梗阻(大跨度液气平多考虑低位肠梗阻)。

病例 6-1-5

　　【病史摘要】 男性,18 岁。突发腹痛腹胀,逐渐加重呈阵发性,查肠鸣音亢进(图 6-1-5)。

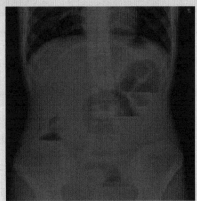

图 6-1-5　小肠急性肠梗阻的 X 线表现

　　【X 线表现】 腹腔内见多发大小不等液气平,呈阶梯状。

　　【X 线诊断】 考虑小肠急性肠梗阻。

病例 6-1-6

【病史摘要】 女性,56 岁。因间断腹痛并加剧 2 天入院。进院后呕吐 3 次。体检:腹部压痛明显,肠鸣音亢进(图 6-1-6)。

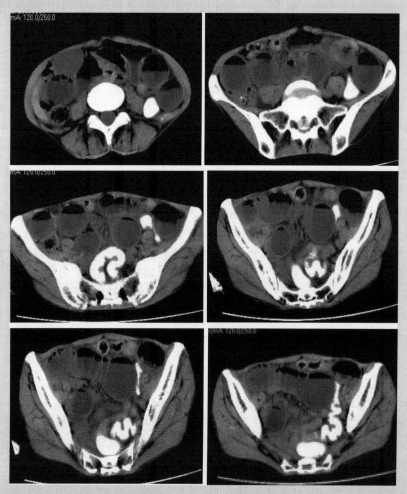

图 6-1-6 肠梗阻的 CT 表现

【CT 表现】 腹腔肠管扩张,内见多个大小不等液气平面。

【CT 诊断】 肠梗阻。

临床思维:肠梗阻

肠梗阻(intestinal obstruction)是指肠内容物通过障碍,通俗地讲就是肠道不通畅。这里肠道通常是指小肠和结肠。急性肠梗阻是最常见的外科急腹症之一,引起肠梗阻的原因可分为机械性和非机械性两大类。肠梗阻最主要的临床症状是腹痛、呕吐、腹胀、停止排气排便四大症状。还有水、电解质和酸碱平衡紊乱,遇有绞窄性梗阻、肠坏死,可出现休克、腹膜炎和胃肠出血等表现。

【影像学表现】 对肠梗阻最有帮助的特殊检查是腹部平片与钡灌肠。直立位腹部平片可显示肠袢胀气,空肠黏膜的环状皱襞在肠腔充气时呈"鱼骨刺"样,结肠可显示结肠袋,肠腔充气的肠袢是在梗阻以上的部位。小肠完全性梗阻时,结肠将不显示。左侧结肠梗阻,右侧结肠将有充气。低位结肠梗阻时,左半结肠可以有充气。但需提醒的是钡灌肠可用于疑有结肠梗阻的患者,它可显示结肠梗阻的部位与性质。但在小肠急性梗阻时忌用胃肠钡剂造影的方法,以免加重病情。水溶性造影剂的安全性要大得多。有时腹部 CT 还能发现造成肠梗阻的病因和病变部位,为手术提供重要的信息。

复习思考题

一、选择题

1. 胃穿孔具有特征性的 X 线影像是(　　　)

　　A. 胃泡增大影像　　　　　　　　B. 膈下游离气体征象　　　　　　C. 气液平面像

　　D. 两则膈肌升高像　　　　　　　E. 肠管膨胀像

2. 下列属于肠梗阻的基本 CT 征象的是(　　　)

　　A. 肠管显著扩张,其内可见气液平面　　B. 可见"U"形肠袢　　　　　　C. 可见"鸟嘴"征

　　D. 假肿瘤征　　　　　　　　　　　　　E. 肠管呈分层环状改变

3. 男性,40 岁,腹痛 2 天伴腹胀,呕吐,无排气,肠鸣音亢进,3 年前有腹部手术史,首先考虑的诊断为(　　　)

　　A. 痉挛性肠梗阻　　　　　　　　B. 粘连性肠梗阻　　　　　　　　C. 麻痹性肠梗阻

　　D. 较窄性肠梗阻　　　　　　　　E. 蛔虫性肠梗阻

4. 男性,38 岁。突发腹痛,腹胀逐渐加重,呈阵发性,查肠鸣音亢进,诊断可能为(　　　)

　　A. 急性腹膜炎　　　　　　　　　B. 胃肠道穿孔　　　　　　　　　C. 急性胰腺炎

　　D. 小肠急性肠梗阻　　　　　　　E. 急性阑尾炎

二、简答题

简述当胃肠道穿孔穿入腹腔内时的主要 X 线表现。

思考题答案

一、选择题

1. B　2. A　3. B　4. D

二、简答题

答:气腹、腹液、腹脂线异常和麻痹性肠胀气等征象。

第二节　食管疾病

一、食管静脉曲张

病例 6-2-1

【病史摘要】　男性,79 岁。黑便 2 周,半年来呕血一次(图 6-2-1)。

【X 线表现】　食管黏膜皱襞明显增宽、迂曲,呈蚯蚓状充盈缺损,管壁边缘呈锯齿状。

【X 线诊断】　食管静脉曲张。

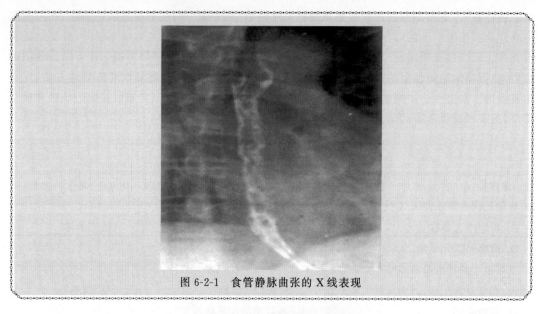

图 6-2-1　食管静脉曲张的 X 线表现

临床思维：食管静脉曲张

食管静脉曲张(esophageal varices)是门静脉高压的重要并发症,常见于肝硬化。正常情况下,食管下半段的静脉网与门静脉系统的胃冠状静脉、胃短静脉之间存在着吻合。当门静脉血液受阻时,来自消化器官及脾等的回心血液不能进入肝,而被迫另找出路,大量血液通过胃冠状静脉和胃短静脉进入食管黏膜下静脉和食管周围静脉丛,经奇静脉进入上腔静脉,于是形成食管和胃底静脉曲张。

二、食 管 癌

病例 6-2-2

【病史摘要】　男性,55 岁。吞咽困难 2 个月,有 30 年吸烟史(图 6-2-2)。

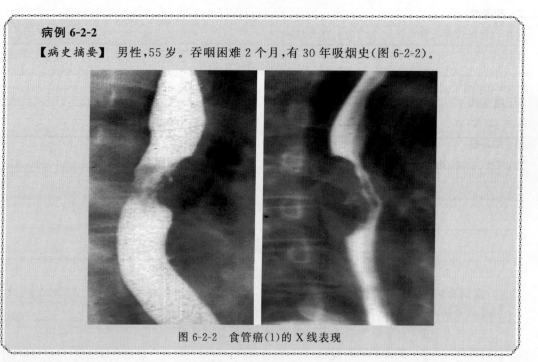

图 6-2-2　食管癌(1)的 X 线表现

【X线表现】　食管中段管腔明显狭窄,见充盈缺损,长约 4.5cm,黏膜破坏、中断。

【X线诊断】　食管癌。

病例 6-2-3

【病史摘要】　男性,60 岁。吞咽固体食物时有不同程度的哽噎感,胸骨后烧灼、针刺或牵拉摩擦样疼痛。食物通过缓慢,逐渐消瘦、脱水、无力。持续胸痛或背痛(图 6-2-3)。

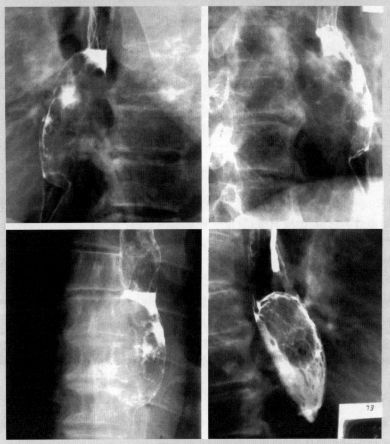

图 6-2-3　食管癌(2)的 X 线表现

【X线表现】　食管中下段见充盈缺损,长约 5.0cm,黏膜中断,破坏,局部钡剂分布呈不规则斑片状。

【X线诊断】　食管癌。

【病理诊断】　食管中段鳞状上皮癌。

病例 6-2-4

【病史摘要】　女性,75 岁。吞咽困难 3 个月(图 6-2-4)。

【X线表现】　食管中下段见不规则充盈缺损,其内可见龛影,黏膜皱襞消失、中断、破坏,管腔狭窄,边缘较整齐,管壁僵硬。

【X线诊断】　食管癌。

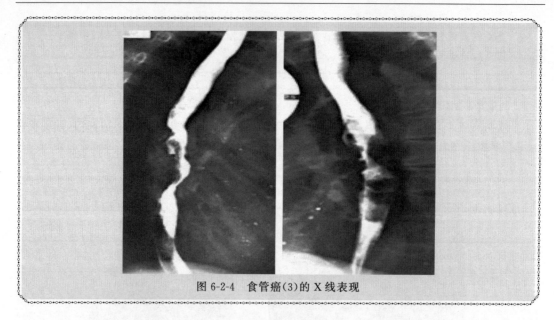

图 6-2-4 食管癌(3)的 X 线表现

临床思维:食管癌

食管癌(Esophageal carcinoma)好发于 40～70 岁的男性,主要症状是进行性吞咽困难。食管癌的病理形态分为三型:①浸润型:管壁呈环状增厚、管腔狭窄;②增生型:肿瘤向腔内生长,形成肿块;③溃疡型:肿块形成一个局限性大溃疡,深达肌层。以上各个型可混合出现。也有将食管癌分为四型:①髓质型;②蕈伞型;③溃疡型;④缩窄型。

【影像学表现】

早期食管癌:黏膜平坦、皱襞增粗,迂曲、虚线状、不规则、毛糙、中断;管壁舒张差或受限、僵直;管腔不规则点或条状小龛影,息肉状充盈缺损,突入腔内;钡剂可有滞留。

中晚期食管癌:黏膜增粗、不光整、破坏、中断;管腔有不规则充盈缺损,扩张或狭窄;管壁不规则、僵硬,舒张差,不规则龛影,管壁外可见软组织影;钡剂通过受阻、滞留,近端管腔扩张。穿孔时,纵隔可见钡剂或与支气管相通。

【鉴别诊断】

1. 食管贲门失弛缓症 患者多见于年轻女性,病程长,症状时轻时重。食管钡餐检查可见食管下端呈光滑的漏斗型狭窄,应用解痉剂时可使之扩张。

2. 食管良性狭窄 可由误吞腐蚀剂、食管灼伤、异物损伤、慢性溃疡等引起的瘢痕所致。病程较长,咽下困难发展至一定程度即不再加重。经详细询问病史和 X 线钡餐检查可以鉴别。

3. 食管良性肿瘤 主要为少见的平滑肌瘤,病程较长,咽下困难多为间歇性。X 线钡餐检查可显示食管有圆形、卵圆形或分叶状的充盈缺损,边缘整齐,周围黏膜纹正常。

4. 缺铁性假膜性食管炎 多为女性,除咽下困难外,尚可有小细胞低色素性贫血、舌炎、胃酸缺乏和反酸等表现。

复习思考题

一、选择题

1. 下述食管癌 X 线征象,不正确的是(   )

   A. 黏膜皱襞破坏　　　　　　B. 可形成充盈缺损　　　　　　C. 与正常管壁可呈移行表现

   D. 管壁僵硬不规则　　　　　　E. 可形成溃疡

2. 食管下段管腔狭窄,扩张受限,黏膜破坏,有充盈缺损,应诊断为(　　)
　　A. 食管静脉曲张　　　　　　B. 食管内异物　　　　　　C. 食管平滑肌瘤
　　D. 食管癌　　　　　　　　　E. 食管憩室

二、简答题

1. 食管钡餐检查有哪几种方法?
2. 简述食管静脉曲张与食管癌的鉴别要点。
3. 简述食管癌的 X 线造影表现。

思考题答案

一、选择题

1. C　2. D

二、简答题

1. 答:食管钡餐检查方法有两种,一种是常规的检查,也就是吞钡和拍片;另一种是气钡双重造影法。前者主要观察食管钡剂充盈的状况和黏膜附着钡剂的情况,是钡餐造影的主要方法,有助于判断病变的程度和范围;后者对于早期食管癌的诊断价值较大。
2. 答:食管静脉曲张的食管壁柔软而伸缩自如,这是与食管癌的重要鉴别点。
3. 答:①黏膜皱襞消失、中断、破坏,代之以癌瘤表面杂乱不规则的影像;②管腔狭窄;③腔内充盈缺损;④不规则龛影,周围有不规则的充盈缺损;⑤受累段食管局限性僵硬。

第三节　胃与十二指肠疾病
一、胃、十二指肠溃疡

病例 6-3-1

【病史摘要】　男性,38 岁。心前区阵发性绞痛 10 天,贫血面容(图 6-3-1)。

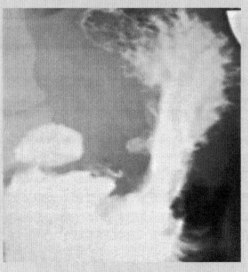

图 6-3-1　胃小弯溃疡的 X 线表现

　　【X 线表现】　胃小弯见突出胃腔轮廓之外龛影,周边见水肿带,切线位呈乳头状,边缘光滑整齐,密度均匀。

　　【X 线诊断】　胃小弯溃疡。

病例 6-3-2

【病史摘要】 男性,40岁。间断性上腹不适4年,呕咖啡样物及黑便10天(图6-3-2)。

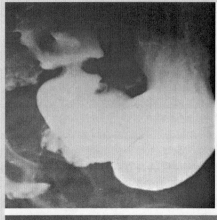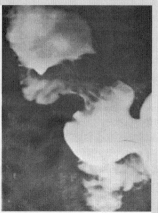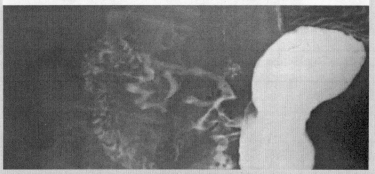

图 6-3-2 十二指肠球部溃疡的 X 线表现

【X线表现】 十二指肠球部可见龛影,周围水肿有内陷。球部变形。

【X线诊断】 十二指肠球部溃疡。

临床思维:胃、十二指肠溃疡

胃溃疡(stomach ulcer)多为单发,常位于小弯。胃溃疡境界清,一般圆形或椭圆形。溃疡可破坏胃壁,有时可见穿孔。穿孔后可见膈下游离气体,临床表现疼痛及出血等。恶性溃疡癌变从边缘黏膜开始,当癌变组织达一定程度后,边缘形成了结节状隆起,就形成环堤。

十二指肠溃疡(duodenal ulcer)绝大部分发生在球部,占90%以上。球部腔小壁薄,溃疡易造成球部变形,X线检查易于发现。球部溃疡常较胃溃疡小,直径多为4~12mm,大都在后壁或前壁,因此多显示为轴位象,表现为类圆形或米粒状密度增高影,其边缘大都光滑整齐,周围常有一圈透明带,或有放射状黏膜皱襞纠集。

二、十二指肠管状腺瘤

病例 6-3-3

【病史摘要】 女性,61岁。间断性腹痛、腹胀10年,发作时伴恶心、呕吐,偶尔出现黑便(图6-3-3)。

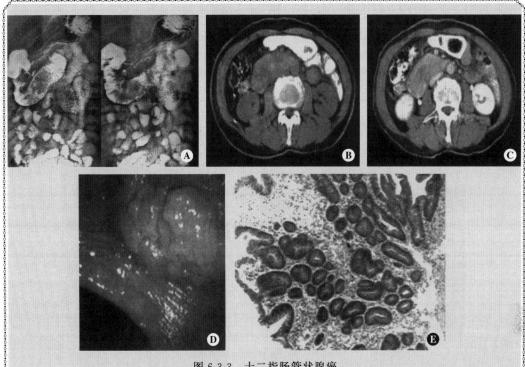

图 6-3-3　十二指肠管状腺癌

【影像表现】　十二消化道钡剂造影:胃呈低张力型。十二指肠近段无明显扩张,十二指肠球正常,降段中部见向十二指肠环内突出的单发憩室,憩室内容物可随肠蠕动排出。十二指肠降段与横段交界处肠腔内充盈缺损,呈长圆形,长轴与肠管纵轴一致。肿块较软,压之变形,表面呈细网格样钡线,肿块具有一定活动度。近端钡剂通过轻度受阻(图 A)。CT 平扫示:十二指肠扩张,肠管内占位(图 B)。CT 增强扫描示:肿块轻度强化,强化程度低于肠壁(图 C)。

【肠镜检查】　十二指肠降段见"菜花"状肿块,宽基底、质软、触之易出血,表面未见溃疡(图 D)。

【病理诊断】　十二指肠管状腺瘤(图 E)。

临床思维:十二指肠管状腺瘤

十二指肠腺瘤较少见。肿瘤起自十二指肠上皮组织。发病年龄较大。其恶变危险性极高。临床症状以轻度肠道梗阻,消化道出血为主。当并发胆系结石,胆道梗阻时可出现黄疸。病理学分为绒毛状腺瘤、管状腺瘤和绒毛状管状腺瘤。标本肉眼及镜下表现可以很好地区分以上三种类型。诊断以消化道钡剂造影和内镜检查为首选手段。病变特点为单发、宽基底的肠腔内充盈缺损,呈菜花状或息肉样外形,质较软。病例 6-3-3 X 线表现为肿块有轻度移动性、压之变形及表面呈网格状钡线等特点,消化道梗阻表现较轻。内镜表现为肠腔内菜花状肿物,质较软,触之易出血。CT 检查起辅助作用。本例患者病变接近十二指肠乳头开口部,并发胆总管结石。

三、胃 癌

病例 6-3-4

【病史摘要】 男性,52岁。上腹部隐痛不适,饱胀感2个月。近日食欲逐渐下降伴黑便(图6-3-4)。

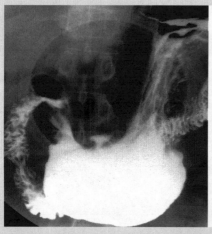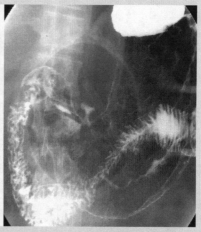

图6-3-4 胃癌的X线表现

【X线表现】 病变组织向腔内呈盘状突起,中心溃疡,周围为环提,龛影不规则,位于胃腔轮廓线外,见半月征,黏膜皱襞中断消失。

【X线诊断】 胃癌。

【病理诊断】 低分化腺癌。

病例 6-3-5

【病史摘要】 男性,55岁。上腹饱胀不适半年余,加重1个月,近来疼痛为持续性钝痛,服胃药后不缓解,伴有消瘦、体重减轻、黑便症状(图6-3-5)。

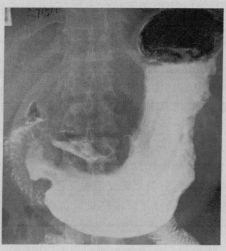

图6-3-5 溃疡型胃癌的X线表现

【X线表现】　胃小弯上方可见龛影,龛影形状不规则,外缘平直,内缘不整齐而有多个尖角。

【X线诊断】　胃癌。

【病理诊断】　溃疡型胃癌。

临床思维:胃癌

胃癌(gastric carcinoma)是胃肠道最常见的肿瘤,好发于 40～60 岁。可发生在胃的任何部位,但以胃窦、小弯和贲门区常见。按胃癌的大体形态常将胃癌分为三型:①蕈伞型(息肉型、肿块型、增生型):癌瘤向胃腔内生长,表面大多高低不平,如菜花样,常有糜烂,与周围壁有明确的分界。②浸润型(硬癌):癌瘤沿胃壁浸润生长,常侵犯胃壁各层,使胃壁增厚、僵硬,弹性消失。黏膜表面平坦而粗糙,与正常区分界不清,病变可只侵犯胃的一部,但也可侵及胃的全部,形成"革袋状胃"。③溃疡型:癌瘤常深达肌层,形成大而浅的盘状溃疡,其边缘有一圈堤状隆起称环堤。

【影像学表现】　胃腔内见不规则充盈缺损及龛影。黏膜破坏、中断。龛影周围有不规则环堤,伴有指压痕和裂隙征。胃腔缩小,胃黏膜平坦水洗状。胃壁厚、僵硬、蠕动消失。

【鉴别诊断】

1. 胃溃疡　由于胃癌无特异性症状和体征,常易被误诊为胃溃疡或慢性胃炎,特别是青年人易被误诊。胃溃疡常可见突出于腔外的龛影,直径小于 2cm,其口部光滑整齐,周围黏膜呈辐射状,胃壁柔软,扩张良好。

2. 胃息肉　又称胃腺瘤,为来源于胃黏膜上皮的良性肿瘤。以 60～70 岁多见,较小的腺瘤可无任何症状,较大者可见上腹部饱胀不适,或隐痛、恶心,有时可见黑便。X线钡餐检查显示为 1cm 左右直径、边界完整的圆形充盈缺损,带蒂腺瘤推压时可移动。

3. 胃平滑肌瘤及肉瘤　胃平滑肌瘤多发于 50 岁以上患者,临床无特征性症状,常见上腹饱胀隐痛等。病变好发于胃窦及胃体部,多为单发,大小不超过 5cm,多呈圆形或椭圆形,偶见中心部溃疡,与周围组织境界清楚,周围黏膜保持正常,胃蠕动正常。

4. 胃巨大皱襞症　与浸润型胃癌均好发于胃上中部大小弯处。良性巨大皱襞 X线检查可见胃黏膜呈环状或迂曲改变,胃腔有良好的扩张性;浸润型胃癌黏膜多为直线性增粗,胃腔常变形狭窄。另外巨大皱襞症常伴有低蛋白血症,而浸润型胃癌可见恶病质。

5. 肥厚性胃窦炎　本病可引起胃窦狭窄,蠕动消失,但黏膜正常,多有环形皱襞,胃壁仍保持一定伸展性;浸润型胃癌黏膜平坦或颗粒变形,尤其是胃壁僵硬,低张造影亦不扩张,两者区别不难。

6. 胃原发性恶性淋巴瘤　占胃恶性肿瘤的 0.5%～8%,多见于青壮年,好发于胃窦、幽门前区及胃小弯。胃镜下组织活检将有助于诊断。

复习思考题

一、选择题

1. 胃溃疡最常发生的部位(　　)

　　A. 贲门旁　　　　B. 胃后壁　　　　C. 胃小弯　　　　D. 胃大弯　　　　E. 幽门前壁

2. 胃、十二指肠溃疡急性穿孔,最常见于(　　)

　　A. 胃或十二指肠后壁的穿透性溃疡　　　　　　B. 幽门附近的胃或十二指肠前壁溃疡

　　C. 胃小弯前壁或十二指肠球部外侧壁溃疡　　　D. 胃窦部或十二指肠球部内侧壁溃疡

　　E. 高位胃溃疡或球后壁溃疡

3. 指出不是胃溃疡恶变的 X线表现(　　)

　　A. 龛影口部一个指压迹征　　　　　　　　　　B. 纠集黏膜呈杵状或中断

　　C. 龛影口部呈钝角状或呈双重阴影　　　　　　D. 小段环堤

    E. 龛影变浅
4. 关于十二指肠球部溃疡,下列说法不正确的是(　　)
    A. 常见球部变形　　　　　　B. 溃疡可多发　　　　　　C. 可形成慢性穿孔
    D. 胃蠕动可增强　　　　　　E. 部分可恶变
5. 下列为溃疡型胃癌的 X 线征象,错误的是(　　)
    A. 放射状黏膜纠集,直抵龛影口部　　　　　　B. 不规则状黏膜纠集,杵状增粗
    C. 腔内龛影　　　　　D. 指压迹　　　　　E. 蠕动消失

二、名词解释

1. 龛影　2. 充盈缺损

三、简答题

简述十二指肠球溃疡的直接征象和间接征象。

思考题答案

一、选择题

1.C　2.B　3.E　4.E　5.A

二、名词解释

1. 龛影:胃壁局限性溃疡形成的凹陷为钡剂充盈,故在切线位时呈局限性向胃轮廓外突出的钡影。
2. 充盈缺损:钡剂填充胃轮廓时,来自胃壁的肿块向腔内突出造成局部钡剂不能充盈。

三、简答题

答:直接征象——龛影。间接征象——球部变形,激惹征,幽门痉挛,胃分泌增加,胃张力和蠕动改变。

第四节　空肠与回肠疾病

一、肠　结　核

> **病例 6-4-1**
>
> 　　【病史摘要】　男性,38 岁。咳嗽,消瘦 1 年多,加重 1 个月入院。1 年前曾出现大咯血,反复出现畏寒、低热及胸痛,并出现腹痛和间歇交替性腹泻和便秘(图 6-4-1)。
>
>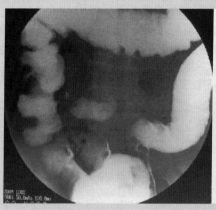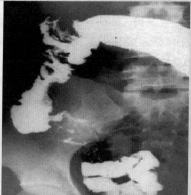
>
> 图 6-4-1　回盲部结核(溃疡型)的 X 线表现
>
> 　　【X 线表现】　末端回肠黏膜皱襞明显增粗紊乱,钡剂充盈欠佳,远端回肠及升结肠钡剂充盈正常(跳跃征),盲肠略缩短。
>
> 　　【X 线诊断】　回盲部结核(溃疡型)。

病例 6-4-2

【病史摘要】　男性,54 岁。间断腹痛 3 个月,右下腹触及包块(图 6-4-2)。

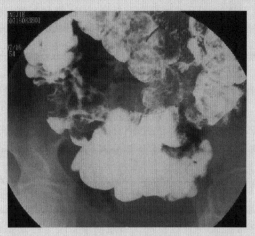

图 6-4-2　回盲部结核(增殖型)的 X 线表现

【X 线表现】　末端回肠和盲肠黏膜皱襞紊乱,可见小息肉样充盈缺损。

【X 线诊断】　回盲部结核(增殖型)。

病例 6-4-3

【病史摘要】　男性,35 岁。间断腹泻 16 个月,伴乏力、消瘦,偶有盗汗、咳嗽,右下腹隐痛,无明显发热(图 6-4-3)。

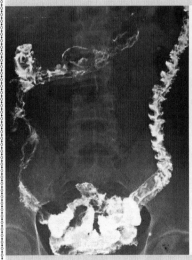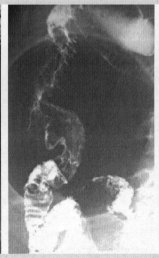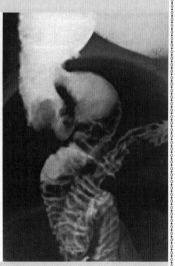

图 6-4-3　末端回肠及升结肠结核的 X 线表现

【X 线表现】　钡剂灌肠检查示末端回肠及升结肠黏膜增粗,息肉样充盈缺损。盲肠及升结肠缩短僵硬,正常结肠襞消失。回盲瓣处凹陷。

【X 线诊断】　末端回肠及升结肠结核。

临床思维:肠结核

肠结核(tuberculosis of the intestine)多继发于肺结核。好发于青壮年,常与腹膜结核和肠系膜淋巴结结核同时存在。肠结核好发于回盲部和升结肠、回盲瓣常受累、亦可见于空、回肠以至十二指肠。严重者小肠、结肠均受累。肠结核分为溃疡型与增殖型两种,可同时存在。感染途径有二:一是吞食了带有结核杆菌的痰液和食物;二是由淋巴或血行播散所致。少数病例可因腹腔内其它器官罹患结核而蔓延至肠管,如肠系膜淋巴结核、腹膜淋巴结核及子宫输卵管结核等。临床上常为慢性起病,长期低热,有腹痛、腹泻、消瘦、乏力等症状。增殖型肠结核在右下腹可扪及肿块。

【影像学表现】

1. 溃疡型肠结核 常表现为肠管痉挛收缩、张力增高、有激惹征象,黏膜皱襞紊乱。病变常见于回肠下段。钡餐时常见回肠末端、盲肠及部分升结肠始终充盈不良或收缩成细线状,而其上下肠管则充盈正常,此改变是激惹征象,又称之为"跳跃"征,当肠管充盈时,其肠管边缘呈不规则锯齿状,病变段黏膜纹紊乱增粗,有时可见小龛影。钡灌肠时,可发现回盲部能扩张,无器质性狭窄,但该处黏膜纹紊乱。气钡双对比检查可发现小龛影。

2. 增殖型肠结核 主要表现为管腔狭窄及缩短变形。单纯性增殖结核,激惹征多不明显,若伴有溃疡时,则可有激惹征。小肠增殖性结核好发于回肠末端,盲肠亦常有病变。表现为黏膜皱襞紊乱、增生,呈小息肉样的充盈缺损。由于黏膜下层及浆膜下纤维组织增生,肠壁增厚致肠管狭窄,重者可出现部分梗阻。回盲瓣受侵时,表现为增生肥厚,在盲肠的内侧壁呈凹陷变形,影响小肠排空。病变累及盲肠和升结肠时,可见管腔狭窄、缩短。黏膜皱襞紊乱增生,多数息肉样充盈缺损,须与肠癌相鉴别,若病变侵及回盲瓣与回肠,则多考虑为结核。钡灌肠时上述征象仍存在。

二、肠 息 肉

病例 6-4-4

【病史摘要】 女性,35 岁。反复便血 2 个月余,现伴有黏液流便,大便次数突然增多(图 6-4-4)。

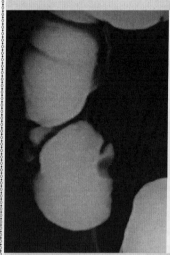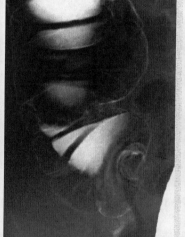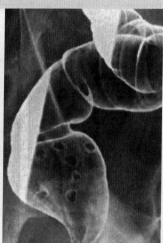

图 6-4-4 多发盲肠及直肠息肉的 X 线表现

【X 线表现】 钡剂低张灌肠示盲肠及直肠多发类圆形充盈缺损区,边缘光整,清晰。

【X 线诊断】 多发盲肠及直肠息肉。

临床思维:肠息肉

肠息肉泛指肠黏膜表面向肠腔突出的隆起性病变,包括有腺瘤(其中有绒毛状腺瘤),儿童型息肉、炎症息肉及息肉病等。从病理上来看,其内容不一,有的是良性肿瘤,有的是炎症增生的后果。但由于肉眼看来大体相似,因此这一含意笼统不清的病名"息肉"一直被习惯采用。直肠是息肉常见的所在,更由于易于发现和处理,因而受人重视。近年来认为结、直肠癌多起自息肉,及早切除息肉能降低癌的发生,因此,息肉作为癌前病变,更应当受到重视。

复习思考题

选择题

1. 增殖型肠结核 X 线征象中不正确的是( )
   A. 多发生于回盲部　　　　B. 肠管狭窄变形明显　　　　C. 多出现"跳跃"征
   D. 可出现不全性肠梗阻　　E. 盲肠缩短
2. 溃疡性肠结核的 X 线表现中不正确的是( )
   A. 病变处可见激惹现象　　B. 病变处肠管不规则狭窄　　C. 病变以上肠道运动过速
   D. 狭窄近端肠管可有轻度扩张　　E. 肠曲粘连成团常伴肠梗阻
3. "跳跃"征最常见于( )
   A. 肠肿瘤　　　B. 肠结核　　　C. 小肠蛔虫病　　　D. 吸收不良综合征　　　E. 以上都不是
4. 下列征象中,不符合诊断肠结核 X 线表现的是( )
   A. 回盲部激惹现象　　　　B. 黏膜溃疡　　　　C. 小息肉样充盈缺损
   D. 病变偏于肠管一侧　　　E. 可形成瘘管

思考题答案

选择题

1. C　2. E　3. B　4. D

第五节　结肠与直肠疾病

一、结　肠　癌

病例 6-5-1

【病史摘要】　男性,58 岁。大便不畅半个月(图 6-5-1)。

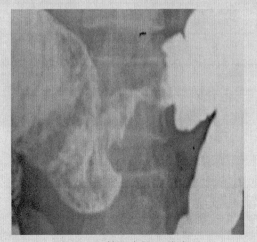

图 6-5-1　结肠癌的 X 线表现

【X线表现】 钡灌肠示横结肠局部不规则狭窄,黏膜破坏,钡剂通过受阻。

【X线诊断】 结肠癌。

临床思维:结肠癌

结肠癌(colon cancer)好发生在直肠和乙状结肠。可分为三型:①增生型:肿瘤向腔内生长,呈菜花状,表面可有浅溃疡。肿瘤基底宽,肠壁增厚;②浸润型:癌瘤主要沿肠壁浸润,使肠壁增厚,病变常绕肠壁呈环形生长,使肠腔呈环形狭窄;③溃疡型:肿瘤主要表现为深而不规则的溃疡。临床表现为腹部肿块、便血和腹泻,或有顽固性便秘,也可以有脓血便和黏液样便。直肠癌主要表现为便血、粪便变细和里急后重感。

【影像学表现】 结肠气钡双重对比造影表现如下:①肠腔内可见肿块,其轮廓不规则,该处肠壁僵硬、结肠袋消失。如肿瘤较大,可使钡剂通过困难。②肠管狭窄,常只累及一小段肠管,狭窄可偏于一侧或环绕整个肠壁,形成环状狭窄,轮廓可以光滑整齐或不规则。肠壁僵硬,病变界限清楚,此型肿瘤易造成梗阻。③较大的龛影,形状多不规则,边缘多不整齐,具有一些尖角,龛影周围常有不同程度的充盈缺损和狭窄,肠壁僵硬,结肠袋消失。

【鉴别诊断】 增殖型肠结核:病变的范围较长、同时侵犯末端回肠,X线表现以挛缩、僵硬为主。结肠癌则多呈局限性肿块。

二、直 肠 癌

病例 6-5-2

【病史摘要】 男性,56岁。既往有痔疮病史,1年前出现便中带鲜红色血丝,中间有脓血便及黏液便,3个月前出现大便变形(图 6-5-2)。

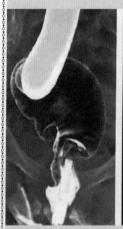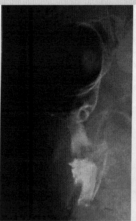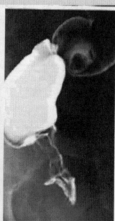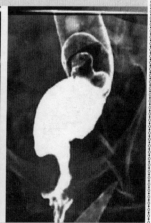

图 6-5-2 直肠癌的 X 线表现

【X线表现】 直肠下段近肛门处不规则狭窄,环形充盈缺损,管壁僵硬。

【X线诊断】 直肠癌。

【病理诊断】 溃疡型直肠癌。

临床思维:直肠癌

直肠癌(rectal cancer)是常见的恶性肿瘤,在胃肠道恶性肿瘤中仅次于胃癌,多数认为直肠癌的发生与食物或遗传有关。直肠癌发病年龄多在30~60岁,男多于女,如能早期发现及时治疗,预后较佳。目前病因不明确,与直肠息肉、慢性炎症及遗传因素有关。根据病理改变可分为浸润型、溃疡型和菜花型。其转移途径为直接蔓延、淋巴转移、血行转移及腹腔种植。目前,它已在癌症排行榜中跃居第二位了,所以饮食和生活方式,是癌症的祸根。由于成因和症状的相似,直肠癌通常和结肠癌被一同提及。临床上表现为排便习惯改变、血便、脓血便、里急后重,便秘与腹泻交替出现。发病初期50%的病例有便血,开始出血量少,见于粪便表面,合并感染后为脓血便。晚期,可出现食欲减退、消瘦、乏力、贫血、黄疸、腹水等。

【影像学表现】　同结肠癌影像学表现。

【鉴别诊断】

1. 痔　与直肠癌并不难鉴别,之所有会误诊,主要原因是医务人员轻视病情,未行认真检查所致。内痔一般多为无痛性便血,血色鲜红不与大便相混合,据出血量的多少而出现大便表面带血、滴血、线状流血或喷射状出血。而直肠癌的便血常伴有黏液而出现黏液血便和直肠刺激症状。临床上所见的一些早期直肠癌患者仅有便血而无其他伴随症状,因此,对便血患者行直肠指诊就十分必要。若为扩张的静脉团,直肠指诊不易检出,肛门镜或乙状结肠镜检查可于齿状线附近见暗紫色痔核。待痔核逐渐增大,排便时可脱出肛门外,开始常可自行回纳,如果病程较长可因反复脱垂导致肛周组织及肛门括约肌松弛,使痔核脱出,即使增加腹压动作,不能自行回纳,需要用手推方可回纳,因反复脱出和回纳而使黏膜经常摩擦增厚、分泌物增多,肛门常因湿润不洁而发生瘙痒和疼痛,根据这些病史和直肠指诊,不难鉴别。

2. 肛瘘　肛瘘常由肛窦炎而形成肛旁脓肿因治疗不彻底所致;高位肛瘘的外口距肛门多在5cm以上,低位肛瘘距肛门较近,这些患者常有肛旁脓肿的病史,局部红肿疼痛,与直肠肛管癌的症状相差甚大,鉴别比较容易,但当肛瘘久治不愈合,特别当肛瘘范围扩大且外翻呈蝶状溃疡时,需要注意具有恶变之可能,活检可行鉴别。

3. 阿米巴肠炎　阿米巴肠炎以腹痛、腹泻,每日7~8次,甚至10多次为主诉,若病变累及直肠时常伴里急后重。粪便带暗红色或紫红色血液及黏液,量多,典型者呈"果酱色"便,伴有腥臭味。急性感染期的阿米巴肠炎,行乙状结肠镜检查时有典型的口小底大"烧瓶样",溃疡较为浅表,基底有棕黄色坏死组织,诊断并不困难。但是病变日久溃疡进入慢性期,溃疡可深入肌层,甚至穿透浆膜层,与邻近组织粘连,并有肠黏膜上皮增生,溃疡基底肉芽组织增生及其周围纤维组织增生,使肠壁增厚,肠腔狭窄,若结缔组织增生明显而呈瘤样增生者易误诊为癌肿,详细了解病情有助于鉴别。

4. 直肠息肉　直肠息肉是常见的良性肿瘤,临床上大都发生在直肠与乙状结肠,其主要症状是便血,血为鲜血,不与粪便混淆。有些患者还可有脓血样便;X线检查均表现为充盈缺损。如不做纤维结肠镜活检病理检查,则可将息肉样直肠癌误诊为直肠息肉。直肠息肉是肛直肠常见疾病之一。当息肉并发溃疡及感染,或息肉同时有直肠炎等病变时,便后不但出血,且常有脓血及黏液性分泌物流出。

复习思考题

选择题

1. 关于结肠癌的描述不确切的是(　　　)

A. 溃疡型多见　　　　　　B. 腺癌为主　　　　　　C. 升结肠易形成腔内肿块

D. 降结肠癌多为浸润型　　E. 早期结肠癌可呈菜花状

2. 关于结肠癌,下列描述错误的是(   )
　　A. 好发于降结肠　　　　　　　　　B. 绝大多数结肠癌是腺癌
　　C. 增生型表现为腔内充盈缺损　　　D. 浸润型表现为肠腔狭窄,局限于一侧或呈环形
　　E. 混合型多是晚期表现
3. 下述早期易引起管腔狭窄的小肠疾病是(   )
　　A. 淋巴瘤　　　B. 肠结核　　　C. Crohn病　　　D. 平滑肌瘤　　　E. 肠癌

思考题答案

选择题
1. A　2. A　3. E

第六节　肝脏疾病

一、脂　肪　肝

病例 6-6-1
【病史摘要】　男性,32岁。发现眼结膜发黄及小便黄,无其他不适(图6-6-1)。

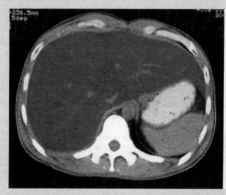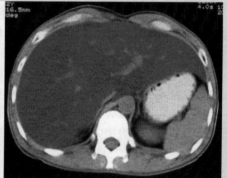

图 6-6-1　脂肪肝的 CT 表现

【CT 表现】　肝脏明显增大,下缘达盆腔,肝脏密度均匀降低,CT值20HU(同层脾脏CT值60HU),肝内血管呈相对高密度影,其走行分布未见异常。
【CT 诊断】　脂肪肝。

病例 6-6-2
【病史摘要】　男性,46岁。肝区不适2个月,无恶心、呕吐,食欲佳,喜饮酒(图6-6-2)。
【超声表现】　肝体积增大,边缘圆钝。肝实质回声增强,深部回声衰减。肝内血管纹理不清。
【超声诊断】　脂肪肝(均匀型)。

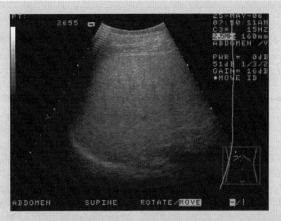

图 6-6-2 脂肪肝(均匀型)的超声表现

病例 6-6-3

【病史摘要】 男性,53 岁。因上腹部疼痛,伴恶心、呕吐 1 周(图 6-6-3)。

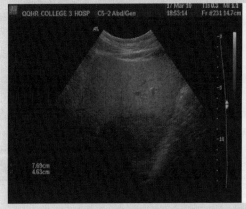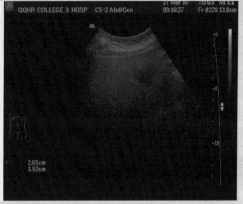

图 6-6-3 脂肪肝(不均匀型)的超声表现

【超声表现】 肝体积增大,边缘圆钝。肝实质回声增强,深部回声衰减。肝血管显示不清。肝实质内见片状低回声区,边界模糊。

【超声诊断】 脂肪肝(不均匀型)。

临床思维:脂肪肝

正常肝脏脂肪含量占肝重量的 3%～5%,肥胖、糖尿病、蛋白质缺乏、嗜酒、某些药物的作用等因素可使肝脏的脂肪含量增加,当脂肪含量超过肝重量的 10%,称脂肪肝(fatty liver)多数肝内脂肪含量为甘油三酯,以小滴状分布在肝细胞内。脂肪肝多数为弥漫性脂肪浸润,少数累及肝的叶段或呈团块状分布,可在脂肪分布之中残留大小不等的正常肝组织。

【影像学表现】 CT 平扫显示肝的密度降低,比脾的密度低。弥漫性脂肪浸润表现全肝密度降低,局灶性浸润则表现肝叶或肝段局部密度降低。由于肝的密度降低,衬托之下肝内血管密度相对高而清楚显示。但走向、排列、大小、分支正常,没有受压移位,肝内血管在肝实质内显示为低密度区。

【鉴别诊断】

1. 小肝癌 不均匀分布的脂肪肝可残存正常的肝组织,超声呈低回声,与低回声的小肝癌相似。小肝癌有声晕,呈球体感,残存的正常肝组织为不规则,可见血管从中通过。

2. 肝血管瘤 超声高回声血管和团块状的脂肪肝有类似之处,前者界限清楚,内呈网络状,可见血管通过,边缘裂开征。

二、单纯性肝囊肿

病例 6-6-4

【病史摘要】 女性,60岁。上腹部不适2个多月(图6-6-4)。

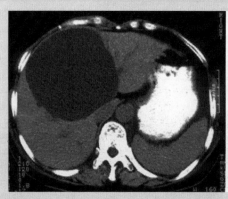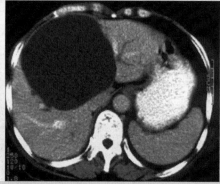

图 6-6-4 肝脏囊肿的 CT 表现

【CT 表现】 平扫肝脏左叶内侧段及右叶前段见10cm×10cm的囊性病灶,病灶密度均匀,CT值18HU,边缘清晰;增强扫描病灶无强化及分隔,外周血管受压。

【CT 诊断】 肝脏囊肿。

病例 6-6-5

【病史摘要】 男性,50岁。上腹部疼痛20天,加重5天(图6-6-5)。

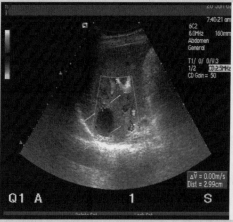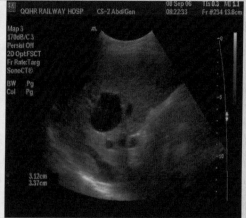

图 6-6-5 肝脏右叶囊肿的超声表现

【超声表现】　肝右叶见圆形囊性无回声区,囊壁薄、光滑,与周围组织分界清楚,内部为无回声区,后方回声增强。

【超声诊断】　肝脏右叶囊肿。

三、肝脏多发囊肿

病例 6-6-6

【病史摘要】　男性,65 岁。体检发现肝内多发占位病变(图 6-6-6)。

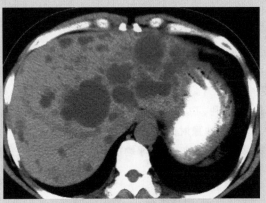

图 6-6-6　肝脏多发囊肿的 CT 表现

【CT 表现】　平扫示肝脏内多发大小不等囊性低密度灶,边缘尚清晰。

【CT 诊断】　肝脏多发囊肿。

病例 6-6-7

【病史摘要】　男性,78 岁。心慌,气短 1 个月入院(图 6-6-7)。

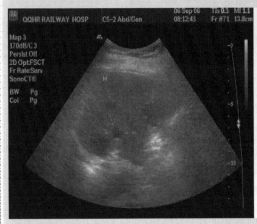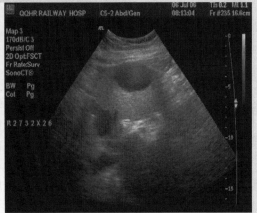

图 6-6-7　肝脏多发囊肿的超声表现

【超声表现】　肝实质内见多个形态不规则无回声区,囊壁薄、光滑,与周围组织分界清楚,内部为无回声,后方回声增强。

【超声诊断】　肝脏多发囊肿。

临床思维:肝脏多发囊肿

肝囊肿(liver cyst)是胆管发育异常形成的小胆管丛,逐渐扩大融合形成的肝囊性病变。囊肿的大小从数毫米到数厘米,囊壁很薄,囊内充满澄清液体。肝囊肿往往被偶尔发现临床,症状轻微,女性多于男性,巨大囊肿可有上腹胀痛。偶有囊肿破裂、出血。

【影像学表现】

1. X线 肝动脉造影,巨大囊肿动脉期显示血管受压移位,实质期可出现边缘光滑的无血管区。

2. 超声 表现为圆形或类圆形的均匀无回声暗区病灶。囊壁清晰显示,约11Tim厚度,前壁和后壁均呈弧形、光滑强回声,比周围肝组织回声强,侧壁回声失落,囊肿后方显示狭长带状强回声。

3. CT 平扫显示肝实质内圆形低密度区,边缘锐利,境界清楚,囊内密度均匀,CT值为0~20HU。对比增强后,囊内无对比增强,在周围强化的肝实质的衬托下,囊肿境界更加清楚,囊壁菲薄一般不能显示,肝囊肿增强CT,边缘清楚锐利,肿块未见强化。

4. MRI 表现边缘光滑、锐利,T1WI呈低信号,T2WI呈高信号的圆形病灶。由于肝囊肿内含水量达95%以上,T1和T2的弛豫时间比海绵状血管瘤更长。

【临床表现】 应与囊性转移瘤、肝脓肿、肝棘球蚴病等鉴别。这些病变都有较厚的囊壁,且厚薄不均,边缘不整,有强化等。

四、多 囊 肝

病例 6-6-8

【病史摘要】 女性,51岁。上腹部胀闷3个月,加重1周(图6-6-8)。

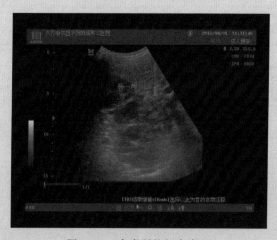

图 6-6-8 多囊肝的超声表现

【超声表现】 肝脏增大,形态失常,肝左右叶内见多个大小不等的囊性无回声区。囊壁薄,光滑,囊与囊之间无正常肝组织。囊壁后方回声增强。

【超声诊断】 多囊肝。

临床思维:多囊肝

多囊肝是一种先天性,有遗传倾向,常伴其他脏器的多囊性病变。

【鉴别诊断】

1. 多发性肝囊肿　囊肿数目较少,囊肿主要分布在右肝,囊肿周围的肝组织回声正常。

2. 先天性肝内胆管扩张　为节段性肝内胆管扩张,囊肿可呈圆形或长方形,囊肿之间可相沟通,并与肝内外胆管相通,有的患者合并肝外胆管囊性扩张。

五、肝　脓　肿

病例 6-6-9

【病史摘要】　男性,45 岁,畏寒、发热 20 多天,B 超示肝内占位,AFP:34ng/L(图 6-6-9)。

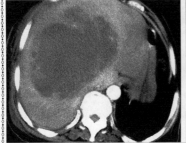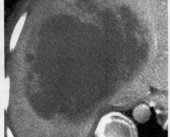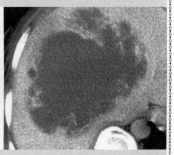

图 6-6-9　肝脓肿的 CT 表现

【CT 表现】　平扫示肝右叶见不规则样低密度肿块,边缘略不清,增强扫描,边缘可见强化。

【CT 诊断】　肝脓肿。

病例 6-6-10

【病史摘要】　男性,20 岁。右上腹疼痛伴高热、畏寒 1 周(图 6-6-10)。

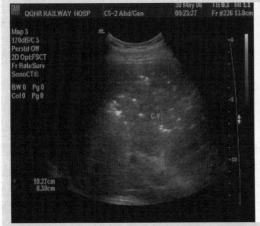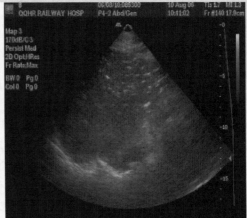

图 6-6-10　肝脓肿(炎症期)的超声表现

【超声表现】 肝右后叶见边界尚清的低回声区,内部回声不均匀。低回声区内见点状、片状强回声。

【超声诊断】 肝脓肿(炎症期)。

病例 6-6-11

【病史摘要】 男性,45 岁。高热、畏寒,右上腹疼痛半个月(图 6-6-11)。

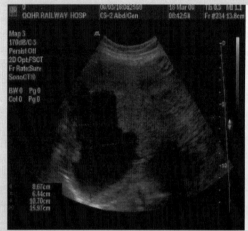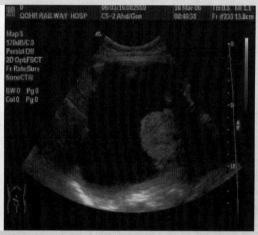

图 6-6-11 肝脓肿(脓肿形成期)的超声表现

【超声表现】 右肝后叶见外形不规整,边界不清,内部为不规则无回声区。脓腔壁厚,内壁不整,脓腔内见点状或条状强回声。肝脏增大。

【超声诊断】 肝脓肿(脓肿形成期)。

临床思维:肝脓肿

肝脓肿(abscess of the liver)为肝组织局限性化脓性炎症。临床上以细菌性和阿米巴性肝脓肿常见。这些致病菌通过血液循环到达肝脏,产生溶组织酶,病变的肝组织充血、水肿及大量白细胞浸润。白细胞崩解,组织液化坏死,形成脓腔,周围肉芽组织增生形成脓肿壁,脓肿壁周围肝组织可有水肿。脓肿多为单房,少数为多房,可单发或多发。临床上可出现肝大、肝区疼痛和全身的炎症反应。

【影像学表现】

1. CT 平扫显示肝实质圆形或类圆形低密度肿块,中央为脓腔,密度均匀或不均匀,CT 值高于水而低于肝。部分脓肿内出现小气泡或气液平面。环绕脓腔可见密度低于肝而高于脓腔的环状影为脓肿壁。急性期脓肿壁外周可出现环状水肿带。增强 CT 脓肿壁呈环形明显强化,脓腔和周围水肿带无强化。低密度的脓腔和环形强化的脓肿壁以及周围的无强化的低密度水肿带构成了所谓"环征"。"环征"和脓肿内的小气泡为肝脓肿的特征性表现。

2. MRI 肝脓肿的脓腔在 T1WI 呈均匀或不均匀的低信号,T2WI 表现极高信号。脓肿壁的信号强度 T1WI 高于脓腔而低于肝实质,表现较厚的圆环状稍高信号区,称晕环征。晕环周围的肝水肿 T2WI 呈明显高信号。Gd-DTPA 对比增强后,脓肿壁呈环形强化。

【诊断与鉴别诊断】 CT 和超声是肝脓肿首选的影像学检查方法,MRI 可反映脓肿各个时期的病理改变,对诊断和治疗效果观察有较高价值。细菌性和阿米巴性肝脓肿共同的 CT 和超声征象大多都表现为厚壁的囊性病灶,同时出现典型的"环征"和病灶内的小气泡。两者的鉴别诊断往往依赖临床资料,后者通常表现白细胞和嗜中性粒细胞计数不高和粪便找到阿米巴滋养体。早期肝脓肿未出现液化需与肝癌鉴别,结合临床是否有炎症反应,血甲胎蛋白(AFP)是否升高,或抗感染治疗后复查脓肿有吸收可以鉴别,必要时穿刺活检确诊。

六、肝海绵状血管瘤

病例 6-6-12

【病史摘要】　男性,43 岁。体检 B 超发现肝内病变,无自觉症状(图 6-6-12)。

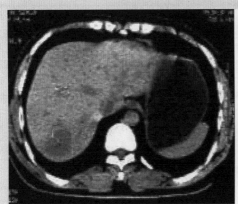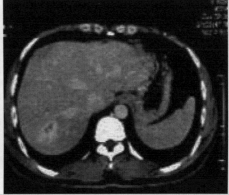

图 6-6-12　肝血管瘤的 CT 表现

【CT 表现】　平扫右叶后段见 3.0cm×2.9cm 的类圆形低密度肿块,密度较均匀,边界清晰。增强扫描动脉期肿块边缘见强化,静脉期强化范围增大,延迟后强化部分呈等密度,中心呈低密度,无强化。

【CT 诊断】　肝血管瘤。

病例 6-6-13

【病史摘要】　女性,39 岁。健康体检,无任何不适(图 6-6-13)。

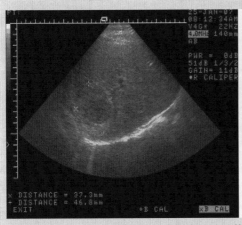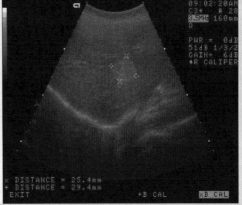

图 6-6-13　肝右后叶血管瘤(高回声型)的超声表现

【超声表现】 肝右后叶见圆形强回声结节,边界清晰,结节内见细小无回声,呈网格样改变。结节周边可见血管进入,为边缘裂开征。周边肝组织正常。病灶周边见强回声带,强回声带宽窄不一,呈浮雕样,从病灶中心到周边逐渐增强。

【超声诊断】 肝右后叶血管瘤(高回声型)。

病例 6-6-14

【病史摘要】 女性,35 岁。右上腹部不适,进油腻食物加重 7 天(图 6-6-14)。

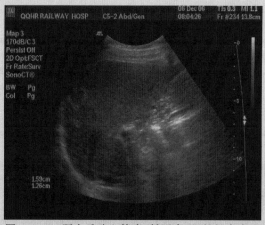

图 6-6-14 肝右后叶血管瘤(低回声型)的超声表现

【超声表现】 肝右后叶见类圆形低回声结节,边界清楚。结节内部回声均匀,周边见线环状高回声,周围的肝组织正常。

【超声诊断】 肝右后叶血管瘤(低回声型)。

病例 6-6-15

【病史摘要】 男性,42 岁。嗳气,反酸 1 个月(图 6-6-15)。

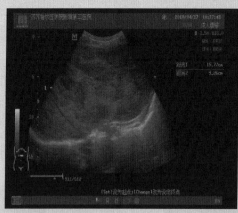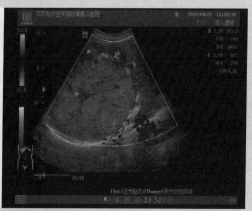

图 6-6-15 肝血管瘤的超声表现

【超声表现】 肝左叶见一个椭圆形团块,周边见宽窄不一的强回声带,团块内部见散在无回声区和细网格状改变。CDFI 周边可见断续血流信号,呈静脉血流频谱。

【超声诊断】 肝血管瘤(混合型)。

临床思维:肝海绵状血管瘤

肝海绵状血管瘤(cavernous hemangioma of the liver)为常见的肝脏良性肿瘤,统计其占肝脏良性肿瘤的84%。好发于女性,发病率为男性的4.5~5倍。无任何症状,偶然在体检中发现。巨大肿瘤可出现上腹部胀痛不适。肿瘤破裂可引起肝脏出血。肿瘤90%为单发,10%多发。肿瘤直径从2cm到20cm不等。肿瘤内由扩张的异常血窦组成,内衬单层的血管内间隔形成海绵状结构,并充满新鲜血液。偶然肿瘤内血栓形成,可出现钙化。

【影像学表现】

1. X线(DSA)　肝动脉造影主要表现为:供血动脉增粗,巨大肿瘤压迫周围血管弧形移位,呈"抱球征";早期动脉相肿瘤边缘出现斑点、棉花团状显影,为"树上挂果征";静脉期,肿瘤显影逐渐向中央扩散,表现为密度均匀、轮廓清楚的肿瘤染色;肿瘤染色持续到肝实质后期不退。动态血管造影的全部显影过程表现所谓的"早出晚归"征象,即病变显影出现的快,而消退的晚。

2. 超声　肿瘤表现圆形或类圆形肿块,境界清楚,边缘可见裂开征、血管进入或血管贯通征。肿瘤多表现强回声,少数为低回声,或高低混杂的不均匀回声。巨大肿瘤,扫查中用探头压迫肿瘤,可见肿瘤受压变形表现。

3. CT　平扫表现肝实质内境界清楚的圆形或类圆形低密度肿块,CT值约30HU。对比增强扫描是CT检查海绵状血管瘤的关键。通常采用动态CT或螺旋CT多期增强扫描,要求对比剂注射速度要快,开始扫描要快,延迟扫描要长。对比增强后20~30s内的动脉期,可见肿瘤自边缘开始出现斑点状、结节状对比增强灶,增强密度高于正常肝脏,接近同层大血管的密度。随着时间延长,注射对比剂后50~60s,即进入门静脉期,对比增强灶互相融合,同时向肿瘤中央扩展,最后使整个肿瘤增强,这时增强密度可逐渐下降,变为与周围正常肝实质密度相同的等密度,并持续10分钟或更长。整个对比增强过程表现"早出晚归"的特征。综上所述,以下三点可作为海绵状血管瘤CT诊断标准:①平扫表现境界清楚的低密度区;②增强扫描从周边部开始强化,并不断向中央扩大,强化密度接近同层大血管的密度;③长时间持续强化,最后与周围正常肝实质形成等密度。

4. MRI　海绵状血管瘤内的血窦充满缓慢流动的血液,形成的MRI表现颇具特征性。肿瘤在T1WI表现为均匀的低信号,T2WI表现为均匀的高信号,随着回波时间延长其信号强度也越来越高,在肝实质低信号背景的衬托下,肿瘤表现为边缘锐利越来越高的信号灶,似电灯泡,随着功率瓦数的增加,亮度也加大,即所谓"灯泡"征。Gd-DTPA对比增强后行动态扫描,肿瘤亦从边缘强化,逐渐向中央扩展最后充盈整个肿瘤,形成高信号的肿块。

【诊断与鉴别诊断】　出现典型CT和超声特征者,诊断不难。90%海绵状血管瘤CT可以确诊。若同时发现MRI的"灯泡"征;超声的肿瘤边缘裂开征、血管进入或血管贯通征,则可提高正确诊断率。血管造影一般只在计划同时进行介入治疗时选用。海绵状血管瘤常需与多血供的肝细胞癌或转移性肝癌鉴别。肝癌CT也出现早期明显对比增强,但持续时间多较短,多数都在静脉期出现明显消退,接近平扫密度。超声显示的小肝癌多表现弱回声,且壁薄;而弱回声的海绵状血管瘤则为厚壁。肝癌肿块看不见边缘裂开征和血管进入征。

七、肝　腺　瘤

病例 6-6-16

【病史摘要】　女性,24岁。右上腹伴发热6个月,恶心、呕吐,生化检查示肝脏功能及甲胎球蛋白(AFP),均阴性(图6-6-16)。

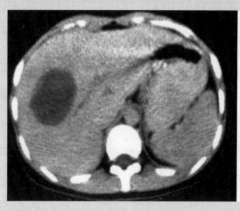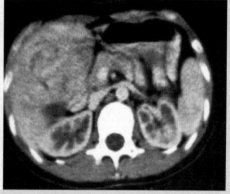

图 6-6-16　肝腺瘤的 CT 表现

　　【CT 表现】　平扫示肝右叶肿块，上部为低密度，CT 值 12～26HU，大小为 5.6cm×4.6cm，下部为实质肿块，增强扫描，仅肿块下部的实性区有明显强化，CT 值为 87HU。

　　【CT 诊断】　肝腺瘤。

临床思维:肝腺瘤

　　肝腺瘤(hepatic adenoma)又名肝细胞腺瘤，常为单个，圆球形，与周围组织分界清楚，主要发生在生育期妇女，与长期口服避孕药关系密切。偶见于男性，也与服用合成激素有关。

　　【影像学表现】　平扫密度与正常肝实质接近或略低，边缘清晰，呈球形，增强扫描显示富血管肿瘤的特点，动态扫描早期病灶密度均匀增强，和正常组织对比十分清楚，随后病灶密度下降，与正常组织成等密度，延迟扫描变成低密度。如病灶中心有出血，表现为更低密度并不强化。

八、肝脏错构瘤

　　病例 6-6-17

　　【病史摘要】　男性,36 岁。腹胀 3 个多月就诊(图 6-6-17)。

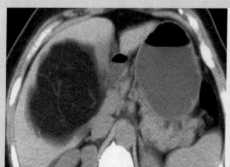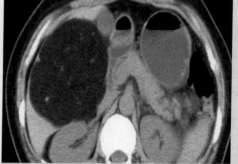

图 6-6-17　肝脏错构瘤的 CT 表现

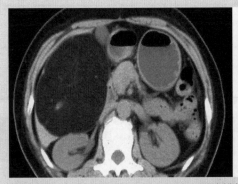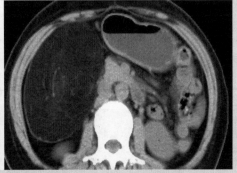

图 6-6-17 肝脏错构瘤的 CT 表现（续）

【CT 表现】 平扫肝右叶 15cm×18cm 低密度灶，CT 值−75HU，其内可见分隔。

【CT 诊断】 肝脏错构瘤。

临床思维：肝脏错构瘤

肝脏错构瘤（hamartoma of liver）是一种罕见的先天性肝脏肿瘤样畸形。其病理特点是以肝细胞为主要成分且含有胆管、血管及结缔组织等排列混乱的正常肝组织，并有丰富的结缔组织增生。本病多发于婴幼儿，多见于 4 月至 2 岁。临床特征除无症状迅速增大的腹部包块外尚缺乏典型的特异征象。

【影像学表现】

1. B 超 示边界清楚的肝脏无回声囊肿，可以是孤立的或多发的，可见肿瘤内呈多囊状（圆形或椭圆形）、壁厚、无钙化的巨大块影。

2. CT 表现为少血管团块，有包膜的囊和实质组织，密度低于肝脏。即肝脏内巨大的密度不均的低密度区，亦可见多个囊性的液性暗区。

3. 血管造影 表现为无或少血管（纤维组织间小血管）肿块。

九、肝 硬 化

病例 6-6-18

【病史摘要】 男性，27 岁。腹胀、腹痛半个月。体检：脾大平脐，质中，无压痛（图 6-6-18）。

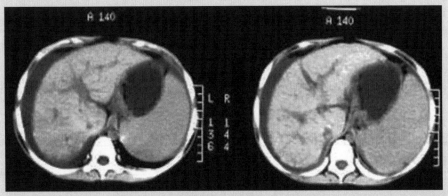

图 6-6-18 肝硬化、脾大、腹腔积液的 CT 表现

【CT 表现】 肝脏萎缩,肝脏轮廓边缘显示凹凸不平,肝周可见液性低密度带。脾大。
【CT 诊断】 肝硬化、脾大、腹腔积液。

病例 6-6-19

【病史摘要】 男性,38 岁。腹胀、食欲不振 3 个月,呕血 3 天(图 6-6-19)。

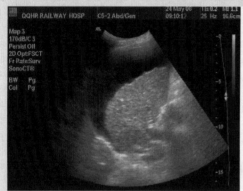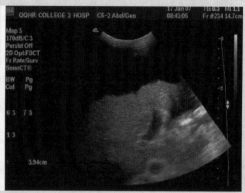

图 6-6-19 门脉性肝硬化、脾大、腹水的超声表现

【超声表现】 肝体积小,肝包膜不光整,呈锯齿状,实质粗糙分布不均,回声偏强。肝门静脉增宽,内径 16mm,肝静脉变细,显示不清。腹水。脾大,脾门静脉增宽 10mm。

【超声诊断】 门脉性肝硬化、脾大、腹水。

临床思维:肝硬化

肝硬化(cirrhosis)病因很多,常见病因为病毒性肝炎和酗酒。肝硬化发生后,早期肝细胞弥漫性变性、坏死,进一步发生纤维组织增生和肝细胞结节状再生,致使肝脏变形、变硬,肝血液循环障碍,肝叶萎缩或增大,同时引起门脉高压。

【影像学表现】

1. CT 少数肝硬化表现为全肝萎缩;更多地表现为尾叶、左叶外侧段增大,右叶发生萎缩,部分也表现右叶增大,左叶萎缩或尾叶萎缩,结果出现肝各叶大小比例失调。肝轮廓边缘显示凹凸不平,肝门、肝裂增宽以及脾大、腹水、胃底和食管静脉曲张等门脉高压征象。

2. 超声 肝包膜凹凸不平,肝实质回声增粗、增强分布不均,肝门静脉增宽,肝静脉走行扭曲变细,脾脏增大,脾静脉增宽扭曲,肝周见液性暗区。

【鉴别诊断】

1. 布-加综合征 肝尾叶增大,下腔静脉肝段狭窄,下段扩张。CDFI 显示下腔静脉段或肝静脉血流异常。

2. 弥漫性肝癌 结节数量多,弥漫分布整个肝脏,多见肝静脉癌栓。肝硬化肝脏缩小,无癌栓。

十、原发性肝癌

病例 6-6-20

【病史摘要】 男性,44 岁。腹胀、乏力 3 个多月,既往有肝炎、肝硬化病史,查体示肝、脾大,有移动性浊音(图 6-6-20)。

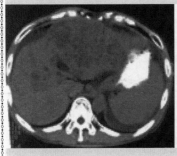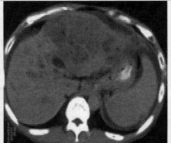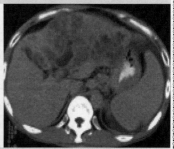

图 6-6-20　原发性肝癌、脾大、腹水的 CT 表现

【CT 表现】　平扫肝左叶明显增大,密度不均,以低密度为主,病灶境界欠清楚,脾大,肝脾周围液性低密度带。

【CT 诊断】　原发性肝癌、脾大、腹水。

病例 6-6-21

【病史摘要】　女性,69 岁,上腹部不适、隐痛 1 个月就诊。既往有乙肝病史(图 6-6-21)。

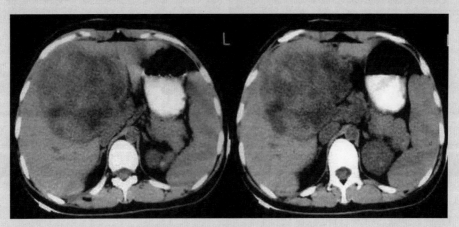

图 6-6-21　肝细胞癌(1)的 CT 表现

【CT 表现】　肝脏右前叶可见一个巨块状圆形低密度影,大小约 93mm×84mm,其内可见点状高密度影。

【CT 诊断】　肝细胞癌。

病例 6-6-22

【病史摘要】　女性,58 岁,右上腹部胀痛 1 个月(图 6-6-22)。

【CT 表现】　肝脏右后叶可见一个团块状圆形低密度影,边界不清,增强扫描动脉期可见病灶不均匀强化。

【CT 诊断】　肝细胞癌。

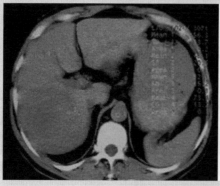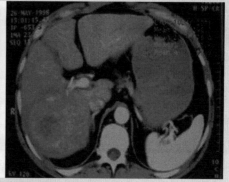

图 6-6-22　肝细胞癌(2)的 CT 表现

病例 6-6-23

【病史摘要】　女性,56 岁。上腹部不适 1 个月,既往有乙肝病史(图 6-6-23)。

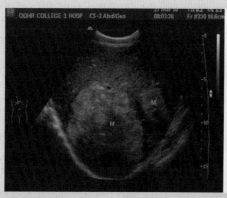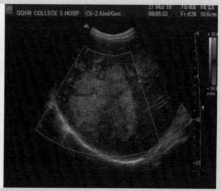

图 6-6-23　原发性肝癌(1)的超声表现

【超声表现】　肝右后叶见不均质高回声结节,境界清晰,周边见低回声晕环。CDFI 示结节周边见断续短状血流信号,为动脉血流频谱。

【超声诊断】　原发性肝癌(巨块型)。

病例 6-6-24

【病史摘要】　男性,48 岁。右上腹痛 2 个月(图 6-6-24)。

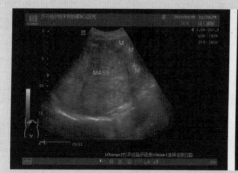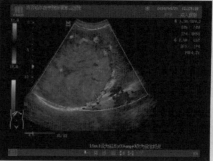

图 6-6-24　原发性肝癌(2)的超声表现

【超声表现】 肝右后叶见高回声结节,内部回声不均。结节周边见宽窄不一,低回声晕。周边及内部见血流信号,为动脉血流频谱。

【超声诊断】 原发性肝癌(巨块型)。

病例 6-6-25

【病史摘要】 男性,60 岁。消瘦 2 个月,右上腹胀痛 1 周(图 6-6-25)。

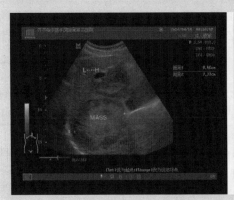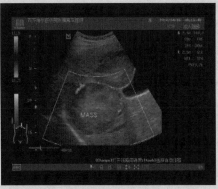

图 6-6-25 原发性肝癌(结节型)、肝硬化、脾大的超声表现

【超声表现】 肝右前叶及右后叶见多个不均质高回声结节,边界清晰,结节周边见宽窄不一的低回声晕。可见五彩镶嵌血流信号,为动脉频谱。肝脏正常大小,肝实质回声粗糙不均,呈网状改变,门静脉内径 14.5mm。脾肋下斜径 145mm,肋间厚 48mm。

【超声诊断】 原发性肝癌(结节型)、肝硬化、脾大。

病例 6-6-26

【病史摘要】 男性,42 岁。右上腹疼痛,消瘦 3 个月(图 6-6-26)。

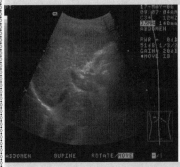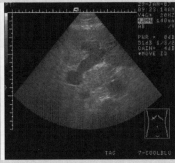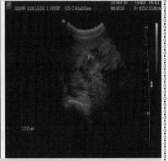

图 6-6-26 原发性肝癌(结节型)、门静脉癌栓的超声表现

【超声表现】 肝左、右叶见高回声及等回声结节,境界清楚。肝右叶结节周围声晕残缺不全。结节内部回声不均,门静脉右干及胆囊被挤压显示不清。门静脉左干及主干内径增宽并见实质团块充填。

【超声诊断】 原发性肝癌(结节型)、门静脉癌栓。

临床思维:原发性肝癌

原发性肝癌(primary liver carcinoma)90%以上为肝细胞癌。男性多见,好发于30～60岁。发病与乙型肝炎和肝硬化密切相关。早期一般无症状,中晚期表现肝区疼痛,消瘦乏力,腹部包块。大部分患者AFP阳性。病理学上分三型:①巨块型:肿块直径≥5cm,最多见;②结节型:每个癌结节<5cm;③弥漫型:<1cm的小结节弥漫分布全肝。<3cm的单发结节,或2个结节直径之和不超过3cm的结节为小肝癌。肝细胞癌主要由肝动脉供血,且90%病例都为血供丰富的肿瘤。肝细胞癌容易侵犯门静脉和肝静脉引起血管内癌栓或肝内外血行转移;侵犯胆道引起阻塞性黄疸;淋巴转移可引起肝门及腹主动脉或腔静脉旁等处腹腔淋巴结增大;晚期可发生肺、骨骼、肾上腺和肾等远处转移。

【影像学表现】

1. X线(DSA)　肝癌的肝动脉造影可出现以下异常改变:肿瘤供血的肝动脉扩张;肿瘤内显示病理血管;肿瘤染色,勾画出肿瘤的大小;肝血管受压拉直、移位,或被肿瘤包绕;动静脉瘘;肿瘤湖征。

2. 超声　显示肝实质内多发或单发的圆形或类圆形团块,多数呈膨胀性生长,局部肝表面隆起。肿块内部表现均匀或不均匀的弱回声、强回声和混杂回声。肿瘤周围可见完整或不完整的低回声包膜,在侧后方形成侧后声影。少数肿瘤周围血管受压,在肿瘤周围产生窄暗带环回声。门静脉癌栓、肝静脉癌栓、下腔静脉癌栓及胆管内癌栓,则在扩张的血管内或胆管内见到高回声的转移灶。同时可显示肝门、腹主动脉旁等腹腔淋巴结增大。

3. CT　平扫常见肝硬化,边缘轮廓局限性突起,肝实质内出现单发或多发、圆形或类圆形的边界清楚或模糊的肿块,肿块多数为低密度,周围可见低密度的透亮带为肿瘤假包膜。巨块型肝癌中央可发生坏死而出现更低密度区。对比增强螺旋CT多期扫描:动脉期,主要为门静脉供血的正常肝实质还未出现对比增强,而以肝动脉供血的肿瘤很快出现明显的斑片状、结节状强化,CT值迅速达到峰值;门静脉期,正常肝实质对比增强密度开始升高,肿瘤对比增强密度迅速下降;平衡期,肿块对比增强密度继续下降,在明显强化的肝实质内又表现低密度状态。全部对比增强过程呈"快显快出"现象。如发生血管侵犯或癌栓形成,则可见门静脉、肝静脉或下腔静脉扩张,增强后出现充盈缺损;胆道系统侵犯,引起胆道扩张;肝门部或腹主动脉旁、腔静脉旁淋巴结增大提示淋巴结转移。

4. MRI　在T1WI上肿瘤表现稍低或等信号,肿瘤出血或脂肪性变表现为高信号,坏死囊变则出现低信号。T2WI上肿瘤表现为稍高信号,巨大肿块时T1WI信号多不均匀。假包膜在T1WI上表现环绕肿瘤周围的低信号环。Gd-DTPA对比增强多期扫描,肿块增强表现与CT相同。用超顺磁性氧化铁增强后,正常肝实质的T1WI呈低信号,而肿瘤则表现为相对高信号,从而提高肝肿瘤的检出率。

【诊断与鉴别诊断】　影像学检查在肝癌的临床诊断中占有举足轻重的地位。超声和CT对肝癌,特别对中晚期肝癌大都能作出诊断,包括肿瘤类型、部位、大小及其肝内外转移的评价。MRI在小肝癌的鉴别诊断中优于CT和超声。部分不典型肝癌需与血管瘤、肝硬化再生结节、炎性假瘤、转移性肝癌、肝腺瘤、局灶性结节增生等鉴别。螺旋CT和MRI对比增强多期扫描,发现"快显快出"征象,肿瘤假包膜,血管受侵或肿瘤内的脂肪变性等表现,则有助于肝癌诊断。

十一、转移性肝癌

病例 6-6-27

【病史摘要】 男性,56 岁。上腹部疼痛 3 个多月,既往有胰腺癌病史(图 6-6-27)。

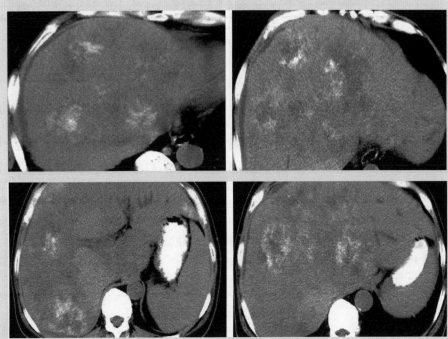

图 6-6-27 转移性肝癌的 CT 表现

【CT 表现】 肝脏多发低密度影,密度不均,增强扫描可见散在及环样强化。

【CT 诊断】 转移性肝癌。

病例 6-6-28

【病史摘要】 男性,58 岁。上腹疼痛、恶心 1 个月,胃镜示胃癌(图 6-6-28)。

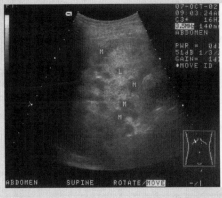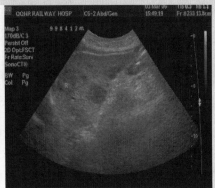

图 6-6-28 转移性肝癌(弥漫型、胃癌肝转移的超声表现)

【超声表现】 肝右叶弥漫分布圆形的低回声结节,边界清。病灶周围的肝组织正常。

【超声诊断】 转移性肝癌(弥漫型、胃癌肝转移)。

病例 6-6-29

【病史摘要】 女性,62 岁。右上腹痛,腹胀 1 个月,发现肝功能异常 2 天(图 6-6-29)。

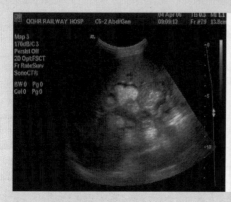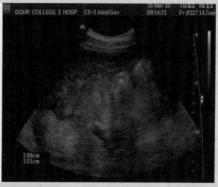

图 6-6-29 转移性肝癌(直肠癌肝转移)的超声表现

【超声表现】 肝内见多个大小不等的强回声结节,形态规整,边界清楚,周围有声晕,晕宽 2～4mm,呈靶环征。病灶呈多样性,一个断面可见多个类圆形的声像图表现。病灶境界清楚,呈"牛眼"征或"靶环"征。病灶以外肝组织正常,彩色血流不明显。

【超声诊断】 转移性肝癌(直肠癌肝转移)。

病例 6-6-30

【病史摘要】 女性,72 岁。咳嗽数年,2 个月前痰中带血,近日上腹部疼痛,突然眩晕 2 小时(图 6-6-30)。

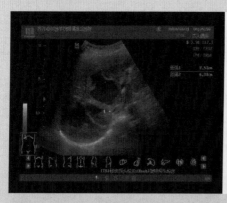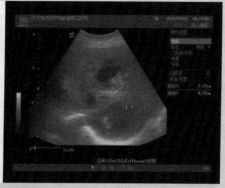

图 6-6-30 转移性肝癌(肺癌肝转移)的超声表现

【超声表现】 肝内见多个椭圆形、境界清楚的混合性结节,周边见宽窄不一的声晕,声晕宽 2～5mm,病灶内见不规则无回声区,呈"牛眼"征。周围血管受压移位,周围肝组织正常。

【超声诊断】 转移性肝癌(肺癌肝转移)。

临床思维:转移性肝癌

转移性肝癌(secondary tumors of the liver)在我国发病率仅次于肝细胞癌。转移途径主要有:①临近器官肿瘤的直接侵犯;②经肝门部淋巴转移;③经门静脉转移,如消化道恶性肿瘤转移;④经肝动脉转移,如肺癌转移。病理呈肝内多发结节,大小从数毫米到 10cm 以上不等。易坏死、囊变、出血和钙化。临床症状除原发的肿瘤症状外,出现肝大、肝区疼痛、消瘦、黄疸、腹水等。AFP 多为阴性。

【影像学表现】

1. X 线(DSA) 血管造影可见血供丰富的多发结节瘤灶,瘤灶内有病理血管,肿瘤染色,动静脉瘘等。周围血管受压弯曲。

2. 超声 常见肝内多发强回声或低回声结节。如为乳腺癌转移常出现"牛眼征"或"声晕样"声像图,结肠癌转移灶钙化可见钙化强回声结节,后方具有声影。胰腺癌转移可见均匀低回声结节,后方无回声增强。肺腺癌、卵巢癌等转移可见囊变或囊实性结节声像图。黑色素瘤表现为多发弱回声结节中心出现很多点状强回声。

3. CT 平扫可见肝实质内多发小圆形或类圆形的低密度肿块,少数也可单发。肿块密度均匀,发生钙化或出血,肿瘤内有高密度灶,液化坏死、囊变则在肿瘤中呈水样密度。对比增强扫描动脉期呈不规则边缘强化,门静脉期可出现整个瘤灶均匀或不均匀强化,平衡期对比增强消退。少数肿瘤中央见无增强的低密度,边缘强化呈高密度,外周有一个稍低于肝密度的水肿带,构成所谓"牛眼征"。有时肿瘤很小也可发生囊变,表现边缘强化,壁厚薄不一的囊状瘤灶。转移性肝癌 CT 肿块实质表现比较明显强化,而肿块中心未见强化为肿瘤坏死液化,形成"牛眼征"。

4. MRI 示肝内多发或单发、边缘清楚的瘤灶。T1WI 常表现均匀的稍低信号,T2WI 则呈稍高信号。少数肿瘤在 T1WI 上中心呈高信号,T2WI 呈低信号,称为"环靶征"。约 30% 肿瘤周围 T1WI 表现高信号环,称为"亮环征"或"晕征",这可能与肿瘤周边水肿或丰富血供有关。

【诊断与鉴别诊断】 肝外原发恶性肿瘤诊断明确,一旦发现肝内多发结节,肝转移癌的诊断比较容易。原发癌不明而发现肝内多发结节,特别是囊性转移瘤需与肝脓肿、肝棘球蚴病、肝结核等肝内多发结节鉴别。

十二、布-加综合征

病例 6-6-31

【病史摘要】 男性,42 岁。腹部胀痛,食欲减退 2 个月,加重 1 周(图 6-6-31)。

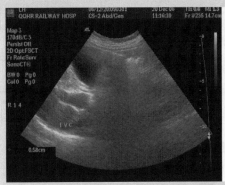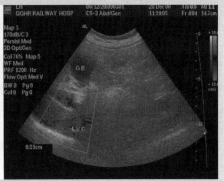

图 6-6-31 布-加综合征的超声表现

【超声表现】 下腔静脉内见长索状强回声,血流变细,下腔静脉远段增宽。

【超声诊断】 布-加综合征(下腔静脉阻塞综合征)。

临床思维:布-加综合征

布-加综合征(Budd-Chiari syndrome)为下腔静脉肝段阻塞伴肝静脉部分和完全闭塞性疾病,病因可分为腔内有一个隔膜,周边与管壁相连,中央有孔为膜狭窄型,中央无孔为膜闭锁型,亦可见下腔静脉肝段狭窄,内见条索状纤维带管腔壁塞,由于近段下腔静脉入口处发生梗阻,侧支循环开放,导致淤血性肝增大,肝尾叶增大明显,临床表现为下肢水肿、肝增大、腹水、腹壁静脉曲张。

【影像学表现】 超声示下腔静脉入口处管腔狭窄,有闭塞,肝增大,以肝尾叶明显,肝静脉、下腔静脉内径增宽,门静脉亦可增宽,伴腹水。

【鉴别诊断】 肝硬化:肝静脉走行扭曲变细,肝包膜不光整,肝脏缩小。

十三、肝 脏 外 伤

病例 6-6-32

【病史摘要】 男性,56 岁,车祸后右上腹部疼痛 3 天(图 6-6-32)。

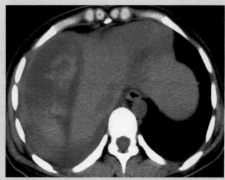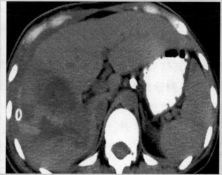

图 6-6-32 肝脏挫裂伤的 CT 表现

【CT 表现】 肝右叶片样低密度,部分边缘不规则,其内可见散在片样高密度。

【CT 诊断】 肝脏挫裂伤。

临床思维:肝脏外伤

肝脏外伤是腹部外伤中较常见而严重的损伤,其发生率仅次于脾破裂而居第 2 位。患者一般有明确的右侧胸腹部外伤史,清醒的患者诉右上腹疼痛,有时向右肩部放射。自觉口渴、恶心、呕吐,临床上主要表现为肝区钝痛,主要体征是低血容量性休克和腹膜炎。

【影像学表现】

1. 超声 主要表现为:①肝包膜的连续性消失。断裂处回声增强;②肝包膜下或肝实质内有无回声区或低回声区;③腹腔内无回声区提示腹腔积血。

2. CT 检查可显示:①肝包膜下血肿,血肿外形呈双凸形,相对密度变化高于肝实质,CT 值可大于 70~80HU,呈境界模糊的半圆形影将肝包膜与肝实质推移开,形成两者分离的现象,数天后血肿密度降低,变为与肝实质密度几乎相等,CT 值为 20~25HU;②肝内血肿,与肝包膜下血肿相同,肝内出现境界模糊圆形或卵圆形影,新鲜血肿的 CT 值高于肝实质,随后逐渐降低密度;③肝真性破裂:肝缘有不规则裂隙或缺损,有的为不规则线状或圆形低密度区,有的呈分支状低密度区,类似扩张的胆管,在低密度区内往往见到高密度的血凝块影。

复习思考题

选择题

1. 下列哪项常作为 CT 诊断脂肪肝的标准（　　）

    A. 肝脏密度增高　　　　　　　B. 肝 CT 值与脾相等　　　　　C. 平扫肝内血管呈低密度

    D. 平扫肝 CT 值低于脾脏　　　E. 增强扫描肝 CT 值高于脾

2. 典型肝脓肿壁出现三层环状结构，腔内可有分隔，增强扫描时强化最明显的是（　　）

    A. 水肿带　　　　　　　　　　B. 炎性坏死组织　　　　　　　C. 纤维肉芽组织

    D. 脓肿内分隔　　　　　　　　E. 以上都不是

3. 下列符合典型肝血管瘤的 CT 表现的是（　　）

    A. 整个病灶明显强化并迅速降为低密度　　　B. 开始呈低密度并逐渐变为高密度

    C. 病灶周边呈团块状强化并逐渐向中央扩展　　　D. 病灶始终呈等密度

    E. 病灶始终呈高密度

4. 典型肝脏血管瘤的 MRI 表现是（　　）

    A. 灯泡征　　　　B. 靶征　　　　C. 牛眼征　　　　D. 爆米花状染色　　　　E. 胡椒盐征

5. 关于典型肝硬化的 CT 表现，下列描述正确的是（　　）

    A. 脾大，脾、胃底静脉曲张，肝各叶比例正常　　　B. 肝各叶比例失调，肝密度不均匀，脾大

    C. 肝密度增高，各叶比例失调，脾正常大小　　　D. 肝各叶比例正常，密度增高，腹水

    E. 肝各叶比例失调，密度均匀降低，平扫可见高密度血管影

6. 肝癌在增强扫描的时间密度曲线上特征性表现为（　　）

    A. 速升速降型　　　　　　　　B. 速升缓降型　　　　　　　　C. 缓升速降型

    D. 缓升缓降型　　　　　　　　E. 以上都不是

7. 转移性肝癌 MRI 检查最具特征性的征象是（　　）

    A. 不定型征　　　　　　　　　B. 水上浮莲征　　　　　　　　C. 灯泡征

    D. 包膜征　　　　　　　　　　E. 牛眼征

8. 关于肝血管瘤的声像图，下列描述正确的是（　　）

    A. 小血管瘤以高回声型多见　　　　　　　　B. 临床症状多较明显

    C. 左叶较右叶多发　　　　　　　　　　　　D. 多数血管瘤结节内可见丰富的血流信号

    E. 边界多不清晰

思考题答案

选择题

1. D　2. C　3. C　4. A　5. B　6. A　7. E　8. A

第七节　胆道系统疾病

一、急性胆囊炎

病例 6-7-1

【病史摘要】　男性，48 岁。右上腹痛 3 天（图 6-7-1）。

【CT 表现】　胆囊壁均匀增厚，外周可见低密度渗出带。

【CT 诊断】　急性胆囊炎。

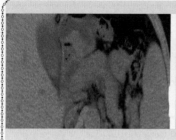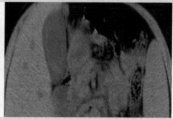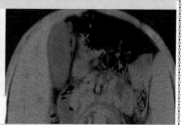

图 6-7-1 急性胆囊炎的 CT 表现

临床思维:急性胆囊炎

急性胆囊炎(acute cholecystitis)是常见的急腹症之一,常由于胆囊结石嵌顿和蛔虫阻塞,引起胆囊管堵塞,胆汁淤滞,囊内压力增高,压迫囊壁血管及淋巴管,造成血供障碍而导致炎症发生。多为急性发作的右上腹痛吧,伴有畏寒、高热、呕吐等症状,查体 Murphy 征阳性,严重可出现黄疸。

【影像学表现】

1. 超声 胆囊增大,胆囊壁轮廓线模糊,内壁弥漫性增厚,增厚的囊壁呈增强回声带,中间同时出现间断或连续弱回声带,即囊壁的双层回声。

2. CT 胆囊增大,囊壁弥漫性增厚,超过 3mm,囊壁周围可见环形低密度带。

二、慢性胆囊炎

病例 6-7-2

【病史摘要】 男性,28 岁。间歇性右上腹痛 2 年(图 6-7-2)。

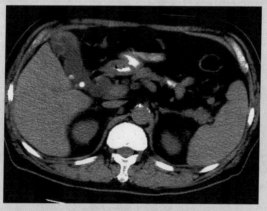

图 6-7-2 慢性胆囊炎并胆囊结石的 CT 表现

【CT 表现】 胆囊内可见结石,胆囊壁增厚。

【CT 诊断】 慢性胆囊炎并胆囊结石。

病例 6-7-3

【病史摘要】 男性,45 岁。右上腹不适 1 周,消化不良,厌油腻(图 6-7-3)。

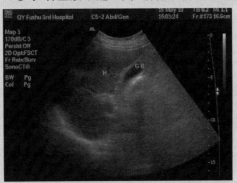

图 6-7-3 慢性胆囊炎的超声表现

【超声表现】 胆囊大小 53mm×20mm,胆囊壁毛糙,不光滑,胆囊腔变小。

【超声诊断】 慢性胆囊炎。

临床思维:慢性胆囊炎

慢性胆囊炎(chronic cholecystitis)是常见的胆囊疾病,常由于急性炎症反复发作迁延而来,多有胆囊结石同时存在。炎症和结石经常刺激,可使胆囊壁纤维化,萎缩或增厚,囊腔变小,功能丧失。其基本病理改变时纤维组织增生和炎性细胞浸润。

【影像学表现】 超声:①轻型慢性胆囊炎无明显的声像图特征,胆囊壁可稍增厚。胆囊壁增厚呈均匀的低回声或中等高回声,厚度大于 3mm。当胆囊与周围粘连萎缩时,轮廓及内腔均变得模糊不清而且固定。胆囊无回声去内可出现中等或较弱的沉积型回声团,呈团块状、乳头状或长条状,无声影,伴体位改变而缓慢流动和变形。常伴有结石强回声及声影。胆囊无收缩功能。②增殖型慢性胆囊炎的胆囊壁显著增厚,呈中等或较弱回升,黏膜腔显著缩小,黏膜表面较光整。萎缩型胆囊缩小,囊腔变窄。

三、胆 囊 结 石

病例 6-7-4

【病史摘要】 男性,50 岁。高脂餐后右上腹隐痛 3 年多(图 6-7-4)。

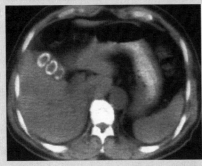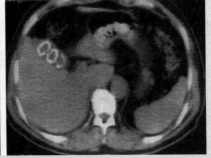

图 6-7-4 胆囊结石的 CT 表现

【CT 表现】 平扫胆囊内有三个环状高密度影,中心呈等密度,境界清晰,胆囊大小正常。

【CT 诊断】 胆囊结石。

病例 6-7-5

【病史摘要】 男性,21 岁。右上腹部疼痛不适 3 个月余(图 6-7-5)。

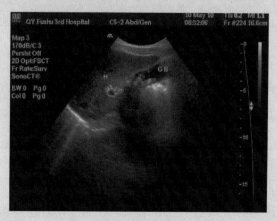

图 6-7-5　胆囊结石的超声表现

【超声表现】 胆囊大小形态正常,囊壁毛糙,内可见一个大小为 1.2cm×0.9cm 的强回声团伴后方声影,可随体位的改变而移动。胆总管未见扩张。

【超声诊断】 胆囊结石。

临床思维:胆囊结石

胆汁中胆固醇处于过饱和状态,以及胆汁中的蛋白质促胆固醇晶体成核作用,因此饮食中的油腻、高蛋白、刺激性食物及烈酒等易助湿生热,使胆汁淤积的食物因引起胆石症。另外如果胆囊运动功能损害,它们共同作用,致使胆汁淤滞,容易促发胆石形成。胆绞痛是胆囊结石的典型症状。胆囊结石的症状取决于结石的大小和部位,以及有无阻塞和炎症等。部分患者发作伴发高烧和轻度黄疸,即夏科(Charcot)三联征。查体可见右上部有压痛,有时可扪及充满结石的胆囊。

【影像学表现】 超声:胆囊腔内出现形态稳定的强回声光团;伴有声影;改变体位时,结石回声团依重力方向移动。

【鉴别诊断】 胆囊前方的肠道内气体强回声,后方也伴声影,但不随胆囊移动;胆囊内非结石似高回声病变,如凝血块等,它们虽然移动,均无声影;胆囊内伪像,诊断时改变体位,用适当的技术,可以鉴别。

四、胆 囊 息 肉

病例 6-7-6

【病史摘要】 女性,54 岁。体检时查体及实验室检查无明显异常(图 6-7-6)。

【超声表现】 胆囊大小未见异常,壁上见多个高回声,向囊腔内突出,最大直径 5mm,无声影。肝内外胆管未见扩张。

【超声诊断】 胆囊多发息肉。

【病理诊断】 胆囊胆固醇息肉(手术证实)。

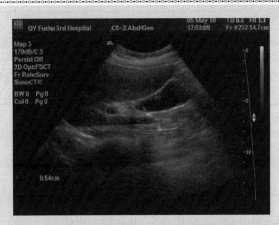

图 6-7-6 胆囊多发息肉的超声表现

临床思维：胆囊息肉

胆固醇息肉是由于胆固醇代谢的局部紊乱，造成胆汁中胆固醇含量增高，而沉积于胆囊黏膜固有层的巨噬细胞内，逐渐形成了向黏膜表面突出的黄色小结节，其分布有以局限性多见，呈息肉样改变。胆固醇息肉体积小，无明显临床症状及体征，超声是其诊断的重要手段。

【影像学表现】 超声：胆囊的形态大小一般正常，囊壁可轻度增厚。息肉常见多发，体积小，显示为自囊壁向囊腔内突起的乳头状高回声结节。多数有长短不等的蒂，不随体位移动。一般无声影。

五、肝内胆管结石

病例 6-7-7

【病史摘要】 男性，42岁。反复发作上腹痛2年，伴发热（图6-7-7）。

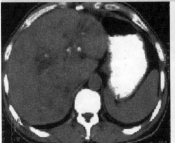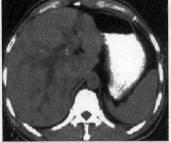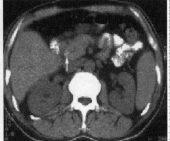

图 6-7-7 肝内胆管结石的 CT 表现

【CT表现】 平扫示肝内胆管明显扩张，其内可见多个大小不等、形态欠规则的高密度圆形影，以左肝门区为明显，肝总管下端亦可见一类圆形钙化密度影（箭头）。

【CT诊断】 肝内胆管结石。

临床思维：肝内胆管结石

肝内胆管结石（calculus of intrahepatic duct）是胆管结石的一种类型，是指左右肝管汇合部以上各分枝胆管内的结石。它可以单独存在，也可以与肝外胆管结石并存。一般为胆红素结石。肝内胆管结石常合并肝外胆管结石。分为原发性和继发性两种。在临床上，肝内胆管结石患者的症状一般不很典型，在病程的间歇期多无症状，或仅表现为右上腹部轻度不适；在急性期则可出现急性化脓性胆管炎的症状（黄疸、畏寒、发热等）。

【影像学表现】

1. B超 是肝内胆管结石诊断的首选方法。肝内胆管结石的超声图像变化较多，一般要求在结石远端的胆管有扩张才能作出肝内胆管结石的诊断，因肝内管道系统的钙化也具有结石样的影像表现。肝内胆管结石的诊断不受肠道气体的干扰，诊断的准确性优于肝外胆管结石。B超诊断肝内胆管结石典型的图像是条索状回声，其后拽有声影，其远端胆管明显扩张，可为结石引起的胆道梗阻及并发的胆管狭窄所致。

2. CT 因肝内胆管结石主要是含胆红素钙的色素性结石，钙的含量较高，故在CT照片能清楚地显示出来。CT还能显示出肝门的位置、胆管扩张及肝脏肥大、萎缩的变化，系统地观察各个层面CT照片，可以了解结石在肝内胆管分布的情况。

3. 胆道造影（包括 PTC、ERCP、TCG） 是用于肝内胆管结石诊断的经典方法，能够全面了解肝内胆管系统的解剖学变异和结石的分布范围。

六、先天性胆管囊肿

病例 6-7-8

【病史摘要】 女性，28岁。偶尔发现上腹部包块3个多月，无明显不适感（图6-7-8）。

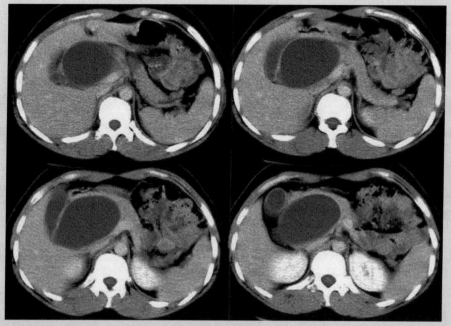

图 6-7-8　先天性胆管囊肿的CT表现

【CT 表现】　平扫示右上腹一个巨大的囊性肿块,肿块自肝门平面达肾下极呈均匀的囊性低密度,CT 值为 2.1HU,囊壁薄而均匀,边界光滑,后壁见有一个小钙化条影。肿块内缘达中线处,胰头受推压左移,但密度正常,胆囊不大,邻近病灶处于肝内胆管轻微扩张。

【CT 诊断】　先天性胆管囊肿。

临床思维:先天性胆总管囊肿

先天性胆总管囊肿(congenital choledochocyst)又称胆总管扩张症,是最常见的一种先天性异常,腹痛、肿物和黄疸为先天性胆总管囊肿的 3 个基本症状。发作时可伴有恶心呕吐,黄疸时可出现白陶土样大便、尿色加深。个别患儿特别是婴幼儿发生囊肿穿孔时,即引起急性胆汁性腹膜炎症状,高热、腹胀甚至发生休克。

【影像学表现】

1. B 超　可见肝下方界限清楚的低回声区,可确定囊肿的大小,胆管远端的狭窄程度,并可知肝内胆管扩张的程度和范围及是否合并胆管内结石。

2. CT　可明确肝内外胆管有无扩张、扩张的部位、程度及形态、位置胆总管远端狭窄的程度以及有无肝内胆管扩张扩张的形态及部位等,有助于术式的选择。

3. 上消化道钡餐检查　可见十二指肠窗扩大,前后径变扁,左右径变宽,侧位片见十二指肠降部向前移位,即可确诊。

4. 上消化道 X 线造影　囊肿较大时于右上腹部可见边缘光滑,密度均匀的软组织肿块,并可显示胃窦和十二指肠向下、向左移位,十二指肠曲扩大,呈弧形压迹;侧位片可见胃及十二指肠受压十二指肠框扩大,向前移位。

七、胆　囊　癌

病例 6-7-9

【病史摘要】　女性,62 岁。皮肤、巩膜进行性黄染 10 余天(图 6-7-9)。

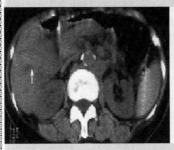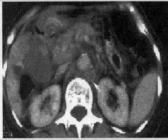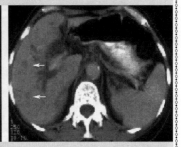

图 6-7-9　胆囊癌的 CT 表现

【CT 表现】　平扫示胆囊底部有一软组织密度肿块影,胆囊界限不清楚(箭头),主动脉旁可见肿大的淋巴结影。增强扫描示胆囊壁稍增厚,胆囊壁上见三处软组织肿块均有强化,胆囊底前部者最大,与肝下缘紧贴,境界部清,腹主动脉旁淋巴结肿大(箭头)。肝脏内可见多个小圆形低密度病灶(箭头),肝内胆管扩张。

【CT 诊断】　胆囊癌。

临床思维:胆囊癌

胆囊癌(gallbladder carcinoma)指原发于胆囊的恶性肿瘤。从组织学分类看,以腺癌所占比例最高(大于80%),其次为鳞癌、混合癌及未分化癌。胆囊癌的症状一般表现为右上腹疼痛、右上腹肿块、黄疸、皮肤瘙痒、发热及消瘦等。

【影像学表现】

1. B超 为诊断胆囊疾病的首选检查方法。不但可以明确地观察到胆囊病变的大小,而且通过对病变组织血流的观察有助于判定是否有癌变的发生,并且可以观察到是否有明显的淋巴结转移及肝脏是否受累,甚至可以判定病变累及到胆囊的哪一层。

2. CT 影像改变可分三种类型:①壁厚型:胆囊壁局限或弥漫不规则增厚;②结节型:乳头状结节从胆囊壁突入腔内;③实变型:因胆囊壁被肿瘤广泛浸润增厚加之腔内癌块充填形成实质性肿块。在增强扫描时一般均可见到病变组织有丰富的血供。

八、胆 管 癌

病例 6-7-10

【病史摘要】 女性,58岁。皮肤、巩膜进行性黄染7天(图6-7-10)。

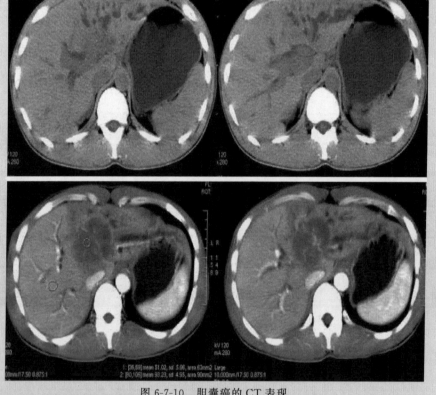

图 6-7-10 胆囊癌的 CT 表现

【CT 表现】 肝内胆管扩张,左叶为主,肝门区低密度。增强可见肝门区低密度无强化。

【CT 诊断】 胆管癌。

临床思维:胆管癌

胆管癌(bile duct cancer)是源于肝外胆管,包括肝门区至胆总管下端的恶性肿瘤。根据部位将胆管癌分为肝内和肝外胆管癌,胆管癌发生的部位不同,临床表现也不尽相同。肝内胆管癌早期无明显临床症状。一般有腹部不适、乏力、恶心、黄疸;肝外胆管癌逐渐加深的持续的无痛性黄疸,大便灰白,尿色深黄等。

【影像学表现】

1. B超 ①肝内胆管扩张、证明胆道的梗阻状态;②梗阻的部位在胆管,但少数病例在胆总管远端的病变;③胆管梗阻病变的性质。如果超声显像显示肝内胆管扩张而肝外胆管正常、胆囊不大,说明梗阻部位在肝门部,提示肝门部胆管癌的可能;若肝内外胆管扩张伴胆囊增大,则说明梗阻部位在胆管中下段,提示胆管中下段癌的诊断。

2. 磁共振胆胰管成像(MRCP) 图像不受梗阻部位的限制,是一种无创伤性的胆道显像技术。它可以详尽地显示肝内胆管树的全貌、肿瘤阻塞部位和范围、有无肝实质的侵犯或肝转移,是目前肝门部胆管癌理想的影像学检查手段。有助于与十二指肠乳头肿瘤、胰头癌相鉴别。

复习思考题

一、选择题

1. 空腹患者,声像图上胆囊不能显示的常见原因是什么( )
    A. 慢性胆囊炎胆囊收缩　　　　B. 胆汁淤积　　　　C. 不活动的结石
    D. 在超声检查前使用了X线口服造影剂

2. 关于胆囊结石的典型声像图表现,不正确的是( )
    A. 胆囊腔内形态稳定的强回声团　　　　B. 后方伴声影　　　　C. 多呈类椭圆形或弧形
    D. 强回声团随体位改变而移动　　　　E. 胆囊壁呈双层结构

3. CT平扫,下列病变的密度比肝脏高的是( )
    A. 肝内胆管结石　　　　B. 局灶性脂肪肝　　　　C. 肝囊肿　　　　D. 血管瘤　　　　E. 肝腺瘤

4. 女性,55岁,黄疸1周。CT示胆总管重度扩张,形态不规则,在胰头上方中断消失,最可能的诊断是( )
    A. 胆总管结石　　　　B. 胆总管炎性狭窄　　　　C. 胆总管癌　　　　D. 胆囊癌　　　　E. 胰头癌

5. 下述肝门部胆管癌CT征象,错误的是( )
    A. 增强早期,肿块无明显强化　　　　B. CT平扫,肝门区等密度或低密度肿块
    C. 肝内胆管一致性或局限性扩张　　　　D. 延迟扫描,肿块呈高密度
    E. 肝门部胆管形态可无变化

6. 鉴别肝外胆管结石或肿瘤性梗阻,下列有利于结石诊断的是( )
    A. 肝外胆管扩张　　　　B. 肝外胆管腔内见低回声团
    C. 扩张的胆管突然截断　　　　D. 胆管腔内强回声团围绕以无回声带
    E. 肝外胆管扩张伴胆囊肿大

二、名词解释

WES征

思考题答案

一、选择题

1.D 2.E 3.A 4.C 5.E 6.D

二、名词解释

增厚的胆囊壁弱回声带包绕着胆囊结石,后方伴声影,简称胆囊壁-结石-声影三合征,简称WES征。

第八节　胰　腺　疾　病
一、急性胰腺炎

病例 6-8-1

【病史摘要】　男性,63 岁。反复上腹疼痛,恶心、呕吐 1 个多月,腰酸乏力、尿少 20 天。血淀粉酶、肌酐、尿素氮增高,血象亦升高(图 6-8-1)。

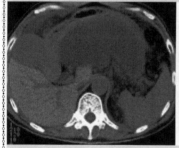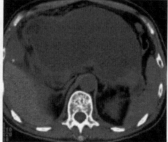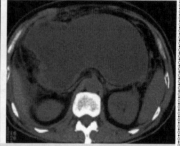

图 6-8-1　急性坏死性胰腺炎的 CT 表现

【CT 表现】　平扫胰头、体、尾正常结构消失,由巨大囊性肿物取代,大小约 20cm×10cm,囊壁薄,欠均匀,部分囊壁不完整。胰腺周边毛糙,胰周脂肪界面消失,肠系膜间可见散在条索状影,胆囊窝及左、右结肠旁沟有少量腹水,胆囊内有小结石。

【CT 诊断】　急性坏死性胰腺炎,并发脓肿形成。

病例 6-8-2

【病史摘要】　男性,52 岁。上腹部疼痛 1 周(图 6-8-2)。

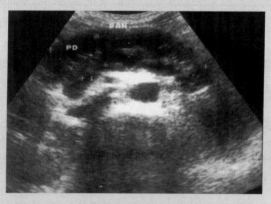

图 6-8-2　急性胰腺炎(出血坏死型)的超声表现

【超声表现】　胰腺弥漫性肿大,外形尚规则。胰腺实质回声低,内见不规则强回声。胰腺周围见细线样不规则无回声区。

【超声诊断】　急性胰腺炎(出血坏死型)。

病例 6-8-3

【病史摘要】　女性,38 岁。上腹部剧烈疼痛 2 天(图 6-8-3)。

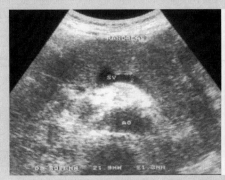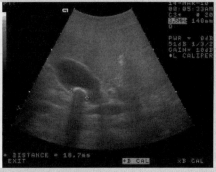

图 6-8-3　急性胰腺炎(水肿型)的超声表现

【超声表现】　胰腺弥漫性肿大,实质呈不均低回声,后方回声轻度增强。周围见不规则液性暗区,近胰尾部明显。胆囊内见多个强回声光团,后方伴声影。

【超声诊断】　急性胰腺炎(水肿型);胆囊炎、胆结石。

临床思维:急性胰腺炎

急性胰腺炎(acute pancreatitis)是一种常见的急腹症,多由胆结石、胆道炎症和胆道蛔虫引起,占 90％。急性胰腺炎分为急性水肿性和急性出血坏死性两大类。急性水肿性胰腺炎占 90％,主要表现为胰腺水肿、肿胀、炎性渗出,病变可累及整个胰腺,亦可局限在胰腺一部分,胰腺周围可有少量脂肪坏死,无腺泡坏死,血管变化不明显,临床为轻症胰腺炎;急性出血坏死胰腺炎胰腺肿大,胰腺内出血、坏死相当于临床上重症胰腺炎。

【影像学诊断】　除了显示有胰腺肿大边缘模糊以及胰周改变外,还需注意到下列异常:

1. 脾大　急性胰腺炎发生脾大的机理有胰尾部炎症累及脾脏;胰腺肿大压迫或炎性渗出侵犯脾静脉,导致脾脏淤血性肿大;炎症引起脾动脉的扩张,脾充血;伴有败血症引起脾脏反应性肿大。尤其是前两条因素较主要。

2. 左肾略大,肾周脂肪间隙密度增高　急性胰腺炎时往往出现肾周筋膜的增厚,如果炎症突破筋膜可累及肾周脂肪间隙,严重者可引起肾纤维膜的肿胀,使肾脏边缘不光滑。

3. 左腰背部肌肉组织肿胀及肌间脂肪组织密度增高　为急性胰腺炎胰液漏出累及肾旁及肾后间隙进入后腹壁的表现,临床上把胰腺炎出现腰背部肿胀伴皮肤青紫称为 Turner 征。

【鉴别诊断】

1. 局限性胰腺癌　肿块边缘不规则,后方回声衰减,无压痛,动态观察病变加重。局限性肿大的胰腺炎,胰腺边缘光整,有压痛,经经治疗后胰腺恢复正常。

2. 胰腺囊肿　胰腺囊肿见囊壁,无压痛。动态观察无变化。急性水肿性胰腺炎无囊壁,有压痛,动态观察可见胰腺渐渐恢复正常。

二、慢性胰腺炎

病例 6-8-4

【病史摘要】　男性,43 岁。反复上腹疼痛 3 年,加重 10 天,发作时尿淀粉酶 872U/L,血淀粉酶 188U/L(图 6-8-4)。

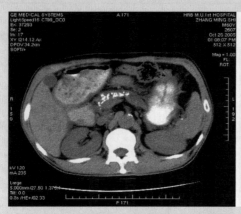
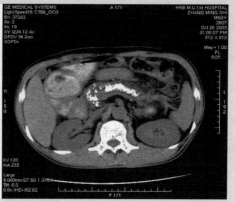

图 6-8-4　慢性胰腺炎的 CT 表现

【CT 表现】　胰腺体积变小,萎缩,可见钙化。

【CT 诊断】　慢性胰腺炎。

临床思维:慢性胰腺炎

慢性胰腺炎(chronic pancreatitis)是指胰腺实质的坏死、出血、脂肪坏死等引起的局部及全身多器官一系列的损害,常伴钙化、假性囊肿及胰岛细胞减少或萎缩。主要表现为腹痛、消瘦、营养不良、腹泻或脂肪痢,后期可出现腹部包块、黄疸和糖尿病等。

【影像学表现】

1. B 超　能发现胰腺水肿和胰周液体的积聚,还可探查胆囊结石、胆管结石。但受局部充气肠袢的遮盖限制了其应用。

2. CT　弥漫性或局灶性胰腺增大,水肿,坏死液化,胰腺周围组织变模糊,增厚,并可见积液。还可发现急性胰腺炎的并发病,如胰腺脓肿、假囊肿或坏死等,增强 CT 扫描坏死区呈低密度(<50HU)。

三、胰腺假性囊肿

病例 6-8-5

【病史摘要】　男性,45 岁。左上腹被牛角撞伤后出现包块 2 年,因右上腹隐痛就诊(图 6-8-5)。

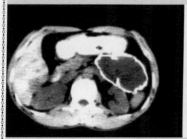
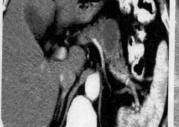
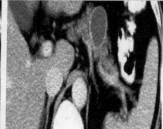

图 6-8-5　胰腺假性囊肿的 CT 表现

【CT表现】　胰尾囊性占位病变,囊壁完全钙化,厚度为 0.6～1.2cm,囊内密度均匀,CT值为－4.0HU。
　　【CT诊断】　胰腺假性囊肿。

病例 6-8-6
　　【病史摘要】　女性,68 岁。上腹部不适 1 个月(图 6-8-6)。

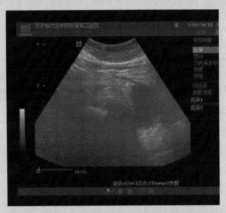

图 6-8-6　胰腺假性囊肿的超声表现

　　【超声表现】　胰腺尾部见一个椭圆形囊性包块,与胰尾相连。囊壁厚,毛糙,囊内透声欠清晰。囊后壁回声增强。
　　【超声诊断】　胰腺假性囊肿。

临床思维:胰腺假性囊肿

　　胰腺假性囊肿主要为胰腺炎、手术创伤、外伤所致,也因不明者。由于胰腺渗出物、血液聚集在胰腺周围和小网膜囊内,刺激周围结缔组织增生,形成纤维性囊壁。

【影像学诊断】

1. **CT**　单房孤立的或多房蜂窝状的囊性肿物,形态各异。其大小可自数毫米至 20cm 不等。假囊肿壁厚薄不均,增强扫描可有程度不等的强化,一般说距急性炎症期越近,假囊肿形成时间越短,其增强越较明显。假囊肿中心为较均匀的液性密度,亦可见分隔。由于血液和炎性渗液混杂,CT值常可达 20～30HU。假囊肿周围组织结构欠清,在宽窗下观察可见炎症增厚的网膜呈较粗的条纹状结构,吉氏筋膜常增厚。假囊肿合并感染时,囊内可见气体,但感染控制后,少量气体影也可长时间存在假囊肿中。

2. **MRI**　较长 T1、长 T2 信号,囊肿壁结构较清楚。MRI对胰腺炎假囊肿一般不作为主要检查手段,常用在需要与其他囊性肿瘤鉴别时。

3. **超声**　与胰腺相连的囊性肿块,加之典型的病史,胰腺假性囊肿的诊断可确定。

【鉴别诊断】

1. **胰腺囊腺瘤**　多为多房的囊性肿块或部分实性、部分囊性的混合性肿块,而假性囊肿多为单个囊肿。

2. **胆总管囊肿**　胆总管囊肿与胆总管相通;而胰头部假性囊肿不与胆总管相同,胆总管正常。

四、胰腺囊腺瘤

病例 6-8-7

【病史摘要】 女性,52 岁。查体时发现肝及胰腺囊肿,无任何不适(图 6-8-7)。

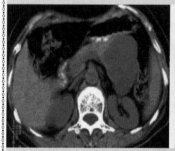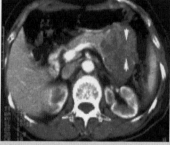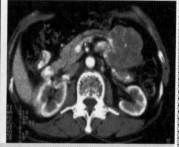

图 6-8-7 胰腺囊腺瘤的 CT 表现

【CT 表现】 平扫示胰体尾区有一个分叶状囊性肿块,大小约为 5.0cm×7.0cm,其密度高于水密度,欠均匀。病变与正常胰腺分界清楚,呈杯口状。增强扫描示囊性肿块密度部均匀,中心见一个直径为 1.7cm 的轻度强化结节影(箭头),并有多数呈放射状条状影连于囊壁,形成"星芒状",其分隔较厚;囊壁厚薄不均匀,分隔、囊壁均匀强化。

【CT 诊断】 胰腺囊腺瘤。

临床思维:胰腺囊腺瘤

胰腺囊腺瘤(pancreatic cystadenoma)为胰腺良性肿瘤,可发生于胰腺的任何部位,但以胰腺体尾部多见,囊腺瘤分为浆液性囊腺瘤和黏液性囊腺瘤两个类型。好发于中年妇女。主要临床表现有上腹胀痛或隐痛、上腹部肿块等。

【影像学表现】

1. B 超

(1)浆液性囊腺瘤:在声像图上常显示囊肿和实质混合,当肿瘤由大量的极小囊肿(<2mm)构成时,仍呈均质实性表现;如囊肿较大(5～20mm),则表现多房性,每个房紧密相连呈蜂巢样结构,中心强回声伴声影,则提示有钙化。

(2)黏液性囊腺瘤:可表现为单房或多房,但多房者每个房的直径相对较大,常有后壁增强效应。房内有时可见粗大不规则的乳头状赘生物由囊壁突入囊内。

2. CT

(1)浆液性囊腺瘤:常显示为均质性低密度团块,CT 值 10～16HU,可呈分叶状,有时可见钙化点及星芒状的钙化。增强扫描可见肿物呈弥漫均质性或局部相对增强,边界清楚以及显示出蜂巢样或放射相互交织的间隔。

(2)黏液性囊腺瘤:平扫常显示较大的单房厚壁囊肿,其密度接近于水,界限清楚。囊内有时可见直线状或弧形的薄的分隔,亦可以多囊的形式出现,并可见由囊壁向腔内生长的低密度赘生物。在较大的囊壁上可见沿囊壁生长的子囊。增强扫描尤其是动态大剂量造影时,可见囊壁、赘生物及囊内间隔均有所增强。

3. MRI

（1）浆液性囊腺瘤：在 MRI 上均显示出环绕肿物的结节状边界，瘤内可见分隔。在 T1 加权像上肿瘤表现为均匀一致的低密度，而在 T2 加权像上表现为均一的高密度。

（2）黏液性囊腺瘤：表现为圆形或不规则的椭圆形肿物，可见其内部分隔；构成肿瘤的各房之间密度在 T1 和 T2 加权像上均不相同，亦可见大的乳头状赘生物突入囊内。

五、胰　腺　癌

病例 6-8-8

【病史摘要】　女性，55 岁。上腹隐痛、皮肤黄染半个月，无发热，B 超示胰头占位（图6-8-8）。

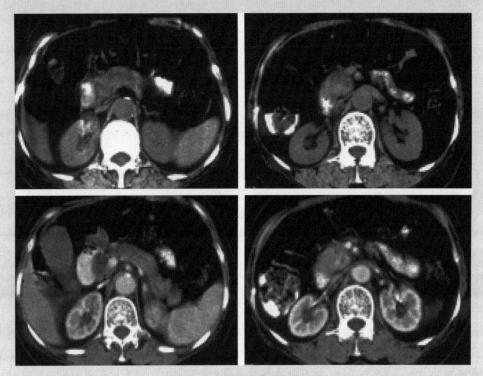

图 6-8-8　胰腺癌的 CT 表现

【CT 表现】　胰腺钩突肿大，增强扫描静脉期显示低密度结节灶；胆囊积液扩张，胆总管近段扩张，远端狭窄。

【CT 诊断】　胰腺癌。

病例 6-8-9

【病史摘要】　男性，79 岁。右上腹痛 2 个月余，尿黄 3 天（图 6-8-9）。

【超声表现】　胰头大，胰头背侧见不均质低回声结节，外突。结节轮廓清晰，边界模糊。胰管前后径 8mm。

【超声诊断】　胰头癌。

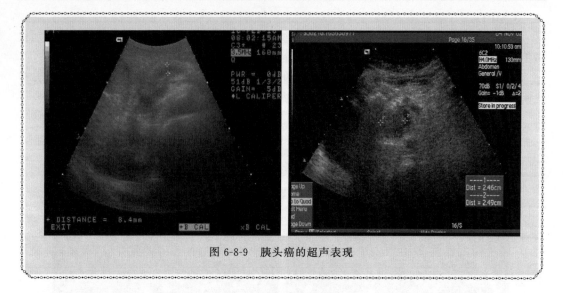

图 6-8-9　胰头癌的超声表现

临床思维:胰腺癌

胰腺癌(pancreatic carcinoma)可发生胰腺的任何部位,以胰头癌多见,占 50％,胰体尾癌占 25％左右,其余为侵犯全胰腺者,即弥漫性胰腺癌。胰腺血管丰富,胰腺癌生长快,可向周围脏器和远处转移。

【影像学诊断】　影像学上提供作为胰腺癌诊断和分期的共有表现依次为局部肿物,胰胆管的扩张,胰周血管的包裹浸润,周围组织器官的侵袭和远处转移。

1. 胰腺肿块　胰腺癌可表现为局部实性肿块(84.2％)或弥漫肿大(13.3％),引起腺体外形的改变或密度异常不均,大部分境界不规则,模糊。在 CT 平扫上,瘤体密度通常为略低密度或等密度,两者分别约占 47.5％和 52.5％,静脉注入对比剂后,由于胰腺腺体由动脉供血灌注,在早期即可出现明显强化,其峰值的到来通常早于肝脏约 20s,而肿瘤相对乏血,约 93％表现为不均匀的低密度,特别是在动脉期和门静脉期扫描,肿瘤的边缘不规则,常可被勾画出。肿瘤远端胰腺由于血供和排泄受阻常导致胰体尾部萎缩和胰管扩张。

2. 梗阻性胆管、胰管扩张　胰头的肿块常导致胆总管和胰管受压梗阻扩张,由于胰腺癌的 70％发生在头颈部,使得胰、胆管扩张出现的比例相当高,胆总管扩张可达 72％,最宽达 30mm,胰管的扩张可达 60.2％,最宽达 17mm,常在肿块出现的层面变形、中断、消失。扩张的胆总管断面呈圆形、胰管则呈沿胰腺走行的管状结构,内缘光滑。在增强扫描后局部可见胰、胆管低密度影与增强的胰头钩突形成对比,有重要的诊断意义。胰、胆管同时在胰头部出现则表现为典型的"双管征"。

3. 胰周脂肪消失　胰腺癌侵及胰周脂肪时,正常低密度的胰周脂肪层消失。胰腺软组织块紧贴或侵入胃窦后壁、十二指肠降段内侧、脾曲结肠、横结肠系膜或肝门,其间不复存在脂肪间隙,这种征象常提示肿瘤与器官粘连。只有肿块引起胃肠道壁不规则及增厚,甚至充盈缺损才能肯定为受侵。

4. 血管受侵及局部淋巴结转移　胰腺癌时周围血管的受侵及包裹是非常重要的征象,在胰体癌时更为多见,其中依次以肠系膜上动脉(SMA,约 78％)、腹腔动脉(CA,约 62％)、门静脉(PV)及腹主动脉为常见。早期表现为血管边缘模糊,以后为软组织影包埋血管根部,这与胰腺的淋巴引流途径有密切关系。血管的受侵包裹的重要意义,一方面是肿瘤不可切除的指征,另一方面在某些病例,它的出现甚至较胰腺内肿块的发现还早还明显。因注对比剂可很好显示受侵的情况。

5. 远处转移　胰腺癌出现肝转移的比例很高,占 36％～55％,表现为单发或多发、圆形或不规则形、边缘不规则的模糊低密度病灶。增强 CT 扫描,肝转移结节在边缘部有增强,门静脉期显示最明显。其他脏器转移依次为肺、脑和骨,脾转移少见。

6. 继发囊肿　6%～8%的胰头癌,可由于胰管堵塞,在体尾部发生储留囊肿,边缘光滑壁薄,中央密度低。在鉴别中,需注意储留囊肿近端有软组织肿块。

7. 腹水　CT 可发现腹水,表现为肝脾外带有半月形水样低密度区。腹水原因可能为肿瘤堵塞门静脉,引起门脉高压;另一原因可能为癌肿扩散到小网膜囊或腹膜腔,均属晚期表现。

【鉴别诊断】

1. 慢性胰腺炎局限性增大　超声示局限性增大的胰腺多为不规则强回声,无声衰减,胰管扩张,多呈串珠状,无胰管中断,局限性增大的胰腺对周围脏器压迫明显,病程长,病情变化慢。

2. 肝胰壶腹部癌　超声示肿块较小,多呈低回声,位于胰头的右下方,胰头大小正常,胰头无肿块。

3. 胆总管下段癌　超声示呈中等回声,与胆管壁相连,胆管壁增厚,连续性中断,胰头大小正常,胰头无肿块。

4. 肝尾状叶肿瘤　饮水后,超声示肝尾叶肿块位于胃的液性暗区前方,而胰尾肿瘤位于胃的液性暗区后方。

5. 左肾上腺肿瘤　脾静脉在左肾上腺肿块的前方,而胰尾癌脾静脉在肿块后方。

复习思考题

一、选择题

1. 下列是慢性胰腺炎最具特征性的征象的是(　　)
   A. 胰腺腺体萎缩变小　　　　B. 胰腺肿大,局限或弥漫性　　　　C. 胰腺和胰管钙化
   D. 胰管扩张,呈不规则串珠状　　E. 胰腺假囊肿

2. 进行性梗阻性黄疸患者行快速增强扫描,胰头部出现不规则低密度区,应高度怀疑(　　)
   A. 急性胰腺炎　　　　　　　B. 假囊肿形成　　　　　　　C. 扩张的胆总管
   D. 胰头癌　　　　　　　　　E. 正常胰腺

3. 在胰腺癌的 CT 影像中,出现"双管征"同时增宽、扩张是指(　　)
   A. 门静脉和肝动脉　　　　　B. 肝内胆管和胆总管　　　　C. 胆总管和胰导管
   D. 胰导管和肝内胆管　　　　E. 脾静脉和肠系膜上静脉

4. 胰腺癌 CT 主要的直接征象是(　　)
   A. 肿瘤侵犯胰周脏器　　　　B. 胰管阻塞　　　　　　　　C. 胆总管阻塞
   D. 胰腺局部增大、肿块形成　E. 肿瘤侵犯胰周血管

5. 关于胰腺癌的 MRI 表现,错误的是(　　)
   A. T1WI 上呈低信号　　　　　　　　　B. 动态增强扫描动脉期病灶明显强化
   C. T2WI 上其信号一般略高于胰腺　　　D. 动态增强延迟期肿瘤信号变化无特征
   E. 可见主胰管扩张

二、简答题

1. 简述急性胰腺炎的 CT 表现。

2. 简述胰腺癌的超声表现。

思考题答案

一、选择题

1. C　2. D　3. C　4. D　5. B

二、简答题

1. 答:胰腺体积增大,边缘模糊,胰腺周围可见液性低密度,肾周筋膜增厚。

2. 答:胰腺局限性肿大,胰腺外形不规则,亦可胰腺弥漫性肿大,失去正常形态,胰腺癌较小时,多呈圆形和椭圆形,胰腺形态正常,肿瘤多呈实质性低回声,边缘不规则,轮廓清晰。胰头癌可引起胰管扩张,左右叶肝内胆管扩张。

第九节 脾脏疾病
一、脾脏增大

病例 6-9-1

【病史摘要】 男性,42 岁。左上腹 5 个多月,近几天加重(图 6-9-1)。

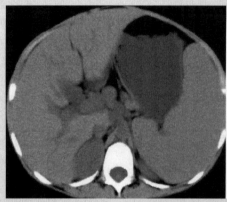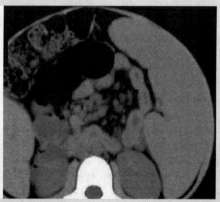

图 6-9-1 脾大的 CT 表现

【CT 表现】 平扫脾脏体积明显增大,密度均匀。

【CT 诊断】 脾大。

病例 6-9-2

【病史摘要】 男性,32 岁,无阳性体征,体检 B 超发现脾大(图 6-9-2)。

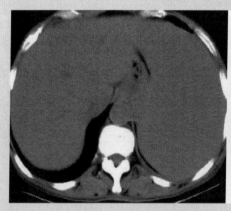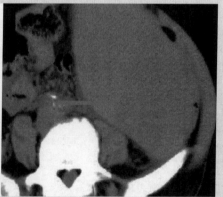

图 6-9-2 巨脾的 CT 表现

【CT 表现】 平扫脾脏体积明显增大,向下达盆腔,密度均匀。

【CT 诊断】 巨脾。

临床思维:脾脏增大

脾脏位于左上腹部,紧贴左侧膈肌下,外缘圆隆而光滑,内缘常圆邻近组织结构的压迹而呈现不同形状。脾脏大小可因年龄、体型及营养状况而各异,一般在成年人长约12cm,宽约7cm,厚3~4cm。引起脾大的原因很多,通常为骨髓增殖性疾病、感染及充血等。

【影像学诊断】　CT诊断脾大的标准:①脾脏在任一径线上超过12cm;②前缘超过锁骨中线;③下缘超出肋缘或低于左肾上极。

二、副　　脾

病例 6-9-3
【病史摘要】　男性,37岁。无阳性体征,体检B超发现副脾(图6-9-3)。

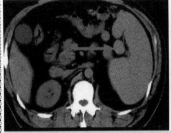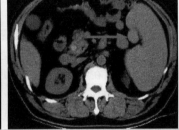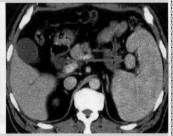

图 6-9-3　副脾的 CT 表现

【CT表现】　平扫脾脏内侧可见一圆形边界清晰的软组织密度影,密度与脾脏相同,增强扫描其强化程度与脾脏一致。
【CT诊断】　副脾。

临床思维:副脾

副脾(accessory spleen)是指除正常位置的脾脏外,还有一个或多个与脾脏结构相似,功能相同的内皮组织存在。副脾的发生位置的频度依次为脾门、脾血管、胰尾部腹膜后、沿胃大弯的大网膜、小肠、大肠系膜等附近。副脾的数量不等,多为单发,大小相差很大,副脾无特殊临床表现,偶可发生自发性破裂、栓塞和蒂扭转等。

【影像学表现】　影像学检查可见脾脏周围与脾脏密度(或回声)相同的软组织影,CT增强与脾脏同步强化。

三、脾 脏 囊 肿

病例 6-9-4
【病史摘要】　男性,54岁。左上腹疼痛3个多月,向左肩部放射(图6-9-4)。
【CT表现】　平扫脾脏见一个直径6.4cm圆形低密度灶,CT值18HU。
【CT诊断】　脾脏囊肿。

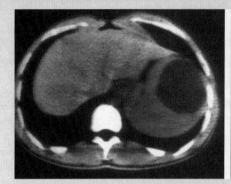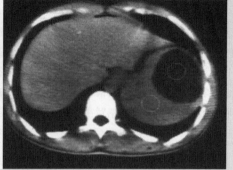

图 6-9-4　脾脏囊肿的 CT 表现

临床思维:脾脏囊肿

脾囊肿(splenic cyst)多为单发,偶为多发。分先天性真性囊肿和后天性假性囊肿。真性囊肿见于单纯性囊肿和多囊脾,假性囊肿多见于外伤出血和梗死之后。脾包虫囊肿多见于流行病区。囊肿无症状,巨大囊肿可产生压迫症状或在左上腹触及包块。

【影像学表现】

1. 超声　①单纯性囊肿:脾内圆形无回声区,壁光滑,边界清楚,其后壁及后方回声增强。②多囊脾:示脾实质内多个大小不等、互不连通的无回声区,呈圆形,壁薄而光滑,多囊脾常与其他器官多囊性病变并存。

2. CT　表现类似于肝、肾囊肿。往往为单发,圆形或卵圆形,边界清楚,CT 上密度低而均匀,CT 值 0～15HU,外伤性囊肿内由于出血和机化,囊内密度高于水,寄生虫性囊肿常可见囊肿壁弧形钙化。

3. MRI　囊内容物为均匀水样信号,Gd-DTPA 增强后囊液及囊壁无强化表现,MRI 不能显示囊壁的钙化。

四、脾脏淋巴瘤

病例 6-9-5

【病史摘要】　男性,24 岁。无痛性左上腹包块(图 6-9-5)。

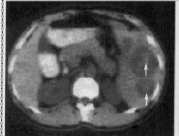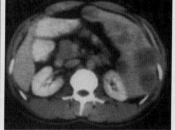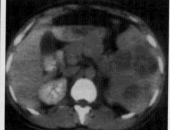

图 6-9-5　脾脏淋巴瘤的 CT 表现

【CT 表现】　平扫示脾明显增大,脾实质内可见多个大小部等的类圆形密度欠均匀的低密度区,CT 值为 25.7HU,边缘清楚,中心有少数高密度的点状、三角形影(箭头),增强扫描病灶边缘有强化,境界较清晰,病灶中心有轻度的部规则强化,CT 值为 37.2HU。

【CT 诊断】　脾脏淋巴瘤。

病例 6-9-6

【病史摘要】　男性,25 岁。发热 1 个月,并伴有脾大(图 6-9-6)。

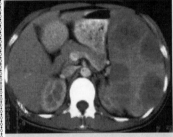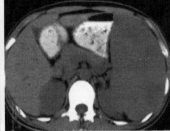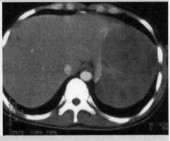

图 6-9-6　脾脏非霍奇金淋巴瘤的 CT 表现

【CT 表现】　平扫示脾明显增大,其内可见多个部规则略低密度区,边界欠清楚。增强扫描可见脾内右多个大小部等、圆形或类圆形及部规则病灶,强化部均匀,仍呈低密度,其中脾中、上部分完全被低密度病灶取代,病灶边界尚清晰。胃受推压向中线位移,腹腔及腹膜后未见肿大淋巴结。

【CT 诊断】　脾脏非霍奇金淋巴瘤(NHL)。

临床思维:脾脏淋巴瘤

脾脏是体内最大的淋巴器官,患淋巴瘤时常常受侵。淋巴瘤可由于脾脏的弥漫性浸润而致脾大,也可能形成单一的巨大实性肿块或多发的灶性结节,肿瘤坏死可致囊性改变。肿瘤在增强扫描时基本无强化。值得注意的是尤其何杰金氏淋巴瘤可以侵及脾脏而 CT 不显示,脾门部淋巴结常可见。

五、脾脏转移瘤

病例 6-9-7

【病史摘要】　女性,56 岁。子宫颈癌Ⅲb 期放疗后 10 个月,右下腹包块 1 个月(图 6-9-7)。

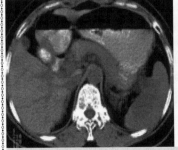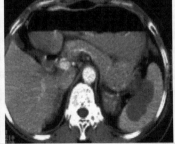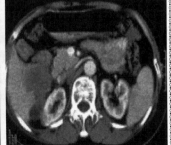

图 6-9-7　脾脏转移瘤的 CT 表现

【CT表现】 平扫示肝右叶及脾的脾门区有部规则低密度肿块,大小分别为 4.5cm× 5.0cm 和 3.0cm×6.0cm,边界欠清晰,其内密度尚均匀。增强扫描病灶无明显强化,仍表现为低密度,CT 值为 45HU,边界较清晰。

【CT诊断】 脾脏转移瘤。

临床思维:脾脏转移瘤

恶性黑色素瘤、肺癌、乳腺癌和卵巢癌是脾脏转移瘤的最常见来源,其中恶性黑色素瘤约占放射学诊断脾转移瘤的 50%。CT 上大多数显示为界限较清楚的低密度结节,但在一些边界很清楚的囊性肿块中,周边的强化很常见。

六、脾 脏 外 伤

病例 6-9-8

【病史摘要】 男性,31 岁。外伤后 7 天腹痛、腹胀,经保守治疗无好转(图 6-9-8)。

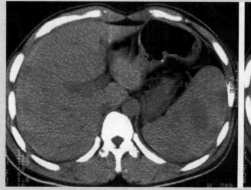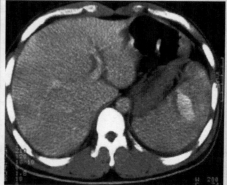

图 6-9-8　脾脏挫裂伤、脾脏血肿的 CT 表现

【CT表现】 平扫示脾明显增大,脾内密度不均匀,可见梭形低密度区;增强扫描可见平扫时的低密度病灶明显强化而呈高密度区,境界清晰。

【CT诊断】 脾脏挫裂伤、脾脏血肿。

临床思维:脾脏外伤

脾脏血肿通常发生于外伤或病理状态下的自发出血。CT 可以准确判断急性外伤时脾脏损伤的严重程度,但不能预示患者是否需要手术治疗,而临床症状往往是相当重要的。脾包膜下的血肿常表现为沿着脾脏边缘的半月形低密度液性带,脾包膜可增厚。血肿的 CT 值随着时间而降低。脾脏的裂伤穿过脾实质和脾包膜引起脾周围的血肿和血性腹水。CT 直接发现裂伤的比例很小,裂伤通常可穿过脾实质呈一低密度带或离断状,偶尔 CT 仅发现脾脏周边的血块。

七、脾脏梗死

病例 6-9-9

【病史摘要】　男性，32 岁。因患原发性血小板减少性紫癜，行栓塞术后 2 个月，剧烈腹痛并触及左上腹包块 11 天(图 6-9-9)。

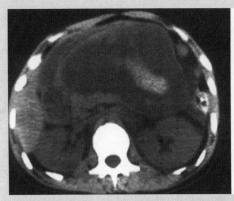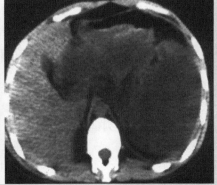

图 6-9-9　脾脏梗死、液化的 CT 表现

【CT 表现】　平扫示左上腹部脾窝及中腹部有一个巨大的囊性肿块，肿块内密度尚均匀，境界清楚，肿块内可见软组织密度的索条状影，肾与十二指肠明显受压，正常脾脏为明显。

【CT 诊断】　脾脏梗死、液化。

临床思维:脾脏梗死

脾梗死(splenic infarction)系继发于脾动脉或其分支的栓塞，造成局部组织的缺血坏死。常见原因为左心系统血栓脱落，脾周围器官的肿瘤和炎症引起脾动脉血栓并脱落，某些血液病和淤血性脾增大等。脾梗死灶大小不等，可数个病灶同时存在或有融合，病灶多呈锥形，有时可呈不规则形，肉眼上有贫血性梗死和出血性梗死两类，梗死区常有大量含铁血黄素沉着，梗死愈合后由于纤维化和瘢痕组织形成可使脾脏局部轮廓凹陷。梗死可无症状或有左上腹疼痛，左膈抬高，左胸腔积液，发热等。

【影像学表现】

1. X 线　陈旧性梗死灶内偶见钙化，选择性脾动脉造影可见受累动脉中断，并可见一个三角形无血管区，尖端指向脾门。超声检查:脾实质内显示单个或多个楔形或不规则形低回声区，楔形底部朝向脾外侧缘，其尖端指向脾门。内部可呈蜂窝状回声或不均匀分布的斑片状强回声。梗死灶坏死液化时，呈无回声或形成假性囊肿。陈旧性梗死灶纤维化、钙化时，病灶回声明显增强，后方伴有声影。

2. CT　CT 典型表现为尖端朝向脾门的楔形低密度影，边界清楚，增强后因病灶无强化，与正常脾实质对比更清楚。

3. MRI　梗死区的信号强度根据梗死时间长短可有不同表现。急性和亚急性梗死区在 T1WI 和 T2WI 上分别为低信号和强信号区，慢性期由于梗死区有瘢痕组织和钙化形成，在 MRI 各种序列上均呈低信号改变。

复习思考题

一、选择题

1. 脾大的诊断标准是(　　)

    A. 上下>12cm,前后>4个肋单元　　　　　B. 上下>14cm,前后>4个肋单元

    C. 上下>14cm,前后>6个肋单元　　　　　D. 上下>15cm,前后>6个肋单元

    E. 上下>15cm,前后>5个肋单元

2. 脾大最常见的原因是(　　)

    A. 白血病　　　　　　　　B. 淀粉样变性　　　　　　　　C. 门脉高压

    D. 类肉瘤病　　　　　　　E. 脾外伤

3. 关于脾囊肿的CT表现,下列错误的是(　　)

    A. 脾内圆形低密度区　　　　B. 边缘光滑,密度均匀　　　　C. CT值为0±10HU

    D. 增强后边界更清楚病灶明显强化　E. 少数囊肿可见囊壁弧状钙化影

4. 关于脾淋巴瘤的描述,下列错误的是(　　)

    A. 是常见的脾脏肿瘤　　　　B. 病理上分为均质增大、粟粒结节、多发肿块和单发肿块四型

    C. CT上有特征性改变　　　　D. 增强扫描有助于发现病灶

    E. 合并腹膜后淋巴结肿大有助于诊断

5. 关于脾恶性淋巴瘤的CT表现,错误的是(　　)

    A. 不均匀囊实性肿块边缘强化　　B. 边缘可不规则隆起　　　　C. 脾大

    D. 增强扫描结节显示清楚　　　　E. 多发或单发低密度结节

6. 关于脾钝性伤CT检查,下列说法错误的是(　　)

    A. 伤后即刻做CT检查阴性,可除外脾破裂　　B. 脾内血肿的密度随时间而变化

    C. 应增强扫描以发现包膜下血肿　　　　　　D. 脾撕裂伤时可见脾边缘裂缝

    E. 脾破裂出血多储积于左侧结肠旁沟

7. 男性,18岁。疲乏,贫血貌,CT示脾前缘近切迹处多发小片状低密度区,部分略呈小锥形,最可能的诊断是(　　)

    A. 脾钝挫伤　　　　　　　B. 脾脏血管瘤　　　　　　C. 脾脏淋巴瘤

    D. 脾脏梗死　　　　　　　E. 脾脏囊肿

8. 脾梗死早期CT可表现为(　　)

    A. 三角形低密度影　　　　B. 不规则形低密度影　　　　C. 椭圆形低密度影

    D. 圆形低密度影　　　　　E. 新月形低密度影

二、简答题

简述脾脏梗死的CT表现。

思考题答案

一、选择题

1. E　2. C　3. D　4. C　5. A　6. A　7. D　8. A

二、简答题

答:CT典型表现为尖端朝向脾门的楔形低密度影,边界清楚,增强后因病灶无强化,与正常脾实质对比更清楚。

(刘海丽　隋雪峰　蔡庆斌　宁景志　王　丽　赵宏宇)

第七章 泌尿系统与肾上腺疾病

第一节 肾脏疾病

一、肾结石

病例 7-1-1

【病史摘要】 男性,38 岁。腰痛半个月,绞痛伴血尿半天(图 7-1-1)。

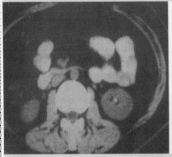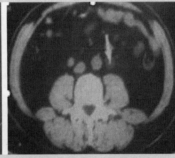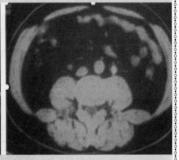

图 7-1-1 左肾结石、左侧输尿管结石的 CT 表现

【CT 表现】 左肾盂内可见小圆形致密影,直径 5mm 左右,边缘光滑、锐利。在左侧输尿管走形区中段可见一个圆形致密影,直径 10mm 左右,边缘光滑、锐利,上部输尿管扩张、积液。

【CT 诊断】 左肾结石、左侧输尿管结石。

病例 7-1-2

【病史摘要】 男性,31 岁。左肾区钝痛,且活动后加重,近日疼痛加重呈绞痛并伴有血尿(图 7-1-2)。

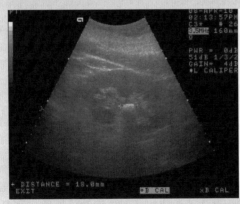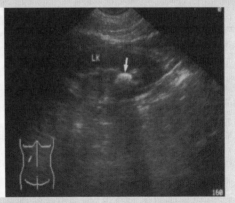

图 7-1-2 左肾结石的超声表现

【超声表现】 左肾窦内见强回声光团,后方伴声影。左肾盂光带局限性分离。

【超声诊断】 左肾结石。

临床思维:肾结石

肾结石(renal calculus)是常见病、多发病。结石的化学成分主要为草酸钙和磷酸钙,由于结石的化学成分不同,结石的大小、形态和硬度也不一致。因此声像图上肾结石的表现多变。肾内小结石不伴肾积水的情况下,肾结石的诊断常常十分困难。因为肾窦本身回声较强与小结石不易区分。另外由于声波的绕射,导致小结石后方声影不明显,这时可降低增益来消除肾窦回声对结石的干扰。

【影像学表现】

1. X 线 肾结石可为单侧或双侧性,位于肾窦区,表现为圆形、卵圆形、桑葚状或鹿角状高密度影,可均匀一致,也可浓淡不均匀或分层。桑葚、鹿角状及分层均为结石典型表现。

2. CT 能够确切发现位于肾盏和肾盂内的高密度结石影。

二、肾 积 水

病例 7-1-3

【病史摘要】 男性,15 岁。左腰部自觉有胀痛、腰酸,近来胀痛加重,左腰部可触及包块(图 7-1-3)。

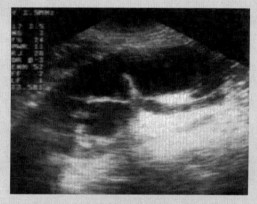

图 7-1-3 左肾重度积水的超声表现

【超声表现】 左侧正常肾结构消失。左肾盂重度分离,肾皮质严重受压,呈菲薄线样回声。左肾冠状切面呈"调色板"状囊性扩张。

【超声诊断】 左肾重度积水。

临床思维:肾积水

肾积水(hydronephrosis)为尿路发生梗阻后,尿液排出受阻,造成肾盂内压力升高,导致肾盂扩张。肾盂积水分为原发性和继发性两大类。原发性肾积水多见于小儿,主要病因有神经肌肉发育不全、输尿管瓣膜或皱襞、输尿管先天性狭窄、肾盂高位出口或异位血管压迫等。继发性肾盂积水常见有结石、肿瘤、结核、损伤和外在压迫等。另外,前列腺疾病和膀胱疾病及尿道狭窄等常引起双侧肾盂积水。

【鉴别诊断】

1. 肾囊肿 肾盂旁肾囊肿和肾盂源性肾囊肿容易与肾盏积水相混淆。肾盂肾盏积水有造成梗阻的病因及特征性的声像图表现。有的疑难病例需借助 X 线诊断。

2. 肾结核性空洞　空洞也是无回声区,但边缘多毛糙不规则,内部透声较差。

三、肾 结 核

病例 7-1-4

【病史摘要】　男性,72 岁。反复血尿半年,加重伴尿急、尿频、尿痛 2 个月(图 7-1-4)。

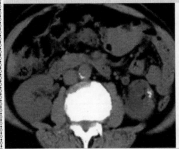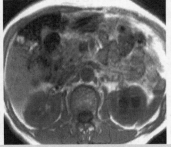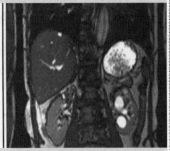

图 7-1-4　左肾结核的影像表现

【影像表现】

1. CT　左肾体积明显缩小,肾实质变薄,肾实质内可见多发小圆形空洞,且空洞间似相互沟通,壁上可见斑片状钙化灶,肾盂积水扩张。

2. MRI　左肾体积明显缩小,肾实质变薄,T1WI 示肾皮髓质分界不清,肾脏实质内可见多个大小不一空洞,呈长 T1 长 T2 信号,空洞壁不规则。

【影像表现】　左肾结核。

临床思维:肾结核

肾结核(renal tuberculosis)大多来自血源性感染,结核杆菌随血流侵入肾皮质形成感染灶,病变进展可形成干酪样坏死和结核性脓肿。脓肿破入肾盏形成空洞,若全肾钙化致肾功能完全丧失,称肾自截。临床上肾结核早期无明显症状,随病情进展可出现尿频、尿急、脓尿和血尿。且有消瘦、乏力、低热及盗汗等结核中毒症状。

【影像学表现】

1. X 线平片　常无异常发现。或可见肾实质云絮状或弧形钙化,当出现全肾钙化,肾萎缩变小,肾功能很差或无功能,这种全肾弥漫性钙化称为"自截肾",常见于肾结核晚期。

2. IVP　有以下几种表现:①早期局限在肾实质的结核病变,未侵入肾乳头不影响肾盏及肾功能时,静脉肾盂造影无阳性发现;②病变侵入肾小盏,表现末端小盏杯口圆钝,模糊不整,呈虫蚀状改变;③肾乳头溃疡空洞形成,表现为一个团造影剂影与肾盏相连,边缘不整,位于肾盏外方实质内;④结核性脓肾,肾盂肾盏破坏,狭窄和扩大,肾盏大部分破坏,肾盂大量积脓及疤痕收缩变形,肾功能受损严重,肾不显影。

3. CT　①早期显示肾实质内多发形态不规则低密度灶,边缘不规整,可与肾盂肾盏相通,增强扫描病灶区无明显强化;②病变进展,可见部分肾盏或全部肾盏、肾盂扩张,呈多发囊性低密度灶,囊内 CT 值略高于水;③病变内可见大小不一钙化灶,呈点状或不规则高密度影,严重者肾大部或全部弥漫性钙化;④晚期肾脏体积缩小,形态不规则,肾盂肾盏壁明显增厚。

4. MRI 形态学表现与 CT 类似。肾实质内的脓肿、空洞与扩张的肾盂肾盏均呈长 T1 长 T2 信号。

5. 超声 肾结核声像图无明显特征性。早期,超声扫描肾实质内可见无回声区并伴有小点状或斑片状回声。

【鉴别诊断】

1. 肾结石 肾结石局限于肾盂肾盏内,边缘清晰,密度高,且形态与肾盂肾盏常类似,而肾结核钙化常呈点片状位于肾实质内。

2. 肾肿瘤 肾脏肿瘤可有肾盏破坏及钙化,常伴肾盂肾盏受压变形移位及充盈缺损。

3. 肾钙质沉着症 本病诊断主要依靠平片和尿路造影,可发现双侧对称弥漫分布于肾髓质和皮质的羽毛状或小点状钙化,有特征性。

四、肾 囊 肿

病例 7-1-5

【病史摘要】 男性,53 岁。左肾区有酸胀感,无其他不适(图 7-1-5)。

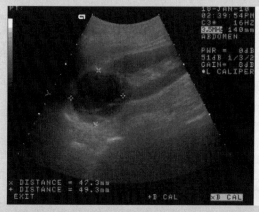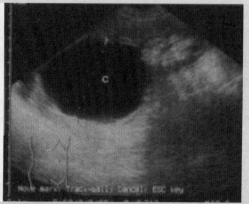

图 7-1-5　左肾上极孤立性肾囊肿

【超声表现】 左肾上极见类圆形囊性包块。囊壁薄而光滑,内透声清晰。包块后壁回声增强。

【超声诊断】 左肾上极孤立性肾囊肿。

病例 7-1-6

【病史摘要】 男性,31 岁。健康查体发现肾脏异常(图 7-1-6)。

【影像表现】

1. CT 右肾前部可见一个大小约 1.0cm×1.0cm 类圆形均匀低密度灶,病灶边界清晰光滑,与正常肾实质分界清,增强扫描病变未见明显强化。

2. MRI 右肾前部病灶在 T1WI 呈低信号,T2WI 呈高信号。病灶边界清晰。

【影像诊断】 右肾囊肿。

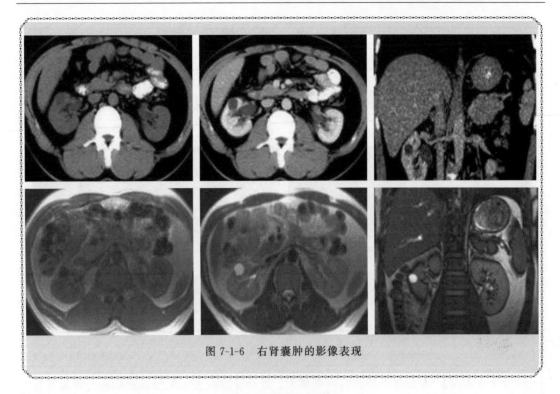

图 7-1-6　右肾囊肿的影像表现

临床思维:肾囊肿

　　肾囊肿(renal cyst)是肾脏最常见的良性囊性病变,以单纯性肾囊肿居多,常见 30～60 岁,男女比例 2∶1。囊肿可为单发或多发,大小不一,一般起源于肾实质,壁薄而光滑,合并感染和出血时壁可以钙化,囊内容物为浆液性液体,内可含有蛋白及盐类,囊肿与肾盂肾盏不相通。囊肿一般生长缓慢。临床上患者多无明显症状,偶有轻度不适,囊肿较大者可压迫邻近器官,出现腹部不适、胀痛等症状,尿多正常。本病多因健康体检或检查其他器官时偶尔发现。

　　【影像学表现】

　　1. 静脉肾盂造影　静脉肾盂造影是否出现异常征象,取决于囊肿大小及位置。肾包膜下囊肿,静脉肾盂造影可正常;一般则见肾盂肾盏受压变形,肾小盏可变短、伸长、扩大,但肾盏末端多完整;压迫肾盂可见肾盂边界光滑的充盈缺损。

　　2. 肾动脉造影　准确率可达 90% 以上,动脉期可见局部肾动脉牵直及推移,典型者呈包绕状移位,呈"掌中握球"状,病灶内无异常血管;毛细血管期病灶呈低密度,与正常肾实质分界清楚。

　　3. CT　①肾实质内单发或多发的圆形或类圆形均匀低密度区,呈水样密度,增强扫描病变不强化;边界更清楚;②病变与肾实质分界清楚锐利,囊肿壁薄,且厚薄均匀;③当囊肿内合并出血或感染或蛋白含量高时,囊肿密度可增高,囊肿壁有时可见弧形或蛋壳状钙化。

　　4. MRI　①单纯肾囊肿在 MRI 上显示为圆形或椭圆形肿块,边缘光滑,与肾实质分界清晰;②信号强度均匀呈长 T1 长 T2 信号,水抑制序列呈低信号;③合并出血的肾囊肿 T1WI 可呈高信号,由于其含铁血黄素 T2WI 则呈低信号。

　　【鉴别诊断】　囊性肾癌:囊壁多厚薄不均,壁不光滑,密度不均匀,偶可见壁立结节,增强扫描病灶囊壁及壁立结节可强化。小肾癌:密度一般较肾囊肿高,增强扫描多有强化。

五、多囊肾

病例 7-1-7

【病史摘要】 女性,48 岁。自觉疲乏无力。腰腹部胀痛,高血压,季肋部可触及肿块多年(图 7-1-7)。

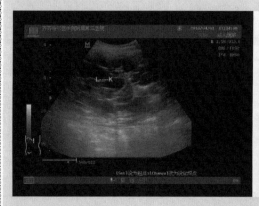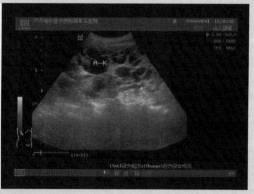

图 7-1-7 多囊肾的超声表现

【超声表现】 肾脏各个径线值明显增大。整个肾脏失去正常形态和结构。肾脏实质显示不清。整个肾脏被大小不等的囊腔所占据。囊与囊之间互不交通。

【超声诊断】 多囊肾。

病例 7-1-8

【病史摘要】 男性,25 岁。1 年前无诱因出现活动后心悸,偶伴轻度头晕,血压波动在(200~160)/(140~95)mmHg(图 7-1-8)。

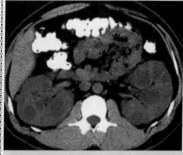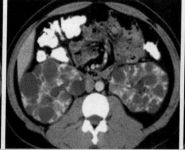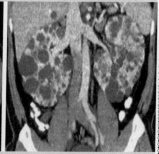

图 7-1-8 多囊肾的 CT 表现

【CT 表现】 双肾体积增大,边缘略呈分叶状,双肾实质内可见大量大小不一薄壁囊肿区,呈蜂窝状;增强扫描囊肿内未见明显强化,囊间肾实质明显强化,肾盂、肾盏受压变形。

【CT 诊断】 多囊肾。

临床思维:多囊肾

多囊肾(polycystic kidney)是一种较常见的先天性肾囊性病变,分为婴儿型及成人型,以成人型多见,属常染色体显性遗传病,有时合并肝、胰、脾多发囊性病变,其中以合并多囊肝最常见;多囊肾 90% 发生于双侧,多发病于 40～60 岁,40 岁以后常有进行性高血压及肾衰竭,30%～40% 患者伴有肝囊肿。临床症状一般出现较晚,常见症状为腹内肿块、上腹部及腰背部胀痛、无痛性血尿、高血压,一般肾功能检查无明显异常,而肾功异常时多已为晚期。多囊肾晚期的临床表现主要是尿毒症症状。

【影像学表现】

1. X 线　两侧肾影普遍增大,两侧可不对称,往往一侧特别大,轮廓常呈分叶状,偶见钙化斑,肾脏位置常有下垂、旋转,肾脊角较正常为小,甚至肾长轴与脊柱平行。静脉或逆行肾盂造影:双肾盏不规则增大、延长、分开和奇异状变形。多数肾盂形态及轮廓变形不明显,但因肾功能减退,显影多浅淡,部分肾盏分散,颈部延长,呈"蜘蛛腿"样改变。肾盏普遍分离并伸长伴多处边缘光滑的弧形压迹为典型表现。

2. CT　①肾脏显著增大,双肾实质内见大量大小不一囊性水样密度区,肾实质明显受压变薄,可见肾盂肾盏拉长、挤压变形,肾边缘呈分叶状。增强扫描囊性病变不强化。②多伴有多囊肝。③若囊肿内有出血,则囊肿内密度可增高。

3. MRI　双肾体积增大,外形不规整,呈分叶;双肾多发囊性病变常呈长 T1 长 T2 信号,水抑制序列呈低信号;当囊肿内并发出血或感染时 T1WI 病灶可呈高信号或稍高信号。

4. 超声　发现双侧肾脏明显增大,肾内充满大小不等的囊腔,残存的肾实质回声不均,也可见到某些患者同时合并多囊肝、多囊脾和多囊胰等。

【鉴别诊断】

1. 多发肾囊肿　亦可累及双侧肾脏,但囊腔一般较大,囊肿数目较少,正常肾实质较多保留,无明确家族史,临床无高血压及肾功衰竭。

2. 双肾积水　可出现双侧胁腹部包块并有肾功能受损的表现。但静脉肾盂造影、超声和 CT 检查均与多囊肾有明显不同的表现,鉴别不难。

六、肾错构瘤

病例 7-1-9

【病史摘要】　女性,53 岁。劳累后腰部酸胀。体检超声发现肾错构瘤(图 7-1-9)。

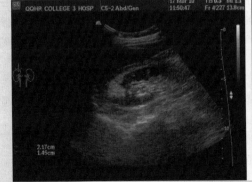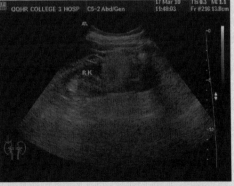

图 7-1-9　右肾错构瘤的超声表现

【超声表现】 右肾上极及中部见强回声结节,结节边界清晰,肾包膜不隆起,肾窦部受压。结节后方回声不衰减。

【超声诊断】 右肾错构瘤。

病例 7-1-10

【病史摘要】 女性,40岁。无临床症状,体检(图7-1-10)。

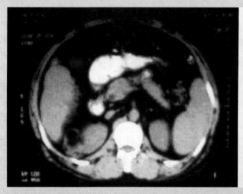 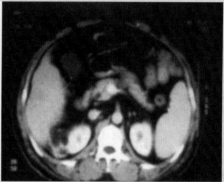

图 7-1-10　双肾血管平滑肌脂肪瘤的 CT 表现

【CT表现】 CT平扫见右肾上极实质内可见类圆形低密度灶,直径25mm左右,病灶内部密度不均匀,可见少量软组织密度影及脂肪密度影,CT值−60HU,边界清晰,向肾外隆突。增强扫描示,病灶内部软组织密度影中度强化,脂肪密度影无强化。

【CT诊断】 双肾血管平滑肌脂肪瘤(错构瘤)。

临床思维:肾错构瘤

　　肾错构瘤(renal angiomyolipoma)是肾脏常见的良性肿瘤,是由血管、平滑肌和脂肪组织混合构成,又称血管平滑肌脂肪瘤,常见于40～60岁女性。早期可无症状,肿瘤较大偶可触及肿块,血尿少见。

【影像学表现】

1. CT 小的肿瘤多位于皮质部,为一实质性小肿块,其中有低密度的脂肪组织,平扫CT值在−100～−40HU,有确诊意义。较大的瘤、脂肪成分更加明显,是一个界限清楚的结构不均匀的实性肿块,体积较大时,可有坏死。增强后扫描其血管成分迅速强化,而脂肪与坏死组织不增强,有时有分房、分隔表现。并发急性出血时,肿块周边还可见高密度出血灶。

2. 超声 肿瘤呈较强回声,由于肿瘤软,且轻轻转动探头,肿瘤立即消失。肿瘤常位于皮质或髓质,有时瘤体较大又接近肾门,可挤压肾动脉引起高血压,挤压肾盂或输尿管引起肾积水。

【鉴别诊断】 CT和MRI检查依据肾不均质肿块内有明确脂肪成分,通常不难作出血管平滑肌脂肪瘤的诊断。诊断较为困难的是含脂肪量很少的肿瘤,不能与常见的肾癌相鉴别。

七、肾细胞癌

病例 7-1-11

【病史摘要】　男性,41 岁。反复无痛性血尿 4 个月余(图 7-1-11)。

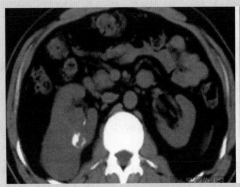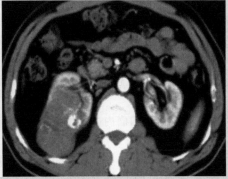

图 7-1-11　右肾肾癌的 CT 表现

【CT 表现】　右肾上极肾实质内可见一个软组织肿块影突向肾外,大小约 4cm×8cm,密度欠均匀,CT 值约 32HU,密度略低于肾实质,其内可见点片状高密度钙化影;增强扫描,病变呈轻度强化,强化程度明显低于残余右肾实质。

【CT 诊断】　右肾肾癌。

病例 7-1-12

【病史摘要】　男性,61 岁。无痛性血尿 3 天,无其他不适(图 7-1-12)。

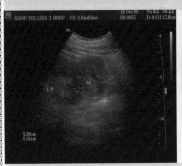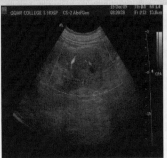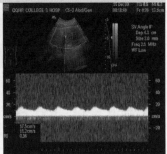

图 7-1-12　右肾肾癌的超声表现

【超声表现】　右肾下极见一个圆形团块,且外突。团块内部回声低分布不均。右肾窦部受压变形,局部呈凹形。CDE 团块周边及内部见血流信号。PD 为动脉频谱,且阻力较高。

【超声诊断】　右肾肾癌。

临床思维:肾细胞癌

　　肾癌(renal carcinoma)即肾细胞癌,占肾恶性肿瘤的 75%～85%,肾癌多发生于 40 岁以上,男女比例(2～3):1。肾癌多发于肾上、下极;主要源于肾实质上皮细胞,镜下所见常有两种类型,一种为透明细胞癌,另一类为颗粒细胞癌,肿瘤多为圆形或椭圆形,可呈分叶状;瘤内常有出血、坏死、囊性变及钙化。血尿、疼痛和肾区肿块为肾癌三大最为常见症状,常为无痛性间歇性全程血尿。

【影像学表现】

1. CT 典型肾癌表现为圆形、椭圆形、不规则形肿块。平扫病灶多呈稍低密度或等密度,边界清晰,可合并出血、坏死、钙化。增强扫描肿瘤可呈轻到中度强化,但强化程度低于肾实质,且可不均匀强化。膨胀性生长肿瘤可表现为肾脏局部突起,边界清,周围组织受压形成假包膜。浸润性生长者与肾实质分界不清,肾脏轮廓多无明显变化。

2. 超声 肾实质内见肿块回声,并向外突出,向内挤压肾窦部,肿块多呈低回声或混合回声,彩色多普勒示肿块有较丰富的血供为动脉,阻力较高。

【鉴别诊断】

1. 肾错构瘤 错构瘤内多可见典型脂肪密度或信号,而肾癌较少见脂肪,且肾癌可见周围淋巴结或其他部位转移。

2. 肾盂癌 肾盂癌很少引起肾轮廓改变,肾盂、肾盏多呈离心性受压移位。但若肾盂癌侵犯到肾实质,则较难从影像学上鉴别。

八、肾 盂 癌

病例 7-1-13

【病史摘要】 男性,69 岁。间歇性无痛全程肉眼血尿 6 年余,加重 1 年(图 7-1-13)。

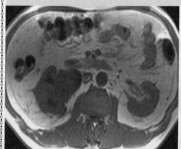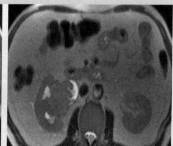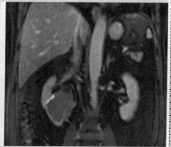

图 7-1-13 右肾盂癌的 MR 表现

【MR 表现】 右侧肾盂内可见异常软组织影,可见分叶,邻近部肾盂、肾盏积水扩张,T1WI 及 T2WI 肿块均呈等信号,增强扫描肿块呈轻中度强化,强化程度略低于肾实质,肿块与邻近肾实质分界较清。

【MR 诊断】 右肾盂癌。

【病理诊断】 右肾盂移行细胞癌。

临床思维:肾盂癌

肾盂癌(renal pelvic carcinoma)占肾恶性肿瘤的 8%~12%,源于肾盂及肾盏上皮细胞,病理类型可分三种:移行细胞癌(占 80%),鳞癌及腺癌,移行细胞癌常为多发性,往往有同侧输尿管及膀胱受累。肾盂癌男性多发,男女之比为(2~4):1,多见于 40~70 岁。左右发病无明显差异,两侧同时发生者,占 2%~4%。临床常见症状为间歇性无痛血尿及腰酸痛,部分可出现腹部肿块。

【影像学表现】

1. CT　表现为肾盂内分叶状或不规则肿块,密度略低于或类似肾实质,但高于尿液密度。肿块周围肾窦脂肪受压,肾盂或肾盏梗阻可出现肾积水,增强扫描肿块多轻度增强,强化程度明显低于肾实质。延迟扫描,对比剂进入肾集合系统,此时可见病灶区的肾盂出现充盈缺损。

2. MRI　形态学表现与 CT 类似,肿块较小时,有长 T1 长 T2 信号的尿液包绕,较易显示肿块轮廓。

3. 超声　肾集合系统内低回声团块,边界欠规整,回声不均匀。

【鉴别诊断】

1. 肾盂凝血块　也可表现为肾盂占位,但改变体位或短期内多次复查病变大小形态变化较明显,CT 平扫呈较高密度,增强多无强化。

2. 肾癌侵犯肾盂　肾癌主要向肾外生长,病灶主体多位于肾外,对肾盂肾盏多为向心性挤压,而肾盂癌肿瘤主体多位于肾盂,对肾盂肾盏多为离心性挤压。

九、肾脏先天性异常

病例 7-1-14

【病史摘要】　男性,31 岁。左侧肋腹部胀痛 3 个月余(图 7-1-14)。

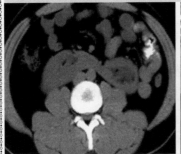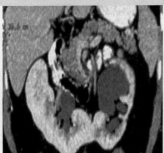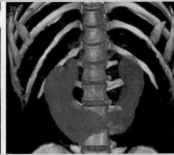

图 7-1-14　马蹄肾的 CT 表现

【CT 表现】　双肾呈倒"八"字形分布,双肾下极肾实质于脊柱前方相连融合,左肾实质明显变薄,双侧肾盂积水,以左肾盂为重。

【CT 诊断】　马蹄肾。

临床思维:肾脏先天性异常

马蹄肾(horseshoe kidney)是先天性融合肾中最常见的一种畸形。马蹄肾特点为双肾下极在脊柱和腹主动脉前方实质融合或者以纤维组织相连,双侧肾轴转位,输尿管仍位于脊柱两侧。临床表现患者可毫无症状,常因其他原因行腹部检查,或触及腹部肿块,或因并发肾积水、肾结石和尿路感染而就诊发现。

【影像学表现】

1. X 线(尿路造影)　①两肾盂肾盏旋转不良,肾盂向前或肾盂伸向内或内后方;②两肾长轴交叉点不在上方而在肾下方;③肾脏异位(低位且靠近);④输尿管在肾实质前外下方,下降时再向内弯曲、形如一花瓶之边缘(上段向外,中下段内弯);⑤肾盂及下肾盏靠近。

2. CT　①双肾下极在脊柱或腹主动脉前方相连,可为肾实质性融合,增强扫描可见强化的双肾下极实质融为一体;②双肾盂旋转不良,肾门多位于肾前方;③多层螺旋 CT 三维重建可直观显示马蹄肾全貌,双肾呈倒"八"字或"U"字形分布。

3. MRI MRI 对于诊断泌尿系先天发育异常有很大优势。马蹄肾形态学显示和 CT 相似,而且不需要造影剂即可比较清晰的显示集尿系统。

4. 超声 ①双肾上极远离脊柱,呈倒"八"字形分布;②沿腹主动脉纵切扫描可显示双肾下极肾实质融合成的峡部。

【鉴别诊断】 肾转位不良:后者可为单侧或双侧,肾门可位于肾前方,但双肾位于脊柱两侧,无明显膜性或实质性连接。

复习思考题

选择题

1. 肾结核较为特征的 CT 表现是(　　)

   A. 肾脏外形改变　　　　　B. 肾脏功能改变　　　　　C. 钙化和肾盂壁增厚,狭窄

   D. 肾皮质变薄　　　　　E. 肾实质内单发或多发囊状低密度区

2. 下列不是肾囊肿的典型 CT 表现的是(　　)

   A. 圆形或椭圆形,边缘光滑　　B. 与肾实质分界锐利,清楚　　C. 囊肿壁很薄,不能测出

   D. 囊内密度均匀,接近水　　E. 注射对比剂后有增强

3. 下列不符合肾细胞癌的 CT 表现的是(　　)

   A. 平扫多呈等密度或略低密度　B. 较大肾癌密度多不均匀　　C. 中心或边缘可有钙化

   D. 肾静脉和下腔静脉可有癌栓　E. 增强扫描实质期肿瘤强化多高于肾实质

4. 下列典型肾细胞癌 MRI 的表现是(　　)

   A. 有占位效应　　　　　　　　　　B. 可见假包膜征象

   C. T1WI 低信号、T2WI 高信号;少数则相反　　D. 注射 Gd-DTPA 后显著均匀性强化

   E. 淋巴结或远处转移

5. 马蹄肾的影像学特征性表现是(　　)

   A. 横断面及三维重建示双肾呈倒"八"字形分布于脊柱两侧

   B. 双肾下极肾实质在脊柱前方融合

   C. 双肾盂重度积水

   D. 双肾盂旋转不良

   E. 双肾盂高位

6. 关于肾积水的声像图,下列不正确的是(　　)

   A. 任何情况下,肾窦部出现宽 10mm 以上无回声区均可诊断为轻度肾积水

   B. 肾实质不同程度萎缩为重度肾积水的特征

   C. 中度肾积水肾外形无明显改变

   D. 梗阻所致轻度肾积水肾动脉阻力明显增高

   E. 重度肾积水时多个囊腔连通

7. 男性,4 岁,血尿,右侧腹扪及一个实质性包块,超声检查见右上腹一个 6cm×4cm×4cm 实质性非均质性包块,与右肾关系密切,提示最可能为(　　)

   A. 肾透明细胞癌　　　B. 肾错构瘤　　　C. 多囊肾　　　D. 肾母细胞瘤　　　E. 淋巴瘤

思考题答案

选择题

1. C　2. E　3. E　4. B　5. BCD　6. A　7. D

第二节 输尿管疾病
一、输尿管结石

病例 7-2-1

【病史摘要】 男性,30 岁。1 个月前有肾绞痛,疼痛沿输尿管走行向下腹部放射,伴血尿(图 7-2-1)。

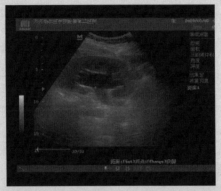

图 7-2-1 右侧输尿管上段结石的超声表现

【超声表现】 右侧肾盂光带分离。右侧输尿管上段扩张,远端见强回声光团,后方伴声影。

【超声诊断】 右侧输尿管上段结石。

病例 7-2-2

【病史摘要】 男性,37 岁。1 个月前因肾结石行碎石治疗,近日下腹坠痛,酸胀,排尿不适(图 7-2-2)。

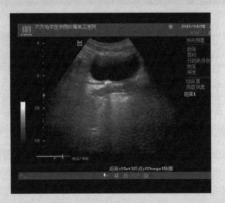

图 7-2-2 右侧输尿管膀胱壁内段结石的超声表现

【超声表现】 于右侧输尿管第三狭窄部(膀胱壁内段)见一个强回声光团,后方伴声影。同侧输尿管和肾盂有不同程度的扩张。CDFI:右侧输尿管膀胱开口处喷尿彩色束细短,持续时间短;而健侧输尿管膀胱开口处喷尿彩色束粗长。

【超声诊断】 右侧输尿管膀胱壁内段结石。

临床思维:输尿管结石

输尿管结石(ureteral calculi)典型临床表现为向下腹部和会阴部的放射性疼痛及血尿。结石梗阻还可造成肾盂、肾盏、输尿管的扩张积水。结石常由多种化学成分构成,包括草酸钙、磷酸钙、尿酸钙和胱氨酸盐等,其中常以某一成分为主。结石的成分不同,致 X 线检查时密度和形态也各异。约 90%结石可由 X 线平片显示,称为阳性结石;余少数结石如尿酸盐结石难在平片上发现,故称为阴性结石。

【影像学表现】 输尿管结石多为小的肾结石下移所致,易停留在生理性狭窄处。结石在 X 线平片和 CT 平扫上均表现为输尿管走行区内约米粒大小的致密影,CT 还可发现结石上方输尿管和肾盂常有不同程度的扩张积水。超声声像图上有明显的肾盂积水,扩张的输尿管内可见强回声光团,后方伴声影。

【鉴别诊断】

1. 输尿管肿瘤 有些输尿管肿瘤也呈强回声,但与管壁相连,有僵硬感,管壁不规则增厚。

2. 先天性输尿管狭窄 年龄较小的患者,仅见输尿管扩张,远段逐渐变窄而又未见结石者,应考虑先天性输尿管狭窄。

3. 输尿管囊肿 在充盈膀胱后可见患侧膀胱三角区输尿管处有突入膀胱的囊腔,随排尿的节律呈周期性增大与缩小,这是输尿管囊肿非常典型的声像图。

二、输尿管囊肿

病例 7-2-3

【病史摘要】 男性,68 岁。尿频、尿急,小便淋漓不尽多年,伴有腰痛、腰酸(图 7-2-3)。

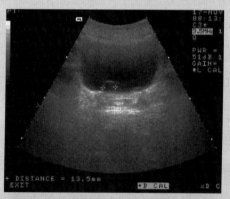

图 7-2-3 右侧输尿管囊肿的超声表现

【超声表现】 膀胱三角区右侧见圆形囊性结构,囊壁光滑。实时显示圆形囊性结构逐渐增大,随后又逐渐变小,呈周期性变化。纵切见囊性结构与扩张的输尿管盆腔段相通。

【超声诊断】 右侧输尿管囊肿。

临床思维:输尿管囊肿

输尿管囊肿(ureter cyst)多为先天性病变,由于胚胎期输尿管与生殖窦间的一层隔膜吸收不全或持续存在,导致输尿管口狭窄,尿液引流不畅而形成囊肿。后天性因素是由输尿管口周围炎症、水肿、黏膜膨胀,造成输尿管口狭窄,并呈不同程度梗阻,在尿液长期的冲压下形成囊肿。

【鉴别诊断】 输尿管脱垂:该病与输尿管壁结构松弛有关,本病在膀胱内没有囊状环形结构。

三、输尿管先天性异常

病例 7-2-4

【病史摘要】　男性，36 岁。反复右腰疼痛 1 年余，加重 1 周（图 7-2-4）。

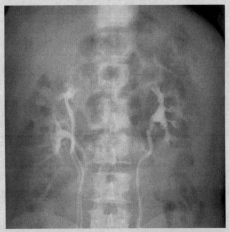

图 7-2-4　双肾盂双输尿管重复畸形的造影表现

【造影表现】　IVP 示右肾肾影狭长，右侧肾区可见两个独立肾盂、独立输尿管进入膀胱。

【影像诊断】　双肾盂双输尿管重复畸形。

临床思维：输尿管先天性异常

　　肾盂输尿管重复畸形（duplication of renal pelvis and ureter）为较常见的肾盂输尿管发育异常，为胚胎期输尿管芽分裂异常引起。按发生原因及输尿管芽分叉点的高低引起部分或完全重复畸形。重复输尿管多伴有重复肾，重复肾多有共同被膜，多数肾实质仍融合为一体，表面可有一浅沟。重复的上肾盏往往较小、发育不全；下肾盏较大，可有一条或两条输尿管通向膀胱。完全性重复畸形的两条输尿管，膀胱开口遵守 Weigent-meyers 规则，即下肾盂输尿管的膀胱开口部位正常，上肾盂输尿管为异位开口，在膀胱三角外侧之内下方。临床多无症状，影像学上多因其他疾病或体格检查发现。

【影像学表现】

1. X 线（IVP）　尿路造影是诊断本病的主要方法，表现为上、下肾盂均显影，肾影狭长，一般上位肾盂小，只有 1 个大肾盏，下位肾盂大，有 2～3 个大肾盏，可见重复输尿管影。

2. CT　平扫和增强扫描可见单侧或双侧肾脏内相互分离的两个肾盂和与其相连的两条输尿管，延迟扫描，多层螺旋 CT 的最大密度投影（MIP）和多平面重建（MPR）可更好显示双肾盂双输尿管畸形全貌及相邻关系。

3. MRU　可清楚显示双肾盂双输尿管畸形全貌，转动体位可以显示其形态结构及相邻关系。

【鉴别诊断】

1. 额外肾　在 CT、MRI、DSA 等检查，可明确诊断额外肾所具有的单独肾被膜及另外一套输尿管及血液供应。而双肾盂双输尿管畸形没有。

2. 横过异位肾　①一侧肾影缺如；②同侧显示两套完整肾盂肾盏系统；③输尿管可横过中线但膀胱开口部位正常。

复习思考题

简答题

在 X 线平片上,输尿管结石分几种?

思考题答案

简答题

答:分两种:阴性、阳性结石。

第三节　膀胱疾病

一、膀胱憩室

病例 7-3-1

【病史摘要】　男性,65 岁。患者近 1 个月来每排尿分两次,且后一次小便浑浊,量少伴尿急、尿痛或镜下血尿(图 7-3-1)。

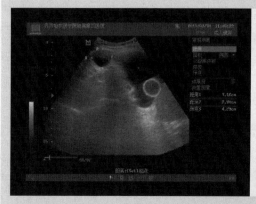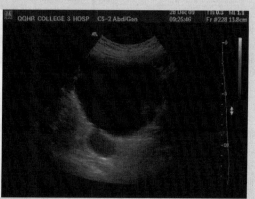

图 7-3-1　膀胱憩室的超声表现

【超声表现】　膀胱壁外有一个囊性结构,其与膀胱相通。排尿后,囊性结构缩小或消失。

【超声诊断】　膀胱憩室。

临床思维:膀胱憩室

膀胱憩室(diverticulum of the bladder)为膀胱壁的袋状突起,有先天性和后天性两种。先天性膀胱憩室多为单发,膀胱壁自分离的逼尿肌束之间向外突出,可发生在膀胱的侧壁、后壁或膀胱顶部。后天性主要为下尿路梗阻病变引起。如前列腺增生,使膀胱内压力增高,导致膀胱壁向外突出,形成憩室。根据超声显示膀胱外侧形成的囊性结构,并与膀胱相通,且排尿后缩小等特点,便可建立膀胱憩室的诊断。

【鉴别诊断】　卵巢囊肿:膀胱外囊肿与膀胱腔不相通,膀胱排空后,囊肿大小无变化。

二、膀 胱 结 石

病例 7-3-2

【病史摘要】 男性,75 岁。排尿困难伴间歇性肉眼血尿 1 年,加重 10 余天(图 7-3-2)。

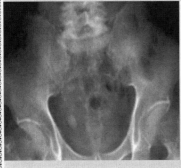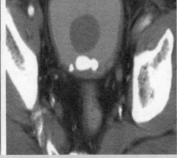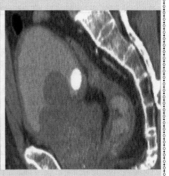

图 7-3-2 膀胱结石的影像表现

【影像表现】 盆腔 X 线平片示右坐骨棘旁上可见类圆形高密度影,边界清楚;CT 扫描膀胱内可见多个类圆形高密度影,边界光滑、锐利,横断面及矢状面示其与前方增大的前列腺及后方膀胱壁分界清晰。

【影像诊断】 膀胱结石,前列腺肥大。

病例 7-3-3

【病史摘要】 男性,50 岁。尿频、尿急、尿痛伴血尿 2 个月,有排尿中断现象。既往有前列腺增生病史(图 7-3-3)。

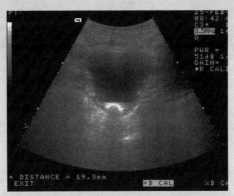

图 7-3-3 膀胱结石的超声表现

【超声表现】 膀胱三角区显示一个强回声光团,且随患者体位而改变,其后方伴声影。

【超声诊断】 膀胱结石。

临床思维:膀胱结石

膀胱结石(bladder calculus)是最常见的泌尿系疾病之一。男性多于女性,约 3:1。形成机制尚未完全阐明。其主要成分为草酸盐、磷酸盐和尿酸。膀胱结石常为尿潴留、感染或膀胱内异物引起,也可由肾结石、输尿管结石排入膀胱所致。临床主要表现为排尿困难、排尿终末疼痛、血尿、尿频等,或排尿时尿流常突然中断,患者改变体位后尿流又通畅。

【影像学表现】

1. X线　由于膀胱结石多为阳性,所以在患者处于直立位时,KUB上显示盆腔中下部耻骨联合上方单发或多发高密度影,多呈圆形或类圆形,边缘光滑,也可呈桑葚状,边缘毛糙。膀胱结石可随体位改变而移动;膀胱阴性结石(如尿酸盐结石)密度低,KUB上不易发现,需要通过IVU或膀胱造影确定,表现为膀胱内类圆形充盈缺损,可随体位改变而移动。

2. CT　表现为膀胱内圆形或类圆形高密度影,CT值常大于100HU,边缘多光滑,内部密度可以不均,呈高低相间同心圆状或年轮状改变,可随体位而移动。CT密度分辨率高,可以检出X线平片不易发现的阴性结石。

3. 超声　在膀胱内出现大小不一的强回声团块,后方伴声影,改变体位时可发生移动。

【鉴别诊断】

1. 膀胱肿瘤钙化　CT上可见肿瘤影像,钙化多层弧形、条形或不规则形,位于肿瘤表面。

2. 输尿管下段结石和盆腔静脉石　输尿管下段结石一般位置较高,且偏于一侧,结石长轴与输尿管长轴走行一致,改变体位时结石位置不变。盆腔静脉石位置多靠近骨盆侧壁,呈中间密度淡边缘密度深的小圆形阴影,常多发。

三、膀　胱　癌

病例 7-3-4

【病史摘要】　女性,72岁。反复肉眼血尿1年,排尿疼痛(图7-3-4)。

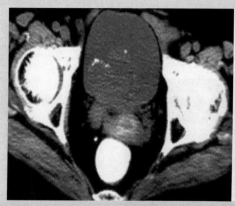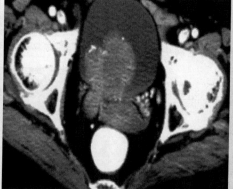

图 7-3-4　膀胱癌的 CT 表现

【CT表现】　膀胱右后壁可见一个不规则软组织肿块突向膀胱内,肿块以宽基底与膀胱壁相连,边缘可见较深分叶,肿块前部可见点状或弧形高密度钙化灶。增强扫描肿块呈明显强化。

【CT诊断】　膀胱癌。

【病理诊断】　膀胱癌。

病例 7-3-5

【病史摘要】　男性,58岁。无痛性全程血尿(图7-3-5)。

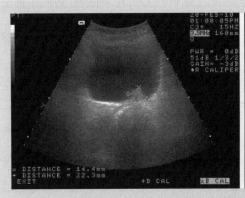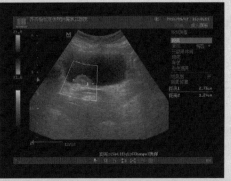

图 7-3-5　膀胱癌的超声表现

【超声表现】　膀胱左侧后壁见实质团块,附着膀胱内壁向腔内突。团块基底部较宽。团块生长区域的膀胱壁分层结构被破坏。团块内血供丰富,可见粗大的血管由膀胱壁伸入到瘤体内,频谱显示高速低阻动脉型血供。

【超声诊断】　膀胱癌。

临床思维:膀胱癌

膀胱癌(bladder carcinoma)多为移行细胞癌(占 92%),少数为鳞状细胞癌和腺癌。40 岁以上多见,高发年龄段 50~60 岁,好发于成年男性,男女比例约 4:1。临床主要表现为无痛性血尿,可伴有尿频、尿急、尿痛等膀胱刺激症状。膀胱癌可发生于膀胱任何部位,以膀胱三角区及膀胱两侧壁多见。

【影像学表现】

1. X 线(KUB)　一般无阳性发现或仅见膀胱内细小点状或弧形钙化影。膀胱造影表现为膀胱腔内结节或菜花状充盈缺损,表面凹凸不平,边界欠规则。

2. CT　平扫见膀胱壁突向腔内的结节状、菜花状或分叶状软组织密度肿块,大小不一,表面可见点状或弧形钙化,常位于膀胱三角或膀胱侧壁,膀胱壁增厚僵直,有时可见盆腔周围肿大淋巴结,膀胱三角区闭塞是膀胱癌侵犯精囊腺的重要征象。增强扫描早期肿块可有强化,延迟扫描造影剂充盈膀胱时可见充盈缺损影。

3. MRI　形态学表现与 CT 上表现近似,自膀胱壁上突向腔内的软组织肿块或膀胱壁的不规则增厚僵直,T1WI 肿瘤与膀胱壁均呈等信号,T2WI 肿瘤信号略高于膀胱壁信号。

4. 超声　在膀胱无回声区内显示与膀胱连接的实质性团块,突向膀胱腔内,呈菜花状或乳头状。排除前列腺增生症、前列腺癌以及输尿管下段肿瘤者,即可诊断膀胱肿瘤。

【鉴别诊断】

1. 凝血块　常见于上尿路出血或出血性膀胱炎,影像学表现有时类似膀胱癌,但与膀胱壁不连接,改变体位时凝血块可移动,且总是位于膀胱最低处。

2. 腺性膀胱炎　一般病灶表面较光滑,可有囊肿及蛋壳样钙化,膀胱外膜光滑,无盆腔淋巴结肿大。增强扫描与膀胱壁强化程度相似,抗感染治疗后复查 CT 病灶可以缩小。在超声声像图上酷似肿瘤,但表面光滑,内部呈高回声与膀胱壁分界清晰,无浸润,彩色多普勒显示肿物内无血管伸入。

3. 前列腺肥大　前列腺肥大多从膀胱尿道交界处突向膀胱,形成光滑的压迹。如前列腺颈下组织或中叶肥大,则穿过膀胱括约肌处可形成带蒂的黏膜下肿物,表现为表面光整的充盈缺损。彩色多普勒显示膀胱纤细的彩色束,并不伸入到肿块区内。

4. 前列腺癌 膀胱底部癌常侵入前列腺使之增大变形,呈不规则的肿块;反之前列腺癌也可侵犯膀胱,突入膀胱生长,较难鉴别。

5. 子宫体癌 晚期子宫体癌可侵犯膀胱,但子宫明显增大,回声改变有助于鉴别。

复习思考题

选择题

1. 膀胱癌的 CT 检查,无法显示的是(   )

    A. 突入膀胱内的肿瘤　　　　　B. 输尿管开口肿瘤阻塞　　　　C. 膀胱壁局部浸润增厚

    D. 肿瘤侵入黏膜或黏膜下层的深度　　E. 精囊、前列腺和盆腔内邻近组织受侵

2. 关于膀胱癌的 CT 表现,错误的是(   )

    A. 突入膀胱腔内的结节肿物　　　　B. 肿瘤可以是单发,也可是多发

    C. 肿瘤可以是带蒂生长　　　　　　D. 肿瘤累及黏膜下层和肌层表现为膀胱壁增厚

    E. 可区分肿瘤限于黏膜内或侵入黏膜下层

3. 患者出现无痛性血尿,声像图见膀胱三角区乳头状隆起性病灶约 3cm×2cm×2cm,基底部较宽,不随体位移动,首选诊断是(   )

    A. 膀胱癌　　　　B. 膀胱结石　　　　C. 膀胱内异物　　　　D. 膀胱内血凝块　　　　E. 血管瘤

思考题答案

选择题

1. D　2. E　3. A

第四节　肾上腺疾病
一、肾上腺皮质增生

病例 7-4-1

【病史摘要】 女性,50 岁。高血压、低血钾 3 年(图 7-4-1)。

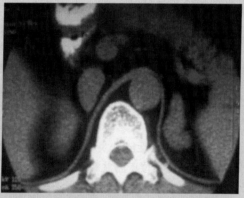

图 7-4-1　左侧肾上腺皮质增生的 CT 表现

【CT 表现】 左侧肾上腺肢体肥厚,厚度大于 10mm,密度均匀,边界清晰。

【CT 诊断】 左侧肾上腺皮质增生。

临术思维:肾上腺皮质增生

　　肾上腺皮质增生(adrenal hyperplasia)绝大多数发生在皮质,属于功能性病变。多见于皮质醇增多症、Cushing 综合征及原发醛固酮增多症。无论原发性或继发性,其病理表现是一致的。通常为双侧性,切面见皮质增厚,厚度大于 15mm,镜下见束状带细胞增生,细胞体积大。Cushing 综合征最常发生于中年女性,典型症状为向心性肥胖,满脸、皮肤紫纹、痤疮、毛发多、高血压,月经不规律等。原发醛固酮增多症发病峰值年龄为 20～40 岁,女性多见,典型表现为高血压,肌无力和夜尿增多。

　　【影像学表现】　双侧肾上腺肢体增粗和延长,轮廓圆钝或外缘轻度隆起,肾上腺基本形态无明显改变。增生局限于一侧肾上腺,甚至局限于肢体的某一部分。呈结节状皮质增生,表现为肢体轮廓轻度不规则,或呈浅的波浪状。肾上腺形态和大小,仍保持正常,仅密度变的稍致密,和正常腺体无明显区别。

二、肾上腺肿瘤

病例 7-4-2

　　【病史摘要】　女性,42 岁。高血压、低血钾 1 年余(图 7-4-2)。

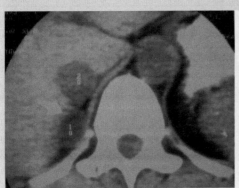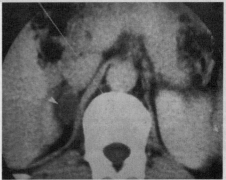

图 7-4-2　右侧肾上腺肿瘤的CT表现

　　【CT 表现】　右侧肾上腺区可见一个卵圆形低密度影,直径 1cm×2cm 左右,密度均匀,边界清晰,边缘有强化。

　　【CT 诊断】　右侧肾上腺肿瘤。

　　【病理诊断】　右侧肾上腺 Conn 腺瘤。

病例 7-4-3

　　【病史摘要】　女性,29 岁。有阵发性高血压伴心悸、多汗,发作数分钟后缓解。实验室 24 小时尿中香草基扁桃酸代谢产物的定量测定明显升高(图 7-4-3)。

　　【CT 表现】　右侧肾上腺区可见较大圆形肿块。直径约 5cm。肿瘤密度均一,内部呈囊性表现,边缘环形高密度钙化。增强检查,动脉期肿瘤内低密度区无强化,静脉期肿瘤内低密度区强化不明显,延迟扫描肿瘤内低密度区可见强化。

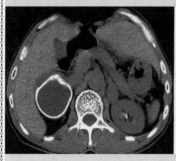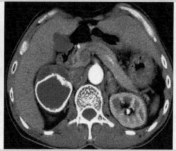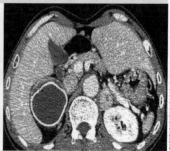

图 7-4-3 右侧肾上腺嗜铬细胞瘤的 CT 表现

【CT 诊断】 右侧肾上腺嗜铬细胞瘤。

【病理诊断】 右侧肾上腺嗜铬细胞瘤。

病例 7-4-4

【病史摘要】 男性,40 岁。右肺高分化腺癌 2 年多(图 7-4-4)。

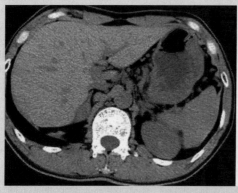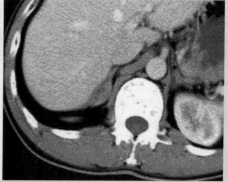

图 7-4-4 右侧肾上腺占位性病变的 CT 表现

【CT 表现】 右侧肾上腺区可见一个占位性病变,大小 2cm×2.5cm,呈类圆形状。平扫密度均一,类似肾脏密度;肿瘤内未见坏死性低密度区。增强检查,动脉期肿瘤未见明显强化,静脉期肿块呈均一的强化。冠状面重建可见肿瘤位于右侧肾脏上方。

【CT 诊断】 右侧肾上腺占位性病变。

【病理诊断】 右侧肾上腺转移癌。

临床思维:肾上腺肿瘤

(一) 肾上腺肿瘤

肾上腺肿瘤(adrenal adenoma)是发生于肾上腺皮质的良性肿瘤。可分为功能性或非功能性,前者包括 Cushing 腺瘤、Conn 腺瘤,偶为分泌性激素的腺瘤。临床上分别具有相应的症状和体征;非功能性腺瘤发生率较高,无症状,多于影像学检查时意外发现。各种类型的腺瘤均有完整包膜,并含有丰富的脂质,其中功能性者直径多在 3cm 以下,而非功能性者通常较大。

【影像学表现】

1. Cushing 腺瘤 表现为单侧肾上腺类圆形或椭圆形肿块,边界清、与肾上腺侧肢相连,直径多为 2~3cm,密度类似或低于肾实质。动态增强检查,肿块快速强化。

2. Conn 腺瘤 肿瘤一般均较小,其大小为(0.5cm×0.7cm)~(2.7cm×3.2cm)。外形为边缘光整的圆形或卵圆形块影。位于内肢或外肢,或介于内外肢联接处。密度均匀,偏低,富含脂质,近于水样密度。增强检查,肿块呈轻度强化。动态增强快速强化。

(二) 肾上腺嗜铬细胞瘤

肾上腺嗜铬细胞瘤(adrenal phwhromocytoma)发生在肾上腺髓质的肿瘤,产生和分泌儿茶酚胺。可发生于任何年龄,20~40 岁多见,男女无明显差别,部分有家族史,多数病例发生于肾上腺髓质。病理上,嗜铬细胞瘤常较大,直径可在 5~15cm,圆或椭圆形,常有完整包膜。易发生坏死、囊变和出血。实验室检查,24 小时尿中香草基扁桃酸即儿茶酚胺代谢产物的定量测定明显高于正常值。典型临床表现为阵发性高血压、头痛、心悸、多汗,发作数分钟后症状缓解。

【影像学表现】

1. CT CT 对肿瘤定位可提供较准确信息,诊断准确率高,为常用检查方法。多表现为一侧肾上腺较大圆形或椭圆形肿块,偶为双侧性。直径常为 3~5cm,或更大。较小肿瘤密度均一,类似肾脏密度;较大肿瘤常因坏死或陈旧性出血而密度不均,内有单发或多发低密度区,甚至呈囊性表现。少数肿瘤可有高密度钙化灶。增强检查,肿瘤实体部分明显强化,其内低密度区无强化。肾上腺圆形或分叶状、边界清晰的实性肿块影,肿瘤大小不定,较大肿瘤可以发生液化、坏死及出血。增强扫描实性部分呈明显强化。

2. MRI MRI 诊断肾上腺嗜铬细胞瘤的敏感性和特异性比 CT 高。其形态学表现与 CT 相似。但其信号改变有一定特点,T1 加权瘤体大部分呈低信号,少数可为等信号;T2 加权像呈明显高信号,这是嗜铬细胞瘤 MRI 表现的重要特点。当肿瘤有出血或坏死时,其内可见短 TI 或更长 T1、长 T2 信号灶。增强检查,肿瘤实体部分明显强化。若 CT、MRI 检查发现单侧或双侧肾上腺较大肿块并具有上述表现,结合临床,通常可作出定位和定性诊断。MRI 的重要作用在于冠状位和矢状位图像更清楚显示血管旁等异位肾上腺嗜铬细胞瘤,并易于区分巨大嗜铬细胞瘤和肝或肾肿瘤。

【鉴别诊断】 临床考虑为嗜铬细胞瘤时,若 CT、MRI 或 USG 检查发现单侧或双侧肾上腺较大肿块并具有上述表现,通常可作出准确的定位和定性诊断;如肾上腺区未发现异常,则应检查其他相关部位,特别是腹主动脉旁,以寻找异位嗜铬细胞瘤,其中 MRI 显示效果较佳;当查出肾上腺或肾上腺外肿瘤,并有淋巴结转移和(或)肝、肺等部位转移时,应考虑为恶性嗜铬细胞瘤。

(三) 肾上腺转移瘤

肾上腺转移瘤(adrenal metastasis)临床上较为常见,其中以肺癌转移居多,也可为乳腺癌、甲状腺癌、肾癌、胰腺癌、结肠癌或黑色素瘤的转移。转移最初发生在肾上腺髓质,尔后累及皮质,病变为双侧或单侧性,较大转移瘤内可有出血和坏死。临床上,转移瘤极少造成肾上腺功能改变,主要症状和体征为原发瘤所致。

【影像学表现】

1. X 线 其血管造影表现受原发灶性质影响,多呈单侧或双侧的肿块,并有明确的原发灶,肿瘤血管视原发灶的丰富与否而定,肿瘤染色中等。

2. CT 双侧或单侧肾上腺肿块,呈类圆、椭圆形或分叶状,大小常为 2~5cm,也可较大。密度均一,类似肾脏;大的肿瘤内可有坏死性低密度区。增强检查,肿块呈均一或不均一强化。

3. MRI 肿块形态学表现似 CT 检查所见。其信号强度在 T1WI 和 T2WI 上分别类似和高于肝实质;若有坏死,肿块内有更长 T1、长 T2 信号灶。梯度回波反相位检查,瘤内因有脂质而无信号强度改变。黑色素瘤转移灶表现为特征性的短 T1、短 T2 信号,其内信号欠均匀,增强扫描可无对比增强。

4. 超声 表现为双侧或单侧肾上腺肿块,边界清楚,内部呈均匀中等或低回声,部分肿块内可有不规则无回声区。

【鉴别诊断】 从形态上,肾上腺转移癌与原发肾上腺腺癌或腺瘤无法区别,诊断在很大程度上依赖临床资料:①当发现双侧肾上腺肿块并有明确原发瘤和(或)其他部位转移灶时,可诊为肾上腺转移瘤;②有双侧肾上腺肿块,但无原发瘤,应与其他双侧肾上腺肿块如肾上腺结核或嗜铬细胞瘤等鉴别,依据临床资料,鉴别多无困难;③当为单侧肾上腺肿块时,无论有无原发瘤,诊断均较困难,此时 MRI 的反相位检查虽有助于与无功能腺瘤鉴别,但仍不能与其他无功能性肿瘤如神经节细胞瘤等鉴别,需随诊检查或行细针活检以明确诊断;④未找到原发灶病例,如肾上腺肿瘤是双侧性的,转移癌应放在首位考虑。

复习思考题

选择题

1. 肾上腺腺瘤的 CT 表现多为低密度,主要原因是其内含有(　　)
    A. 液体　　　　　B. 脂类　　　　　C. 空气　　　　　　　D. 蛋白质　　　　　E. 出血

2. 下列不是肾上腺腺瘤的 CT 表现的是(　　)
    A. 密度均匀的类圆形实性肿块　　B. 边缘光滑清晰与肾上腺相连　　C. 常可见条或斑片状钙化
    D. 常因含有脂类而呈低密度　　E. 增强扫描呈轻度强化

3. 异位嗜铬细胞瘤多数位于(　　)
    A. 纵隔　　　　　B. 胃壁　　　　　C. 腹主动脉旁和肾门　　　D. 肝脏　　　　　E. 膀胱

4. 典型嗜铬细胞瘤的 MRI 表现(　　)
    A. T1WI 呈低信号,T2WI 呈中等高信号　　　　B. T1WI 呈高信号,T2WI 呈低信号
    C. T1WI 呈低信号,T2WI 呈中等信号　　　　D. T1WI 和 T2WI 均呈高信号
    E. T1WI 和 T2WI 均呈低信号

5. 肾上腺转移瘤最常见来自(　　)
    A. 乳腺癌　　　　B. 肺癌　　　　　C. 甲状腺癌　　　　　D. 结肠癌　　　　　E. 肝癌

6. 关于肾上腺转移癌的描述,下列说法不正确的是(　　)
    A. 肾上腺是转移癌的好发部位　　B. 主要以直接扩散的方式转移到肾上腺
    C. 肺癌肾上腺转移占首位　　D. 转移癌常发生于双侧
    E. MRI 信号大多数不均匀

思考题答案

选择题

1. B　2. C　3. C　4. A　5. B　6. B

(温丽娟　高一群　姜　敏　蔡庆斌)

第八章 女性生殖系统疾病

第一节 卵 巢 疾 病

一、卵 巢 囊 肿

病例 8-1-1

【病史摘要】 女性,40 岁。月经异常 1 年,无其他表现(图 8-1-1)。

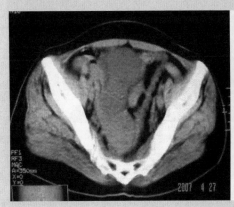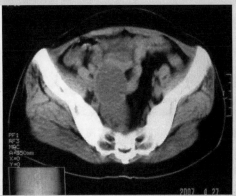

图 8-1-1 右侧卵巢囊肿的 CT 表现

【CT 表现】 右侧附件区可见一个类圆形薄壁水样密度的低密度病灶,直径 3.5cm 左右,密度均匀,边界清晰,内无分隔。

【CT 诊断】 右侧卵巢囊肿。

病例 8-1-2

【病史摘要】 女性,21 岁。月经不规则 3 个月(图 8-1-2)。

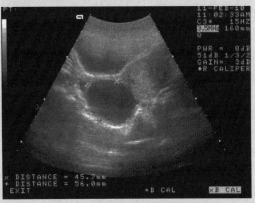

图 8-1-2 卵泡囊肿的超声表现

【超声表现】 子宫右后方见 5.4cm×4.5cm 囊性包块,囊壁光滑,后壁回声增强,囊内透声清晰。子宫大小正常。左侧卵巢显示,内部结构正常。

【超声诊断】 卵泡囊肿(随访 4 个月囊肿消失)。

病例 8-1-3

【病史摘要】 女性,24 岁。停经 65 天,下腹部疼痛 2 天(图 8-1-3)。

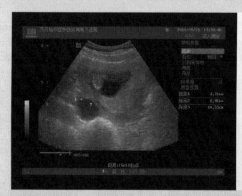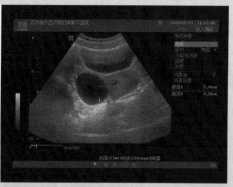

图 8-1-3 早孕、黄体囊肿的超声表现

【超声表现】 子宫略增大,宫腔内见孕囊回声,孕囊内见胚胎组织及原始心管搏动。子宫右侧见囊性包块,囊壁光滑,后壁回声增强,囊内透声清晰。

【超声诊断】 早孕、黄体囊肿。

病例 8-1-4

【病史摘要】 女性,34 岁。葡萄胎清宫术后 1 周(图 8-1-4)。

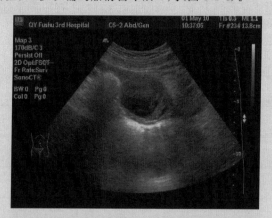

图 8-1-4 黄素膜囊肿的超声表现

【超声表现】 右侧附件见 6.2cm×4.4cm 囊性包块,囊壁光滑内见多个分隔,隔带光滑呈细线样。子宫略大,宫腔内膜厚 8mm,回声增强。左侧卵巢大小,内部结构正常。

【超声诊断】 黄素膜囊肿。

病例 8-1-5

【病史摘要】 女性,38 岁。月经来潮时腹痛 2 年,加重 3 个月(图 8-1-5)。

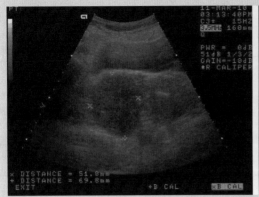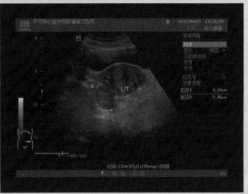

图 8-1-5 右侧卵巢巧克力囊肿的超声表现

【超声表现】 子宫右侧见 5.1cm×4.9cm 类圆形囊性包块。囊内见条状及密集点状强回声,较固定。

【超声诊断】 右侧卵巢巧克力囊肿。

临床思维:卵巢囊肿

卵巢囊肿(ovarian cyst)包括单纯性囊肿和功能性囊肿,后者可为滤泡囊肿、黄体囊肿和黄素囊肿等。多数囊肿为单侧性,部分可为双侧性。囊肿大小不等,多为单房性、壁薄、无分隔。然而,多囊性卵巢为双侧性,且呈多房性表现,为下丘脑无周期性活动所致。

【影像学表现】

1. CT 典型表现为附件区或子宫直肠陷窝处的均一水样低密度肿块,呈圆形或椭圆形,边缘光滑,壁薄,无内隔。多囊性卵巢由于病变较小,常难与肠管区分。

2. MRI 形态学表现类似 CT 检查所见,其内囊液与尿液成等信号,即 T1WI 上为低信号,而 T2WI 上为非常高的信号。如囊内含蛋白物质较多,T1WI 和 T2WI 上均可为高信号。囊壁薄而光滑。

【鉴别诊断】 卵巢囊腺瘤:超声、CT、MRI 检查均易发现卵巢囊肿,依据上述表现特征,一般不难作出诊断,但多不能确定囊肿的类型。极少数囊肿也可有内隔,而难与卵巢囊腺瘤鉴别。

二、卵巢囊腺瘤

病例 8-1-6

【病史摘要】 女性,31 岁。近半年来感下腹部不适,坠胀不发热(图 8-1-6)。

【超声表现】 子宫左侧见 6.4cm×5.4cm 囊性包块,囊壁光滑。囊性包块后壁回声增强。

【超声诊断】 左侧卵巢浆液性囊腺瘤(单纯型)。

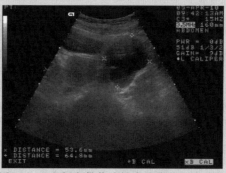

图 8-1-6　左侧卵巢浆液性囊腺瘤的超声诊断

病例 8-1-7

【病史摘要】　女性,25 岁。体检时发现盆腔囊性包块(图 8-1-7)。

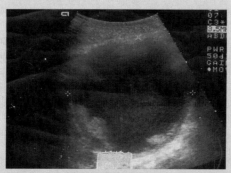

图 8-1-7　右侧卵巢浆液性囊腺瘤的超声表现

【超声表现】　子宫右后方见 6.8cm×5.9cm 囊性包块,囊壁厚,内壁毛糙并见乳头高回声,附着囊内壁,向囊内突。囊后壁回声增强。

【超声诊断】　右侧卵巢浆液性囊腺瘤(乳头状)。

病例 8-1-8

【病史摘要】　女性,29 岁。下腹部不适半年,体检发现盆腔肿块 7 天(图 8-1-8)。

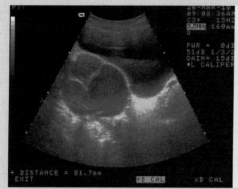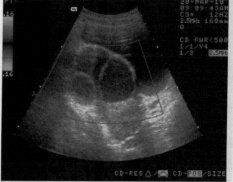

图 8-1-8　右侧卵巢浆液性囊腺瘤(多房性)的超声表现

【超声表现】　子宫右上方见 8.8cm×7.6cm 囊性包块。囊壁薄而光滑,囊内见线状分隔带。囊后壁回声增强。

【超声诊断】　右侧卵巢浆液性囊腺瘤(多房性)。

病例 8-1-9

【病史摘要】　女性,38 岁。扪及右下腹肿块 5 天,无任何不适(图 8-1-9)。

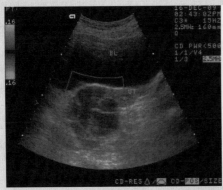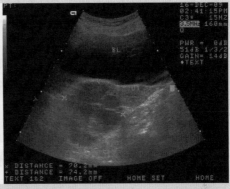

图 8-1-9　右侧卵巢黏液性囊腺瘤的超声表现

【超声表现】　子宫右侧见一个囊性包块,边界清晰。囊性包块内见多个条状强回声,囊壁薄而光滑。条状强回声将囊性包块分成多房,部分房内见液性暗区,亦见密集的点状强回声。

【超声诊断】　右侧卵巢黏液性囊腺瘤。

病例 8-1-10

【病史摘要】　女性,77 岁。腹部包块 1 年余,腹胀伴呕吐半年(图 8-1-10)。

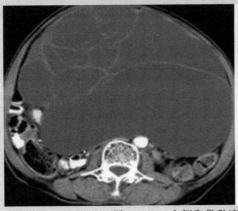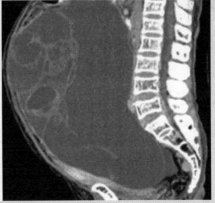

图 8-1-10　右侧卵巢黏液性囊腺瘤的 CT 表现

【CT 表现】　腹腔内可见巨大囊性占位性病变,大小约 20cm×15cm×28cm,边界清楚,内呈多囊分隔状,囊液呈均匀较低密度,囊腔间密度有差异,囊壁薄而光滑,呈略高密度,增强扫描囊壁轻度强化,肠管受压推移。腹膜后未见明显肿大淋巴结,无腹水。

【CT 诊断】　右侧卵巢黏液性囊腺瘤。

【病理诊断】　右侧卵巢黏液性乳头状囊腺瘤。

临床思维:卵巢囊腺瘤

卵巢囊腺瘤(cystadenoma of ovary)来源于上皮组织,是卵巢最常见的肿瘤,占卵巢良性肿瘤的45%;多发于中青年妇女,肿瘤一般较大,按其囊内成分可分为黏液性和浆液性两种,黏液性囊腺瘤其囊肿体积较大,常为多房性,囊内容物黏稠或呈胶冻样。恶变率低于浆液性囊腺瘤。

【影像学表现】

1. CT 表现为多房,囊液黏稠,CT值高于水,但低于软组织,为12~26HU;囊壁较薄,但不均匀,囊内常见由多个细条样间隔所形成的多个小囊;肿瘤一般较浆液性为大,直径一般大于10cm,软组织乳头状突起较浆液性少见;增强扫描后分隔可见中度强化。

2. 超声 声像图表现为肿块呈圆形或椭圆形,边界清晰,壁薄,多房,房间隔呈线样强回声,房腔大小不一,内见密集细小点状回声,有乳头者呈乳头样强回声。

【鉴别诊断】 巧克力囊肿:有继发性痛经进行性加重病史,肿块多位于子宫直肠窝或子宫两侧,超声示壁厚毛糙,内为粗点状回声。

三、卵巢畸胎瘤

病例 8-1-11

【病史摘要】 女性,47岁。月经不规则3个月(图 8-1-11)。

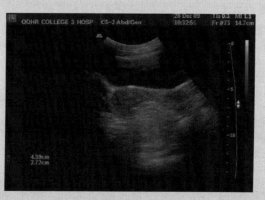

图 8-1-11 左侧卵巢畸胎瘤(黏稠油脂)的超声表现

【超声表现】 子宫左侧后方见4.7cm×3.7cm囊性包块。包块内内充满均匀密集细小光点回声,推动和加压时分布的光点可随之移动。囊壁光滑,边界清楚。子宫大小正常。

【超声诊断】 左侧卵巢畸胎瘤(黏稠油脂)。

病例 8-1-12

【病史摘要】 女性,38岁。下腹部不适,月经不规则2个月余(图 8-1-12)。

【超声表现】 子宫右侧见囊性包块,囊壁光滑。囊性包块内见强回声光团,后方伴声影。

【超声诊断】 右侧卵巢畸胎瘤(发团征)。

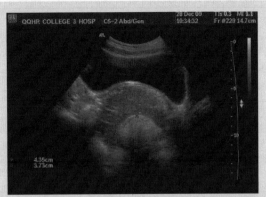

图 8-1-12　右侧卵巢畸胎瘤的超声表现

病例 8-1-13

【病史摘要】　女性,35 岁。妇科体检发现左侧附件囊性包块(图 8-1-13)。

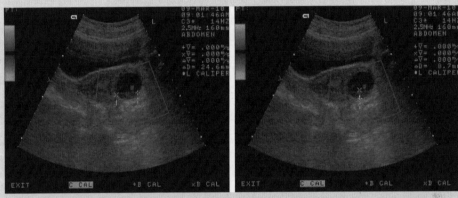

图 8-1-13　左侧卵巢畸胎瘤(脂液分层)的超声表现

【超声表现】　左侧卵巢见 4.2cm×3.5cm 囊性包块,囊壁略厚内壁毛糙。包块上方为无回声占囊腔 2/3,下方为高回声占囊腔 1/3,两层之间为脂液分层平面,探头加压高回声可移动。子宫大小正常,肌层回声均匀,内膜厚 0.8cm。

【超声诊断】　左侧卵巢畸胎瘤(脂液分层)。

临床思维:卵巢畸胎瘤

卵巢畸胎瘤(ovarian teratoma)是卵巢常见的良性肿瘤,其结构来自三个胚层的各种组织,以外胚层含量最多,小部分为内胚层。肿块呈圆形或椭圆形,表面光滑,切面为单房或多房,内含皮脂样物或毛发,还可有牙齿或骨骼。

【影像学表现】　超声:①星花征:瘤内以黏稠脂液为主,并见稀疏分布粗大的高回声。②发团征:瘤内见团块状高回声,后方有声影。③脂液分层征:上方为密集的高回声是脂类物,下方为液性暗区,两层之间为脂液分层平面。

【鉴别诊断】

1. 巧克力囊肿　有继发痛经进行性加剧史,超声示肿块边缘毛糙,壁厚,与周围组织粘连,边界不清,内充满小点状回声,无闪烁感。

2. 黏液性囊腺瘤　多数偏大,大者可充满整个腹腔,壁薄。超声示以多房性多见,内充满密集的细小点状回声,无悬浮感和闪烁感。

四、卵 巢 癌

病例 8-1-14

【病史摘要】　女性,60 岁。下腹部胀痛,消瘦 3 个月,加重 1 周(图 8-1-14)。

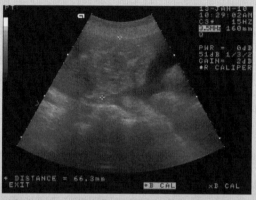

图 8-1-14　右侧卵巢恶性肿瘤、腹水的超声表现

【超声表现】　子宫右侧见 10.1cm×9.2cm 实质性肿块,外形不规则。肿块内部呈不均高回声。下腹部及肿块周围见液性暗区。子宫小,内膜线显示。

【超声诊断】　右侧卵巢恶性肿瘤,腹水。

病例 8-1-15

【病史摘要】　女性,34 岁。发现左侧卵巢肿物 1 个月余,腹胀、腹痛 10 天(图 8-1-15)。

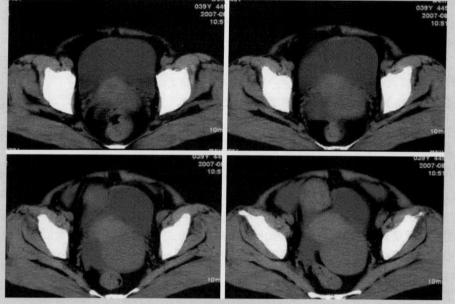

图 8-1-15　卵巢囊腺癌的 CT 表现

> **【CT 表现】**　盆腔内见两个类圆形软组织肿块影,边缘不规则,大小分别为 6.0cm×9.5cm,7.2cm×9.2cm,其内密度不均匀,子宫明显受压移位,膀胱充盈不佳,腹腔见液体密度影。
>
> **【CT 诊断】**　卵巢癌,盆腔积液。
>
> **【病理诊断】**　卵巢囊腺癌。

临床思维:卵巢癌

卵巢癌(ovarian carcinoma)的发病率较高,在女性生殖器官恶性肿瘤中,仅次于宫颈癌。其中囊腺癌最常见,约占卵巢恶性肿瘤的 78%。肿瘤最常见的转移方式为种植播散,其次为血行转移和淋巴结转移。临床早期常无症状,晚期则有发热、咳嗽、闭经、肿块、腹水。

【影像学表现】

1. CT　对于卵巢癌的定位及分期均有帮助。可见盆腔内肿块或腹腔肿块,肿块大小不等,大者可占据整个盆腔甚而下腹部,可为实性,亦可为囊实性,边缘多不规则,少数肿块内可见钙化(浆液性囊腺癌)。囊腺癌为低密度囊性肿块,边缘不规则,CT 值 10~20HU。增强扫描见瘤内有小灶状增强灶。晚期病变肿瘤呈高、低密度混合影,边缘更不规则。实性肿瘤 CT 值范围 40~50HU。腹膜和网膜种植性播散后可显示其各自特殊征象。约 30%病例可见腹水,部分病例可见腹膜腔内播散,表现为腹膜腔不规则软组织结节或肿块影。

2. MRI　①MRI 上表现为盆腔内囊、实混合性肿块,部分为完全实性;②囊液在 T1WI 上为低至高信号,T2WI 均为高信号;③增强扫描实性部分显著强化;④显示腹水、转移及临近结构的侵犯。

3. 超声　形态不规则,边界不清晰,肿块壁厚薄不均或不规则增厚,内部回声杂乱不均匀,内壁可见突向囊腔的形态不规则高回声或强回声,以及不规则液性暗区,房间隔增厚不整齐。

【鉴别诊断】

1. 卵巢囊腺瘤　后者边界清晰,无腹水及种植转移,可见明显的包膜。

2. 畸胎瘤　后者病情发展慢,病程长,肿块外形规则,壁薄光滑,部分为实质性,部分为液性,超声有特征性的脂液分层、面团征、发团征。

复习思考题

选择题

1. 单纯性卵巢囊肿 MRI 表现是(　　)
   - A. T1WI 呈高信号,T2WI 呈低信号
   - B. T1WI 呈低信号,T2WI 呈高信号
   - C. T1WI 呈高信号,T2WI 呈高信号
   - D. T1WI 呈低信号,T2WI 呈低信号
   - E. T1WI 等信号,T2WI 呈高信号

2. 女性,19 岁,左下腹疼痛 1 个月。CT 示左下腹 111mm×120mm 椭圆形囊性团块,边缘光滑,包膜完整,密度均匀 CT 值 26HU,无强化,病变推移子宫、肠管。最先应考虑为(　　)
   - A. 卵巢囊肿
   - B. 卵巢囊腺瘤
   - C. 卵巢畸胎瘤
   - D. 卵巢皮样囊肿
   - E. 卵巢脓肿

3. 关于卵巢囊性畸胎瘤的基本特征的描述,不正确的是(　　)
   - A. 为卵巢最常见的良性肿瘤
   - B. 液性脂肪部分呈短 T1 长 T2 信号,与皮下脂肪类似
   - C. 瘤内或瘤周可出现化学位移伪影

D. 肿瘤内部结构特征主要有碎屑和壁突

E. 肿瘤常出血和坏死

4. 女性盆腔内囊实性肿块,以囊性为主,含脂肪和钙化,下列诊断中,最可能的诊断是( )

A. 卵巢囊肿   B. 囊性畸胎瘤   C. 卵巢囊腺瘤

D. 卵巢囊腺癌   E. 滤泡

5. 关于卵巢黏液性囊腺瘤,下列描述不正确的是( )

A. 囊壁呈均匀厚壁   B. 无回声区内有细小点状回声   C. 少数有乳头状物

D. 直径多在 10cm 以上   E. 增厚的囊壁可向周围浸润

思考题答案

选择题

1. B   2. A   3. E   4. B   5. E

第二节 子宫疾病
一、子宫肌瘤

病例 8-2-1

【病史摘要】 女性,36 岁。月经量过多 1 年,加重 2 个月。头晕,心慌。体检:贫血貌(图 8-2-1)。

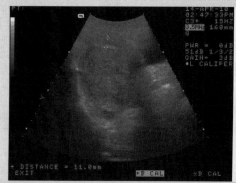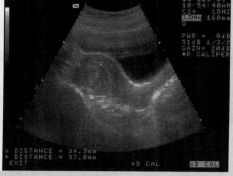

图 8-2-1 子宫肌壁间肌瘤(强回声型)的超声表现

【超声表现】 子宫外形不规则,子宫后壁肌层内见 6cm×5cm 强回声结节,周边见低回声,内部回声不均。子宫内膜相对前移。

【超声诊断】 子宫肌壁间肌瘤(强回声型)。

病例 8-2-2

【病史摘要】 女性,42 岁。近 1 年来月经量多,经期长(图 8-2-2)。

【超声表现】 子宫外形不规则,子宫前壁肌壁间见多个低回声结节,周边见假包膜回声,内部回声不均匀。子宫内膜相对后移。

【超声诊断】 子宫肌壁间多发肌瘤(低回声型)。

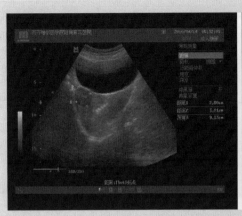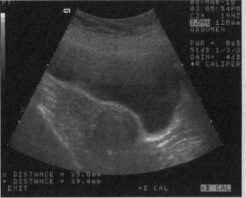

图 8-2-2 子宫肌壁间多发肌瘤的超声表现

病例 8-2-3

【病史摘要】 女性,45 岁。月经量过多,经期时间延长 1 年。近日感头晕、心慌(图 8-2-3)。

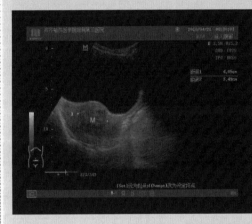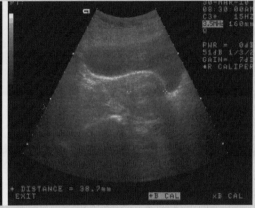

图 8-2-3 子宫肌壁间肌瘤(等回声型)的超声表现

【超声表现】 子宫增大,子宫前壁及左侧后壁肌层内见等回声结节。结节内部回声不均,周边见假包膜回声,略外凸。

【超声诊断】 子宫肌壁间肌瘤(等回声型)。

病例 8-2-4

【病史摘要】 女性,40 岁。扪及下腹部肿块 1 周(图 8-2-4)。

【超声表现】 子宫增大,外形不规则。前壁近宫底处见 5.5cm×5.4cm、5.1cm×4.1cm 近似圆形不均质等回声结节,且外突。

【超声诊断】 子宫浆膜下肌瘤。

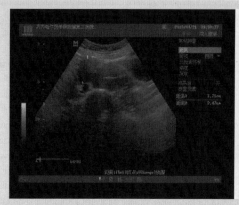
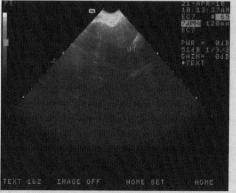

图 8-2-4　子宫浆膜下肌瘤的超声表现

病例 8-2-5

【病史摘要】　女性,35 岁。阴道不规则流血半个月(图 8-2-5)。

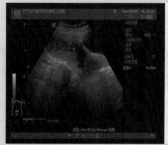
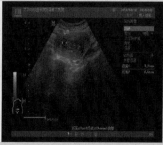
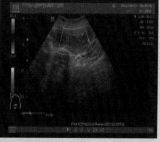

图 8-2-5　子宫黏膜下肌瘤的超声表现

【超声表现】　宫腔内见低回声团块,周边有包膜呈高回声,内部回声不均,且向宫腔内突。横断面子宫呈"杯中球"征。团块周边及内部见血流信号,为动脉频谱。

【超声诊断】　子宫黏膜下肌瘤。

病例 8-2-6

【病史摘要】　女性,45 岁。发现下腹部包块 2 个月(图 8-2-6)。

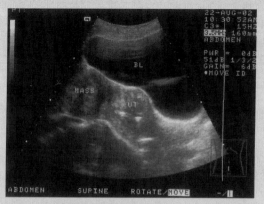

图 8-2-6　子宫多发肌瘤、前壁肌瘤钙化的超声表现

【超声表现】　子宫增大,外形不规则。子宫底部肌层见 5.8cm×5.5cm,不均质低回声结节,并外凸。前壁肌层见 3.8cm×3.5cm,强回声结节,周边见低回声环绕,内部见散在钙化灶。

【超声诊断】　子宫多发肌瘤、前壁肌瘤钙化。

病例 8-2-7

【病史摘要】　女性,45 岁。体检发现子宫肌瘤 1 个月,来医院复查(图 8-2-7)。

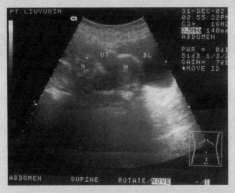

图 8-2-7　子宫多发肌瘤、后壁肌壁间肌瘤钙化的超声表现

【超声表现】　子宫增大,形态失常。子宫前壁下段及后壁肌层见结节样回声。前壁结节外凸,内部回声不均。后壁结节周边回声增强,内见钙化灶。宫腔内见一个节育器位置正常。

【超声诊断】　子宫多发肌瘤、后壁肌壁间肌瘤钙化。

病例 8-2-8

【病史摘要】　女性,40 岁。月经量多、下腹痛,加重 10 个月(图 8-2-8)。

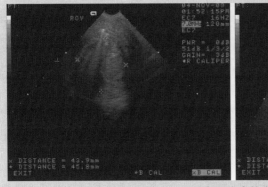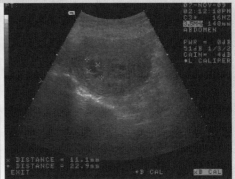

图 8-2-8　子宫肌瘤囊性变的超声表现

【超声表现】　子宫增大,形态失常。子宫后方见 5.4cm×4.5cm,不均等回声结节。结节内见大小不等,形态不规则无回声区。

【超声诊断】　子宫肌瘤囊性变。

病例 8-2-9

【病史摘要】 女性,35 岁。月经来潮时下腹部疼痛半年(图 8-2-9)。

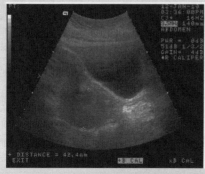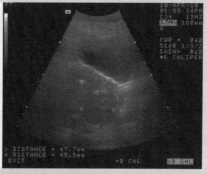

图 8-2-9 子宫颈肌瘤的超声表现

【超声表现】 子宫颈部见一个 4.7cm×4.5cm 椭圆形低回声结节,周边见假包膜回声。子宫大小正常。

【超声诊断】 子宫颈肌瘤。

病例 8-2-10

【病史摘要】 女性,41 岁。月经不规则半年入院检查(图 8-2-10)。

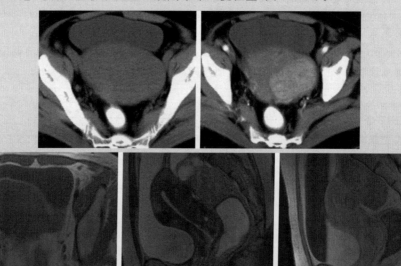

图 8-2-10 子宫多发肌瘤的影像表现

【影像表现】 子宫体积增大,外形不规则,局部隆起,于子宫前壁及后壁可见多个类圆形影,与子宫肌层相比,T1WI 及 T2WI 均为略低信号,Gd-DTPA 增强扫描病灶无明显强化。CT 平扫示子宫左侧壁可见巨大肿块,其大小约为 6.6cm×3.9cm,增强后肿块明显强化,强化均匀,膀胱受推移位,肿块与周围肌肉及血管分界清楚。

【影像诊断】 子宫多发肌瘤。

【病理诊断】 子宫多发平滑肌瘤。

临床思维:子宫肌瘤

子宫肌瘤(myoma of uterus)为妇科最常见良性肿瘤之一,多发于 30～50 岁,常伴有子宫内膜增生。病理上主要由平滑肌细胞过度增生而成,内含少量的纤维组织,肌瘤外周有一层由肌纤维和结缔组织构成的假包膜。常多发、大小不一。90%肌瘤生长在宫体,10%生长在宫颈。按其生长部位分为三种:①肌壁间肌瘤,占 60%～70%;②黏膜下肌瘤,占 10%～15%;③浆膜下肌瘤,占 20%～30%。临床常见症状为月经改变,子宫出血、贫血及白带增多、腹部包块、下腹痛及临近器官受压等,部分可无症状。

【影像学表现】

1. 超声　常表现子宫增大,子宫外形不规则,子宫内膜线位置异常。肌瘤结节内部常为强回声、等回声、低回声或混合回声。肌瘤变性表现为透明变性、囊性变、钙化、肉瘤变等。

2. 子宫输卵管造影　子宫黏膜下肌瘤子宫造影可见宫腔扩大变形,宫腔内见小息肉状或豆状充盈缺损,基底部狭细;肿瘤较大,则可见边缘光滑整齐之圆或卵圆形充盈缺损,子宫可移位,并压迫邻近器官。

3. 血管造影　较大的肌瘤可见大量肿瘤血管显影,动脉被推移受压,血管变直或呈环绕状,子宫动脉增粗。带蒂的肌瘤可见肌层内血管进入蒂内。

4. CT　CT 上常可见子宫外形增大,呈分叶状或见子宫向外突出的肿块,边界清楚,宫旁脂肪间隙存在;密度均匀,如发生变性坏死则见不规则的低密度区,部分可见钙化;增强扫描可见不同程度的强化。

5. MRI　T1WI 肌瘤常呈稍低或等信号,T2WI 呈典型的低信号,边界清楚,如发生囊变或坏死则内部信号不均匀;增强扫描可见不同程度的强化。

【鉴别诊断】

1. 子宫腺肌症　为异位的内膜及基质向肌层浸润生长被平滑肌包绕挤压所致。CT 仅显示子宫增大,不易与子宫肌瘤鉴别。而在 MRI 利用 T2 加权像可以做出诊断,正常人子宫结合带不应超过 6mm,子宫腺肌症表现为结合带增厚,并有一个与结合带等信号的肿块,边界不清,子宫内膜边缘常呈锯齿状,肿块内有时可伴有点状高信号,增强后无明显强化。临床上主要为痛经为主。

2. 子宫内膜息肉　MRI 可表现亮信号或不均匀信号的子宫内膜缺损,但与黏膜下子宫肌瘤不易鉴别,常需临床及活检证实。

3. 附件肿瘤　浆膜下肌瘤有时需与附件肿瘤鉴别,附件肿瘤亦可像肌瘤样增强后强化,但一般边界比较毛糙,不像肌瘤边缘清晰光滑。通过 MRI 多方位扫描可显示肿块与子宫仍有分界。另超声显示附件肿瘤浆的子宫大小正常、规则、肿块回声与子宫不一致,回声低,无包膜,肿块活动与子宫不一致。浆膜下肌瘤的子宫增大,外形不规则,肿块回声与子宫一致,与子宫无明显界限。

4. 子宫畸形　超声显示畸形的子宫内有子宫内膜线,子宫呈梭形,体积偏小,大部分只显示一侧卵巢。

二、子宫肌腺症

病例 8-2-11

【病史摘要】　女性,32 岁。月经痛 4 个月,加重 1 个月(图 8-2-11)。

【超声表现】　子宫增大,子宫后壁较前壁厚,后壁回声不均并见不规则小囊状无回声及条状强回声。子宫内膜相对前移。双侧卵巢显示内部结构正常。

【超声诊断】　子宫肌腺症。

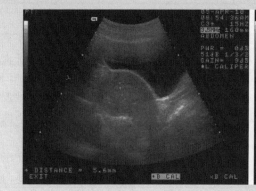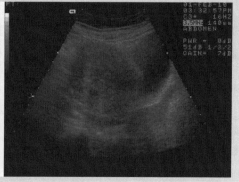

图 8-2-11　子宫肌腺症的超声表现

临床思维：子宫肌腺症

子宫肌腺症为内在性子宫内膜异位症，子宫内膜异位位于子宫肌层，异位的内膜在子宫肌层内可弥漫性生长，引起肌纤维和纤维结缔组织增生，子宫均匀性增大，似孕 2 个月大小，呈局限型，肌层内见单个或多个瘤样结节，无包膜。

【影像学表现】　超声：子宫均匀性增大，小于孕 3 个月大小，病灶大小在月经前后可稍有变化。

【鉴别诊断】　子宫肌瘤：前者子宫轻度弥漫性增大，似孕 2 个月大小，内部回声稍均匀，见散在光点，无假包膜，月经前后可稍有变化。后者子宫增大，外形不规则，可超越孕 3 个月大小，子宫肌瘤回声结构紧密有假包膜，境界清，月经前后病灶无变化，CDFI 血流较丰富。

三、子　宫　颈　癌

病例 8-2-12

【病史摘要】　女性，49 岁。阴道不规则流血伴流水样物 2 个月余（图 8-2-12）。

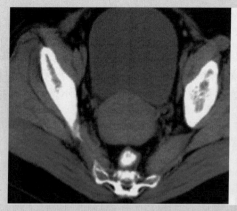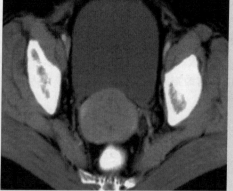

图 8-2-12　子宫颈癌的影像表现

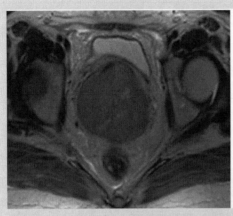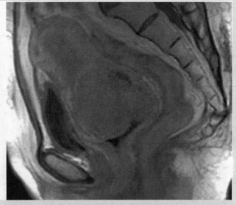

图 8-2-12 子宫颈癌的影像表现(续)

【影像表现】

1. CT 可见宫颈不均匀增厚,平扫呈稍低密度,增强后可见强化。

2. MRI 子宫颈体积增大,约 7.7cm×7.0cm,宫颈信号异常,T2WI 可见宫颈三层结构不清楚,局部软组织肿块隆起,与宫颈肌层信号相比,T1WI 呈等信号,T2WI 呈略高信号,增强扫描中度强化,弱于子宫体,其内可见未强化坏死区,T2WI 宫颈内膜增厚,结合带不完整,浆膜面不光滑,子宫未见受累;盆腔内可见多个肿大淋巴结,直径小于 2.3cm。

【影像诊断】 子宫颈癌。

【病理诊断】 子宫颈癌。

临床思维:子宫颈癌

子宫颈癌(cervical cancer)占妇女恶性肿瘤的首位,占女性生殖系统恶性肿瘤的 58.5%~93.1%。患者平均年龄为 50 岁,20 岁以下罕见。生长方式分为外生型和浸润型。组织学则主要分两种类型,即鳞状上皮癌和腺癌。鳞癌约占 95% 以上,常累及宫颈外口和阴道,倾向于形成外生型肿块;腺癌则倾向于侵犯宫颈及宫体旁组织。临床表现主要为绝经后阴道不规则出血。晚期转移及侵及周围组织时可出现疼痛。

【影像学表现】

1. 盆腔动脉造影 选择性髂内动脉,尤其是超选择子宫动脉造影对子宫癌诊断甚有价值,可对癌肿的部位、大小、范围、毗邻关系提供依据,对较小的,B 超及 CT 易遗漏的癌肿,都可早期诊断。动脉期见宫体及颈部供血区新生肿瘤血管丰富,血管扭曲紊乱,部分可见静脉早显,实质期见肿瘤染色不规则。

2. CT 宫颈增大,边缘不规则,可见中等密度的肿块,如出现坏死则可见低密度灶。

3. MRI 宫颈处肿块 T1WI 呈稍低或等信号,T2WI 多较正常宫颈信号高;增强扫描后可见不规则或均匀强化。

【鉴别诊断】 宫颈肌瘤:边界清晰,包膜完整,呈膨胀性生长。

四、子 宫 体 癌

病例 8-2-13

【病史摘要】 女性,55 岁。不规则阴道流血 3 年(图 8-2-13)。

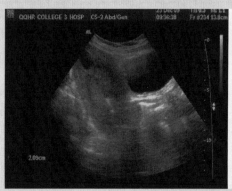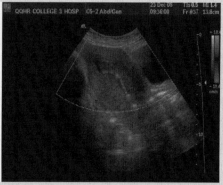

图 8-2-13 子宫体癌的超声表现

【超声表现】 子宫大小正常。子宫内膜不均增厚,回声不均并见条状强回声。增厚的子宫内膜可见血流信号,呈动脉频谱。

【超声诊断】 子宫体癌。

病例 8-2-14

【病史摘要】 女性,69 岁。腰痛伴右下肢疼痛 3 周,加重 1 周(图 8-2-14)。

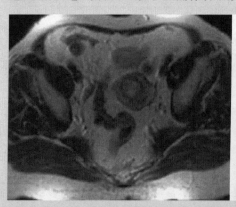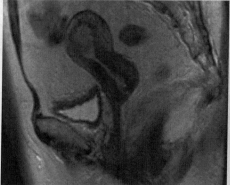

图 8-2-14 子宫占位病变的 MRI 表现

【MRI 表现】 子宫体积增大,子宫内膜增厚,T1WI 呈低信号,T2WI 呈不均匀高信号,结合带部分不完整,子宫肌层界线不清楚,增强扫描,子宫体明显强化,宫颈信号异常,T2WI 可见宫颈左侧壁呈不规则高信号区,增强扫描病灶明显强化。

【MRI 诊断】 子宫占位病变。

【病理诊断】 子宫体癌。

临床思维:子宫体癌

子宫体癌(carcinoma of uterine body)又称子宫内膜癌,是子宫内膜最常见的恶性肿瘤,居妇女恶性肿瘤的第四位,多发生于绝经前后妇女。可分为弥漫型、局限型和息肉型。临床主要表现为阴道不规则出血,有异味的阴道分泌物,晚期转移时出现疼痛等症状。

【影像学表现】

1. CT 可见宫体不均匀增大,增强扫描肿瘤强化程度低于邻近正常子宫肌层,边界多不清。

2. MRI 子宫内膜增厚,T2WI上内膜信号不均,部分可见宫内低信号连接带中断,为子宫内膜癌侵犯子宫肌层的重要征象;增强扫描内膜癌呈现不同程度强化,可与正常内膜分开。

3. 超声 表现为子宫增大,子宫内膜增厚,边缘不规则,厚度不均,并可浸润到浆膜层。阴道超声探查,可显示局限性子宫内膜癌:子宫增大,内部回声不均匀,内膜与肌层分界不清,盆腔内见积液和转移灶。

【鉴别诊断】

1. 子宫内膜息肉 后者边界清晰,平扫与子宫内膜有清晰的边界,增强扫描后一般无强化。

2. 子宫内膜增生症 后者增厚的子宫内膜与子宫肌层的结合带光滑,宫内膜影像信号均匀,一般无阴道不规则出血。超声示子宫正常大小或稍大,子宫内膜增厚,形态不规则,纵断面呈椭圆型,横断面呈三角形,病变和子宫肌层分界清楚。

五、先天性异常

病例 8-2-15

【病史摘要】 女性,22 岁。体检发现双子宫(图 8-2-15)。

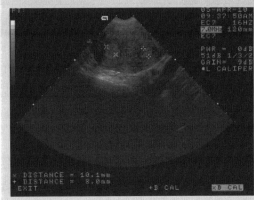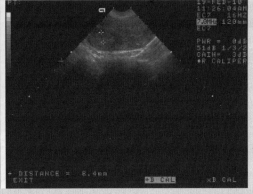

图 8-2-15 双子宫、单宫颈的超声表现

【超声表现】 阴式超声横断面,可见两个子宫相互靠近,每个子宫均有宫腔线。每个子宫向下延伸为一个宫颈。

【超声诊断】 双子宫、单宫颈。

病例 8-2-16

【病史摘要】 女性,30 岁。阴道流液 9 年,加重 6 年(图 8-2-16)。

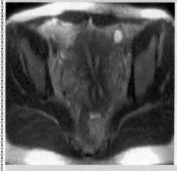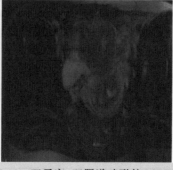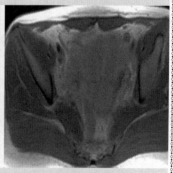

图 8-2-16 双子宫、双阴道畸形的 MRI 表现

【MRI 表现】 双子宫畸形,可见双宫体、双宫颈、双阴道。右侧子宫较小,左侧子宫形态大小接近正常,两子宫内膜略增厚,信号尚正常,结合带尚完整,清晰。两子宫内侧壁似局部相通,左侧阴道上段管腔明显扩张,直径约 3cm,内充满长 T1 长 T2 液体信号,增强扫描未见异常强化,右侧阴道形态信号尚正常。

【MRI 诊断】 双子宫、双阴道畸形。

病例 8-2-17

【病史摘要】 女性,20 岁。青春期无月经(图 8-2-17)。

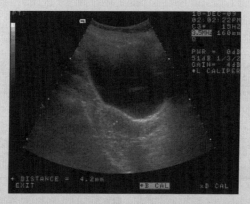

图 8-2-17 幼稚子宫的超声表现

【超声表现】 子宫长径 3.8cm,宽径 2.9cm,前后径 1.8cm,宫腔内膜呈"线状"。子宫体与宫颈管之比为 1∶1,可见阴道线。

【超声诊断】 幼稚子宫。

临床思维:先天性异常

子宫、宫颈及阴道由副中肾管发育而成,其头端发育形成两侧输卵管,尾端汇合发育形成子宫。发育过程中出现停滞或异常则出现各种先天畸形,副中肾管在宫体及宫颈整个融合不全形成双子宫双阴道畸形,双子宫双阴道畸形在临床上可无症状。其诊断需结合临床及相应的影像检查。

【影像学表现】

1. 子宫输卵管造影　需双份导管分别造影,显示两个宫颈管即两个宫体,顶端各连一个输卵管。两宫腔大小接近或其中之一较大。

2. CT　可发现两个宫腔、两个宫颈,诊断可以确立,但大部分患者 CT 并不能显示双宫颈。

3. MRI　多个平面可见显示出两个宫腔及宫颈,两条内膜线 T2WI 均呈高信号;冠状面可见两个阴道显影。

【鉴别诊断】

1. 浆膜下肌瘤　子宫外形不规则,向一侧突起,肌瘤结节和子宫相连,超声回声低,无子宫内膜。

2. 完全纵隔子宫　后者在宫颈处融合,宫底无凹陷,子宫外形则与正常子宫无明显差。

3. 双角子宫　后者子宫造影显示一个宫颈管,但有两个宫体,呈分叶状,宫底部不光整,有凹陷。

六、节育器异常

病例 8-2-18

【病史摘要】　女性,36 岁。小腹痛 3 天,伴阴道流血(图 8-2-18)。

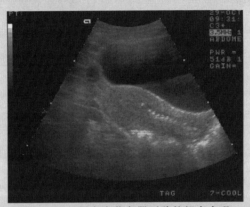

图 8-2-18　子宫内节育器下移的超声表现

【超声表现】　子宫大小正常。宫腔内见一个节育器,位于宫体下段及宫颈管内,节育器上缘距宫底外缘 5.2cm。

【超声诊断】　子宫内节育器下移。

临床思维:节育器异常

宫内节育器在我国应用较广泛,对宫内节育器的检查手段主要依赖超声,超声能清晰地显示出子宫切面的全貌及与毗邻组织的关系,可以清楚地观察到节育器在子宫内位置,节育器上缘距宫底应小于 1.7cm,并且不受节育器种类的影响,高分辨力的超声诊断仪,对节育器在宫腔内有无嵌入及脱落至腹腔内的节育器亦有一定的诊断能力。

【鉴别诊断】　子宫内膜钙化:前者可见宫内膜,节育器后方伴彗星尾征。后者宫腔内条状强回声,后方衰减。

复习思考题

选择题

1. 关于宫颈癌的 CT 表现,下列说法错误的是(　　)

　　A. 宫颈增大,形成不规则软组织肿块　　　　　　B. 可局限于宫颈或蔓延至子宫体和宫旁

C. 向子宫外延伸出的分叶状肿块及盆壁软组织增厚　　D. CT 扫描盆腔淋巴结阴性不能除外淋巴转移

E. CT 在宫颈癌分期上优于 MRI

2. 子宫颈癌的 MRI 表现为（　　　）

　A. T1WI 呈高信号，T2WI 呈低信号　　　　　　B. T1WI 等信号，T2WI 高信号

　C. T1WI 呈低信号，T2WI 呈高信号　　　　　　D. T1WI 和 T2WI 均为低信号

　E. T1WI 和 T2WI 均为高信号

3. 下列宫颈癌影像表现，错误的是（　　　）

　A. 宫颈直径大于 3cm，外缘不整　　　　　　　B. 宫颈直径 2.5cm，外缘光滑

　C. 宫颈肿块密度不均　　　　　　　　　　　　D. T2 加权像，肿瘤信号比邻近正常宫颈高

　E. 邻近组织、结构可受累

4. 声像图上子宫内节育器后方的彗星尾征产生的原理为（　　　）

　A. 部分容积效应　　　B. 振铃效应　　　C. 后方增强效应　　　D. 旁瓣效应　　　E. 侧壁失落效应

5. 下列不是子宫肌瘤声像图特征的是（　　　）

　A. 子宫常增大　　　　　　　　　　　　　　　B. 子宫形态多正常，宫腔线无偏移

　C. 单个肌瘤常呈结节状弱回声　　　　　　　　D. 较大肌瘤易发生变性

思考题答案

选择题

1. E　2. B　3. B　4. B　5. B

第三节　产 科 疾 病

一、胎儿脑积水

病例 8-3-1

【病史摘要】　女性，28 岁。停经 16 周，产前常规行超声检查，以排除胎儿畸形（图 8-3-1）。

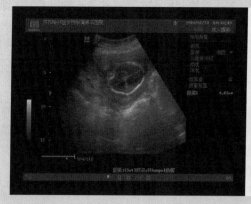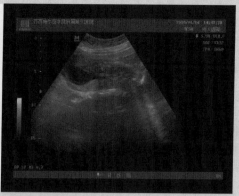

图 8-3-1　脑积水的超声表现

【超声表现】　胎儿双侧脑室增大。脑中线至侧脑室壁的距离为 3.3cm。颅内仅见脑中线强回声和少量增强的脑组织回声，其余均为无回声区。

【超声诊断】　脑积水。

临床思维:胎儿脑积水

诊断早期脑积水应测量脑室率,即脑中线至侧脑室壁和脑中线至颅骨内缘的比值,孕20周以后,脑室率大于0.5时,则应考虑脑积水的诊断。

【影像学表现】 超声:胎儿双顶径明显大于胎龄,胎头周径明显大于腹周径,胎儿颅内绝大部分为液性暗区所占据,胎头后方回声增强,脑中线漂浮在脑脊液中,脑实质被压缩紧贴颅骨壁。

【鉴别诊断】 水脑症:水脑症为脑部硬脊膜腔内积水。超声图像上可见颅内大量积液,脑干结构清晰可见,但在脑干以上部位均为液性暗区,大脑,大脑镰均缺如。

二、胎儿脐膨出

病例 8-3-2

【病史摘要】 女性40岁。第一胎,孕24周(图8-3-2)。

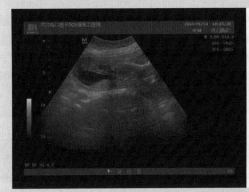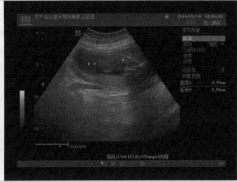

图 8-3-2 胎儿脐膨出的超声表现

【超声表现】 胎儿上腹部未见肝脏回声。胎儿纵切面羊膜腔内见中低回声实质团块。团块随胎儿运动在羊水中漂浮。

【超声诊断】 胎儿脐膨出。

临床思维:胎儿脐膨出

脐膨出为胎儿脐部腹壁缺损所引起的畸形,由于胎儿脐部的皮肤、筋膜、肌肉的缺损,部分内脏组织如肝、肠等突入脐带内,分别称为含肠脐膨出、含肝脐膨出,膨出的表面仅以一层羊膜和腹膜融合而成的透明膜包裹,其中内脏组织清晰可见。

三、多 胎 妊 娠

病例 8-3-3

【病史摘要】 女性,27岁。第一胎,停经两个半月(图8-3-3)。

【超声表现】 子宫增大超过停经月份。宫腔内两个羊膜囊,囊内可见胎儿,并见胎心搏动。

【超声诊断】 早孕、双胎妊娠。

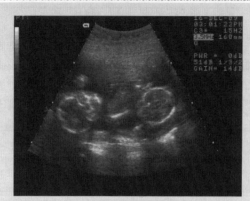

图 8-3-3　早孕、双胎妊娠的超声表现

临床思维：多胎妊娠

一次妊娠同时有两个或两个以上胎儿时，称为多胎妊娠。最常见的多胎妊娠为双胎妊娠，多胎妊娠时，子宫大小超过相应的停经周数，双胎妊娠时子宫内可见两个羊膜囊，两个胎儿和胎心搏动，单卵双胎时可见一个胎盘，双卵双胎时可见两个胎盘或两个胎盘融合成一个。

四、葡　萄　胎

病例 8-3-4

【病史摘要】　女性，27 岁。停经 3 个月，不规则阴道流血 10 天（图 8-3-4）。

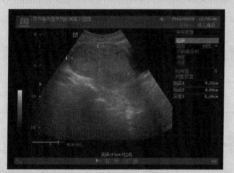

图 8-3-4　葡萄胎的超声表现

【超声表现】　子宫明显增大与孕周不符。宫腔内见大小不等的无回声区，呈蜂窝样改变。子宫肌层回声均匀，与病变区分界清楚。宫腔内未见胎儿及附属物回声。

【超声诊断】　葡萄胎。

病例 8-3-5

【病史摘要】　女性，29 岁。行葡萄胎清宫术后 1 个月，阴道不规则出血半个月（图 8-3-5）。

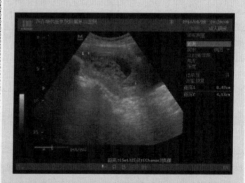

图 8-3-5　侵蚀性葡萄胎的超声表现

【超声表现】　子宫增大、饱满。宫腔内见不规则无回声区。子宫后壁局限多个无回声区，呈"蜂窝状"。

【超声诊断】　侵蚀性葡萄胎。

临床思维:葡萄胎

葡萄胎(hydatidiform mole)为滋养细胞增生性病变。由于滋养细胞高度增生,绒毛间质水肿呈水泡样,形如葡萄串而得名。绒毛水肿和宫腔积血,约 2/3 的病例子宫增大超过停经月份。由于绒毛失去正常功能,胚胎多已死亡而不能见到。绒毛水肿形成大小不等的水泡,如蜂窝状结构或如落雪状图像。宫腔内有积血时,可见无回声区。部分病例可见一侧或双侧卵巢黄素囊肿。部分性葡萄胎时,可见胎儿或羊膜腔,胎盘的一部分呈水泡状,另一部分为正常的胎盘,两者之间无明显界限。

【鉴别诊断】

1. 子宫肌瘤囊性变 肌瘤结节内见大小不等的液性暗区,可见肌瘤结节的轮廓尿绒毛膜促性腺激素阴性。

2. 滞留性流产 子宫小,小于孕周,子宫内回声紊乱,见实性和散在无回声,无黄素囊肿。

3. 子宫内膜癌 子宫增大,内部回声紊乱,见实质性强回声和散在的无回声,尿 HCG 阴性,临床表现为绝经后阴道不规则出血,排异味分泌物。诊断性刮宫病理诊断为子宫内膜癌。

复习思考题

选择题

1. 下列与葡萄胎超声鉴别无关的是( )
   A. 过期流产 　　　　　 B. 子宫肌瘤变性 　　　　　 C. 子宫腺肌症
   D. 子宫内膜癌 　　　　　 E. 子宫颈囊肿

2. 下列胎儿脑积水超声的表现,不正确的是( )
   A. 胎儿双顶径较同孕周胎儿增大 　　　 B. 胎儿头围明显大于腹围
   C. 胎儿头颅绝大部分显示为无回声区 　　 D. 彩色多普勒检查侧脑室无回声区内见丰富血流
   E. 大脑镰呈"飘带状"

3. 关于葡萄胎超声表现,下列正确的是( )
   A. 子宫小于孕期 　　　　 B. 双侧卵巢正常 　　　　 C. 子宫大于孕期
   D. 宫腔内无血流显像 　　　 E. 卵巢黄素囊肿是诊断葡萄胎的唯一征象

4. 葡萄胎声像图上,多数直径在 3～5mm 无回声囊泡,最大可能是( )
   A. 宫腔积液 　　　　　 B. 水肿绒毛 　　　　　 C. 胎儿组织
   D. 黄体囊肿 　　　　　 E. 钙化

5. 葡萄胎特征性声像图表现为( )
   A. 子宫大于孕周 　　　　 B. 双侧卵巢囊肿 　　　　 C. 子宫肌层回声不均匀
   D. 宫腔内见蜂窝状无回声 　 E. 孕 9 周仍未见胎心回声

思考题答案

选择题

1. E 　2. D 　3. C 　4. B 　5. D

(高一群 温丽娟 丁 岩 蔡庆斌)

第九章 男性生殖系统疾病

第一节 前列腺增生

病例 9-1-1

【病史摘要】 男性,70 岁。尿频、尿急伴排尿困难 5 年,加重 1 个月(图 9-1-1)。

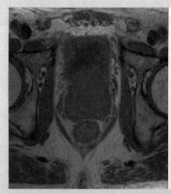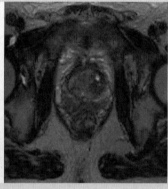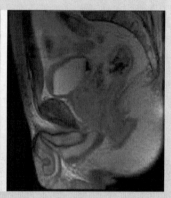

图 9-1-1 前列腺增生的 MRI 表现

【MRI 表现】 前列腺形态不规则,局部隆起,其内信号混杂不均,可见多个结节影,位于前列腺左外侧结节影大小约为 1.9cm×1.5cm,T1WI 呈等信号,T2WI 呈高低混杂信号,增强扫描后结节呈中度强化,膀胱精囊角形态尚可,膀胱局部受压突出,无局限性壁增厚,直肠外壁光滑,盆腔内未见明显肿大淋巴结。

【MRI 诊断】 前列腺增生。

【病理诊断】 良性前列腺增生。

病例 9-1-2

【病史摘要】 男性,78 岁。夜尿增多,尿频,尿急,排尿困难(图 9-1-2)。

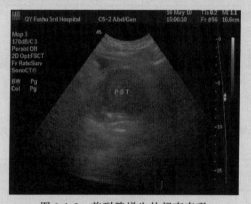

图 9-1-2 前列腺增生的超声表现

【超声表现】　前列腺大小约 $5.6cm\times6.2cm\times4.5cm$，两侧对称，可见基底部突入膀胱达 $1.0cm$。被膜完整，内腺呈球形增大。内外腺境界整齐、清晰。外腺明显受压变薄。

【超声诊断】　前列腺增生。

临床思维:前列腺增生

前列腺增生(prostatic hyperplasia)是以排尿困难为主要临床特征的男性老年人常见病。好发于移行区和中央区，增生的组织形成多发球状结节，正常的前列腺组织受挤压被推向外围而形成假性包膜。增生部分可突入膀胱内，使膀胱出口抬高超过膀胱底部水平，这种活瓣作用可引起膀胱排尿障碍。前列腺增生的主要危害是尿道梗阻。梗阻早期膀胱有代偿功能，并不出现残余尿。晚期由于膀胱代偿功能衰竭，膀胱残余尿越来越多，使膀胱内压增高引起输尿管扩张和肾积水，使肾功能受损，严重者可出现慢性肾衰竭。常见症状为夜尿增多、尿频、排尿困难及尿潴留，多合并尿路感染。其诊断主要结合临床症状和直肠指检。

【影像学表现】

1. CT　正常前列腺上界不超过耻骨联合上缘 $1.0cm$。当前列腺中度或重度扩大时，CT 扫描通常显示前列腺超过耻骨联合上方 $2.0\sim3.0cm$，或更高层面仍可见前列腺，或(和)前列腺横径超过 $5.0cm$，前列腺可呈球形或椭圆形扩大，两侧对称，边缘光滑锐利，密度多均匀，常可见点状或其他形状钙化，周围脂肪间隙清晰，精囊三角正常。前列腺增生常向上推移，挤压膀胱底部，形成"双叶"征象，有时明显突入膀胱，增强扫描增大的前列腺呈均一强化。

2. MRI　呈球形或椭圆形增大，两侧对称，边缘光滑，密度均匀，并常见小点状钙化灶；增生的前列腺结节 T1WI 呈略低信号，信号强度均匀，T2WI 可为等信号、低信号或高信号；增生结节的包膜为其周围的环状低信号带；增生结节融合使中央叶增大，外周叶萎缩。

3. 超声　前列腺各径线增大，以前后径增大为显著，前列腺呈球形改变；内部回声不均，增强，出现结节和钙化；前列腺内腺明显增大，外腺变薄，形成外科包膜。增大的内腺突入膀胱。

【鉴别诊断】　前列腺癌:前列腺癌腺体增大界限往往模糊，包膜欠完整，易向周围组织侵犯。

复习思考题

选择题

1. 下列有关前列腺增生的描述正确的是(　　)

　　A. 病灶与膀胱界限不清　　　　　　　B. 腺体增生是以外周带增生为主

　　C. 盆腔内可见肿大的淋巴结　　　　　D. 增强扫描后可见中度强化

2. 下列不符合前列腺增生声像图表现的是(　　)

　　A. 好发部位多在移行区(内腺区)　　　　　B. 前列腺增大，以前后径更显著

　　C. 增大的前列腺回声减弱，少数呈高回声或等回声　　D. 常伴前列腺结石，分布于内外腺交界处

　　E. 增大的前列腺内很少有结节回声，这是与前列腺癌鉴别的重要特征

思考题答案

选择题

1. D　2. E

第二节 前列腺癌

病例 9-2-1

【病史摘要】 男性,72岁,已婚。腰痛9天,言语不利伴气促、恶心2天(图9-2-1)。

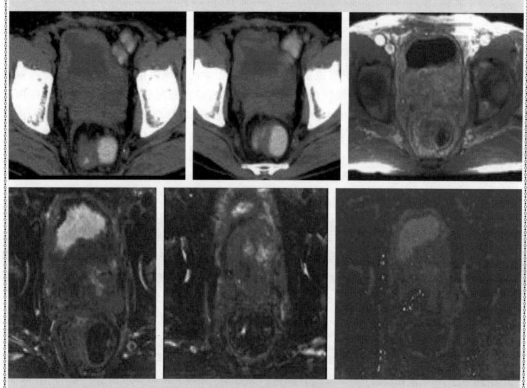

图 9-2-1 前列腺癌的影像表现

【影像表现】 膀胱充盈欠佳,膀胱壁不规则增厚,外缘欠光滑,膀胱精囊三角区消失,前列腺增大呈不规则分叶状,大小约6.7cm×5.6cm,其内密度不均匀,与膀胱分界不清。MRI示前列腺内部信号欠均匀,T1WI呈不均匀低信号,T2WI呈不均匀高信号,脂肪抑制相为稍高信号,其前方与膀胱,后方与精囊腺界限模糊,与直肠前壁之间脂肪间隙尚存在,弥散成像可见前列腺内信号不均匀,呈周边低中间高改变。

【影像表现】 前列腺癌。

【病理诊断】 前列腺癌。

临床思维:前列腺癌

前列腺癌(prostatic carcinoma)是男性较常见的恶性肿瘤,占泌尿生殖系肿瘤的3.8%。发病年龄多在60岁以上,与内分泌异常有关。前列腺增生者患有前列腺癌的机会高于无增生者。前列腺癌多起于前列腺周围区,95%为腺癌,早期局限于包膜内,晚期常侵犯临近脏器和远处转移。主要临床表现为排尿困难。直肠指检常可发现肿块。

【影像学表现】

1. CT　表现为前列腺明显增大,边缘不规则,内部密度不均匀,可见大小不等的略低密度灶,强化后呈不均匀强化,精囊可增大、不对称及膀胱精囊角消失。

2. MRI　T1WI 上从呈稍低信号,在 T2WI 上癌结节信号增高,但仍低于边缘信号;增强扫描后病灶强度强化,精囊受侵时,精囊增大并于 T2WI 上信号减低;前列腺癌常发生骨转移,以成骨型转移瘤多见。

【鉴别诊断】　前列腺增生:前列腺可呈球形或椭圆形扩大,两侧对称,边缘光滑锐利,密度多均匀,常可见点状或其他形状钙化,周围脂肪间隙清晰,精囊三角正常。前列腺增生常向上推移,挤压膀胱底部,形成"双叶"征象,有时明显突入膀胱,增强扫描增大的前列腺呈均一强化。增生结节融合使中央叶增大,外周叶萎缩。

复习思考题

选择题

1. 下列有关前列腺癌的描述正确的是(　　)
   A. 前列腺与直肠之间的脂肪间隙存在　　　B. 前列腺内部密度均匀
   C. 弥散成像有助于早期发现病变　　　D. 盆腔内结构紊乱

2. 关于前列腺癌的影像特点,下列不正确的是(　　)
   A. 膀胱精囊角消失　　　B. 前列腺增大,边缘不规则
   C. 病灶多位于周边带　　　D. 薄层 CT 扫描,前列腺内可见稍低密度处
   E. 常累及直肠

3. 前列腺癌 CT 检查可表现为(　　)
   A. 前列腺内密度稍低的结节为癌结节　　　B. 增强扫描可以确诊前列腺癌
   C. 前列腺外形轻度隆起是癌肿外侵的征象　　D. CT 扫描仅可以肯定晚期病变的受侵范围
   E. 以上都不对

4. 关于前列腺癌的 MRI 表现,下列哪项是错误的(　　)
   A. MRI 显示前列腺癌主要靠 T2 加权像
   B. 中央叶发现癌变较外围叶多
   C. 如果前列腺包膜能够显示,可肯定病变局限在前列腺内
   D. 肿瘤侵犯前列腺周围脂肪在 T1 加权像观察较好
   E. 前列腺癌向周围侵犯,首先向两侧侵犯

5. 男性,60 岁,排尿困难,CT 前列腺后增大,密度低,增强后左叶内可见 $1.6cm \times 2.2cm$ 低密度区,边缘尚清,病变与左盆底肌分界不清。最可能的诊断为(　　)
   A. 前列腺增生　　B. 前列腺转移　　C. 前列腺炎症　　D. 前列腺癌　　E. 前列腺脓肿

思考题答案

选择题

1. C　2. E　3. E　4. B　5. D

（温丽娟　丁国旭　丁　岩）

第十章　骨骼与肌肉系统疾病

第一节　骨骼及关节创伤

病例 10-1-1

【病史摘要】　女性,50 岁。左腕外伤 2 小时(图 10-1-1)。

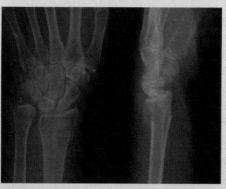

图 10-1-1　Colles 骨折的 X 线表现

【X 线表现】　左桡骨远端骨质断裂,骨折远端向桡侧、背侧移位,并向掌侧成角。左尺骨茎突撕脱骨折。

【X 线诊断】　左桡骨远端骨折伴尺骨茎突骨折(Colles 骨折)。

病例 10-1-2

【病史摘要】　女性,40 岁。左上臂外伤 20 分钟(图 10-1-2)。

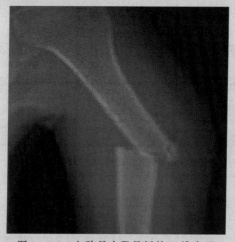

图 10-1-2　左肱骨中段骨折的 X 线表现

【X 线表现】　左肱骨中段见骨折线,断端成角移位。

【X 线诊断】　左肱骨中段骨折。

病例 10-1-3

【病史摘要】　男性,60 岁。右小腿外伤半小时(图 10-1-3)。

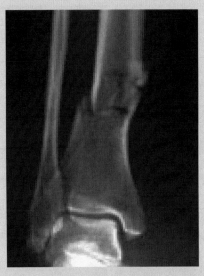

图 10-1-3　右胫骨远端粉碎性骨折的 X 线表现

【X线表现】　右胫骨远端见多条不规则骨折线,成角错位,可见游离骨片。

【X线诊断】　右胫骨远端粉碎性骨折。

病例 10-1-4

【病史摘要】　男性,20 岁,右踝外伤 1 小时(图 10-1-4)。

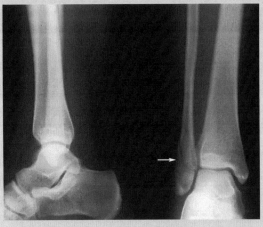

图 10-1-4　右腓骨骨折的 X 线表现

【X线表现】　右腓骨远端见斜行的线状低密度骨折线(箭头)。骨皮质连续性中断。

【X线诊断】　右腓骨骨折。

病例 10-1-5

【病史摘要】 女性,50岁。高处坠落伤1天(图10-1-5)。

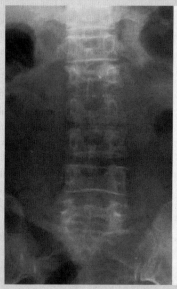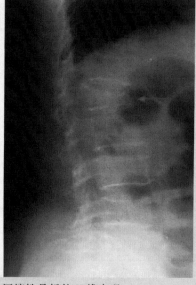

图 10-1-5 腰1椎体压缩性骨折的 X 线表现

【X线表现】 正位相示腰1椎体变扁,其上下椎间隙均正常;侧位相示椎体前窄后宽呈楔性变,上缘密度增高,其上下椎间隙均未见明显异常。

【X线诊断】 腰1椎体压缩性骨折。

病例 10-1-6

【病史摘要】 男性,54岁。坠落伤半小时(图10-1-6)。

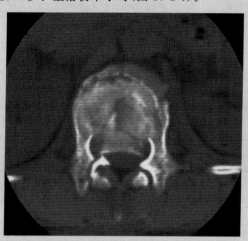

图 10-1-6 腰椎骨折的 CT 表现

【CT表现】 横轴位CT示椎体多发骨折线,骨皮质不连续,骨碎块突入椎管内,骨性椎管继发性狭窄。

【CT诊断】 腰椎骨折。

病例 10-1-7

【病史摘要】 男性,48 岁。腰痛 1 周伴左下肢麻木,既往腰扭伤病史(图 10-1-7)。

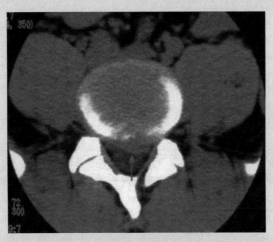

图 10-1-7 腰椎间盘突出的 CT 表现

【CT 表现】 椎间盘后缘向后局限性突出,呈软组织密度,硬膜囊前缘受压,致椎管狭窄。

【CT 诊断】 腰椎间盘突出。

临床思维:骨骼及关节创伤

骨折(fracture)多数有外伤病史,少数可有病理性骨折或疲劳性骨折。骨折是骨或软骨结构发生断裂,骨的连续性中断,骨骺分离也属骨折。骨折后在断端之间及其周围形成血肿,为日后形成骨痂修复骨折的基础。

【影像学诊断】

(1)骨折线。

(2)骨折断端移位。

(3)伴随表现。

(4)骨折类型:①分为完全骨折和不完全骨折;②椎体压缩骨折分为爆裂性骨折和单纯压缩骨折;③凹陷性骨折;④嵌插骨折;⑤干骺分离性骨折。

【骨折并发症】 ①骨折延迟愈合或不愈合;②骨折畸形愈合;③外伤后骨质疏松;④骨关节感染;⑤骨缺血性坏死;⑥关节强直;⑦关节退行性变。

复习思考题

一、选择题

1. 腕骨骨折发生率最高的是(　　)

　　A. 舟状骨　　　　B. 三角骨　　　　C. 月骨　　　　D. 大多角骨　　　　E. 小多角骨

2. 预后可能比较严重的脊椎骨折是(　　)

　　A. 横突骨折　　　　　　B. 椎体压缩骨折　　　　　　C. 骨折片突入椎管内

　　D. 棘突骨折　　　　　　E. 单纯上关节突骨折

3. 椎体骨折在急性期发生水肿,MR 图像上是(　　)

　A. T1 加权像低信号,T2 加权像高信号　　B. T1 加权像低信号,T2 加权像低信号

　C. T1 加权像高信号,T2 加权像高信号　　D. T1 加权像等信号,T2 加权像等信号

　E. T1 加权像等信号,T2 加权像低信号

二、名词解释

1. 骨折　2. Colles 骨折

思考题答案

一、选择题

1. A　2. C　3. A

二、名词解释

1. 骨折:骨或软骨结构发生断裂,骨的连续性中断,骨骺分离也属骨折。

2. Colles 骨折:为桡骨远端 2～3cm 以内的横行或粉碎骨折,骨折远端向背侧移位,断端向掌侧成角畸形,可伴尺骨茎突骨折。

第二节　骨与关节感染

一、急性化脓性骨髓炎

病例 10-2-1

【病史摘要】　男性,15 岁。突发高热、寒战,左侧股骨下端剧痛,拒动,有压痛(图 10-2-1)。

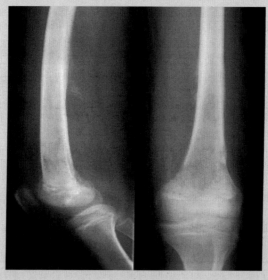

图 10-2-1　急性化脓性骨髓炎的 X 线表现

【X 线表现】　左侧股骨下端斑片状骨质破坏,边缘硬化,有条带状不连续骨膜增生。

【X 线诊断】　急性化脓性骨髓炎。

临床思维:急性化脓性骨髓炎

急性化脓性骨髓炎(acute suppurative osteomyelitis)为血源性感染,最多见于儿童。临床发病急,症状重。表现为高热、明显的脓毒血症、中毒症状,局部红肿和压痛,患肢功能障碍及深部

疼痛等症状。需在发病后 4 天作出明确诊断。病理改变分 3 期：发病后 2～3 天内为骨髓炎性浸润期。发病后 3～4 天为骨膜下脓肿期，骨髓腔内形成较多哈氏管达到骨膜下。发病 5～6 天后为骨膜破裂期，脓液蔓延。蔓延途径是：直接向髓腔内扩散；蔓延至邻近软组织，形成软组织脓肿，穿破皮肤形成瘘管，还可以穿破关节囊导致化脓性关节炎；脓肿穿破关节面进入关节腔，也可经穿破骨皮质的途径破坏关节囊，进入关节腔，均引起化脓性关节炎。

【影像学表现】　X线检查 1～2 周内，表现为软组织增厚，皮下脂肪间隙模糊、消失或移位，软组织肿胀可是密度均匀增高影。发病 2 周后可见骨骼改变：开始在干骺端松质骨中出现局限性骨疏松，继而形成多发、分散、不规则破坏区，边缘模糊；骨皮质呈筛孔状或虫蚀状破坏，病变向骨干方向蔓延，可达全骨干，一般不累及骺板和骨骺；骨皮质周围表现线状于骨干平行或花边波浪状密度不高的骨膜新生骨；因脓肿骨膜被掀起和血栓动脉炎，使骨皮质血供发生障碍，引起骨质坏死，形成小块或长条形死骨；可引起病理骨折。

【鉴别诊断】　骨肉瘤：急性骨髓炎临床起病急，全身症状明显，骨质破坏范围大，可有明显的死骨形成，骨肉瘤起病慢。骨质病变范围相对局限，一般无明显死骨形成。

二、慢性化脓性骨髓炎

病例 10-2-2

【病史摘要】　男性，30 岁。既往有急性骨髓炎史，现在右下肢有轻微疼痛（图 10-2-2）。

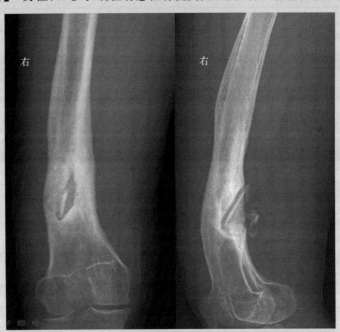

图 10-2-2　慢性化脓性骨髓炎的 X 线表现

【X线表现】　右侧股骨不规则增粗，其内有大块死骨和骨质缺损。

【X线诊断】　慢性化脓性骨髓炎。

临床思维：慢性化脓性骨髓炎

慢性化脓性骨髓炎（chronic suppurative osteomyelitis）是急性化脓性骨髓炎的延续，往往全身症状大多消失，只有在局部引流不畅时，才有全身症状表现，一般症状限于局部，往往顽固难治,甚至数年或十数年仍不能痊愈。目前,对大多数病案,通过妥善的计划治疗,短期内可以治愈。慢性化脓性骨髓炎病程迁延,长期反复急性发作,低热和窦道内脓性分泌物的排出,对全身将产生慢性消耗性损害。贫血和低蛋白血症是慢性化脓性骨髓炎的常见并发症。这些并发症的存在,进一步降低了全身及局部的抗病能力。对慢性化脓性骨髓炎的治疗更增添了不利因素,从而形成恶性循环。因此,在慢性化脓性骨髓炎的治疗中纠正贫血及治疗低蛋白血症甚为重要。

【影像学表现】 骨破坏周围有骨质增生硬化现象。骨膜新生骨增厚,并与骨皮质融合,骨干增粗,轮廓不整。骨内膜也增生,骨髓腔变窄、闭塞。可见骨质破坏、死骨和骨瘘管。慢性骨髓炎痊愈,则骨质破坏与死骨消失,骨质增生硬化逐渐吸收,骨髓腔再通。如骨髓腔硬化仍不消失,虽然长期观察认为病变已静止,但当机体抵抗力降低时仍可复发。

【鉴别诊断】

1. 关节结核 关节结核发病较缓慢病程长,局部症状和功能障碍不如化脓明显,患病关节骨破坏常呈边缘性小缺损且常上下对称有较明显的骨疏松关节间隙呈缓慢狭窄,骨增生不如化脓严重,晚期骨端可破坏严重关节半脱位或全脱位且很少发生骨性强直。

2. 非感染性关节炎(如风湿性关节炎、类风湿性关节炎等) 以成年人或青年人多见,也大都缺乏急性病程和严重的骨破坏。有关实验室检查可协助鉴别,关节内穿刺抽液检查,可快速作出正确诊断。

三、骨 脓 肿

病例 10-2-3

【病史摘要】 女性,15 岁。右侧胫骨下端阵发性疼痛,持续时间短,可夜间加重(图 10-2-3)。

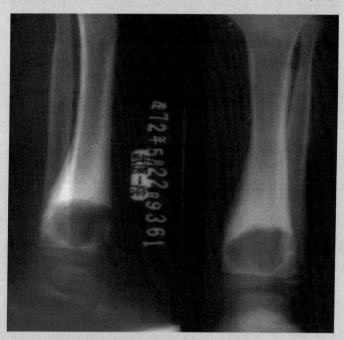

图 10-2-3 慢性骨脓肿的 X 线表现

【X 线表现】 右侧胫骨下端骨质破坏呈圆形,边缘见光滑的硬化缘。

【X 线诊断】 慢性骨脓肿。

病例 10-2-4

【病史摘要】 男性,16 岁。左小腿下端疼痛 1 个月(图 10-2-4)。

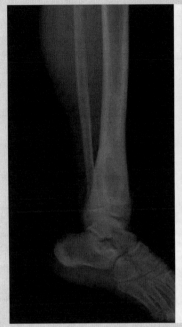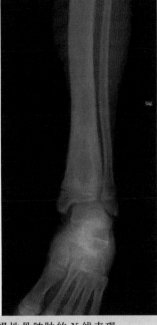

图 10-2-4 左胫骨干骺端慢性骨脓肿的 X 线表现

【X 线表现】 左侧胫骨下端骨质破坏呈类圆形,边缘见不规则硬化缘。

【X 线诊断】 左胫骨干骺端慢性骨脓肿。

临床思维:骨脓肿

　　局限性骨脓肿(limitations of bone abscess)又称 Brodie's 脓肿系急性化脓性骨髓炎后由于身体抵抗力强,细菌毒性低,但局部病灶完全消灭,残留在干骺端中心,使之局限化而不向周围扩散,病灶周围形成圆形骨硬化带。多发生于青壮年,多见于胫骨上端,股骨下端和上端,肱骨上端等长骨两端。

　　【影像学表现】 骨破坏呈圆形,位于干骺端中央或偏一侧,病变早期破坏边缘常较模糊,周围无明显骨硬化。随病变进展,边缘逐渐形成清晰光滑的硬化边,周围可有反应性骨硬化,并逐渐消失于正常骨质中。

　　【鉴别诊断】 慢性硬化性骨髓炎:慢性骨脓肿病变常位于骨骺端骨松质中。骨质破坏呈圆形或卵圆形。边缘整齐绕以硬化边或硬化带,骨膜反应与死骨少见;而慢性硬化骨髓炎骨膜增生皮质增厚,骨髓腔狭窄或闭塞,局限或广泛的骨质硬化,边界不清。

四、骨纤维异常增殖症

病例 10-2-5

【病史摘要】 男性,30 岁。右侧胫骨缩短、弯曲,疼痛(图 10-2-5)。

【X 线表现】 右侧胫骨膨胀增粗,皮质明显变薄,其内有沿纵轴走行的骨纹,颇像丝瓜瓢。

【X 线诊断】 骨纤维异常增殖症。

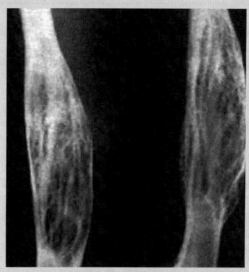

图 10-2-5　骨纤维异常增殖症的 X 线表现

临床思维：骨纤维异常增殖症

　　骨纤维异常增殖症(fibrous dysplasia)是一种病因不明、缓慢进展的自限性良性骨纤维组织疾病。正常骨组织被吸收，而代之以均质梭形细胞的纤维组织和发育不良的网状骨小梁，可能系网状骨未成熟期骨成熟停滞，出生后网状骨支持紊乱，或构成骨的间质分化不良所致。本病临床并非罕见，约占全部骨新生物的 25%，该病好发于儿童及青年，女性较多见。

　　【鉴别诊断】

　　1. 骨化纤维瘤　临床呈缓慢生长，为孤立的损害，侵犯下颌骨多于上颌骨，偶见于额骨和筛骨。女多于男，好发于 15～26 岁，X 线呈轮廓清晰而膨大透明的外观，其中心部呈斑点状或不透明。镜下以纤维骨的纤维成分为主，不规则的骨小梁杂乱地分布于纤维基质中，并构成网状骨的中心，但在板状骨的外围与咬合缘有成骨细胞。

　　2. 嗜酸性肉芽肿　为一个良性孤立的非肿瘤性溶骨损害，起源于网状内皮系统。常见于额骨、顶骨和下颌骨。多发于 30 岁以前，男性居多。在组织学上，由浓密的泡沫组织细胞组成，伴有不同数量的嗜伊红细胞和多核巨细胞。组织细胞核含有小囊，嗜伊红细胞含有细小的空泡，巨细胞为郎罕型和异物型。这些细胞呈灶性集聚。

　　3. Gardner 综合征　此综合征为侵犯上下颌骨、颅骨和偶见于长骨的多发性骨瘤，伴有肠息肉、皮样囊肿、纤维瘤和长骨局灶性波纹状骨皮质增厚。

　　4. 巨型牙骨质瘤　通常累及下颌骨全部，可致骨皮质膨大，X 线检查表现为浓密的块状堆积体。常起于遗传，在组织学上未发现感染源。

五、骨与关节结核

病例 10-2-6

　　【病史摘要】　男性,5 岁。右手拇指及左手第五掌骨处疼痛,其周围软组织肿胀(图 10-2-6)。

　　【X 线表现】　右手拇指及第五掌骨呈梭形增粗内可见圆形骨质破坏,与骨干长轴一致。

　　【X 线诊断】　右拇指近节指骨、左第五掌骨结核。

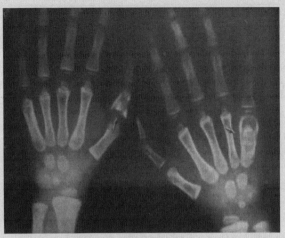

图 10-2-6 右拇指近节指骨、左第五掌骨结核的 X 线表现

病例 10-2-7

【病史摘要】 男性,45 岁。腰背部疼痛 1 周,既往有肺结核史(图 10-2-7)。

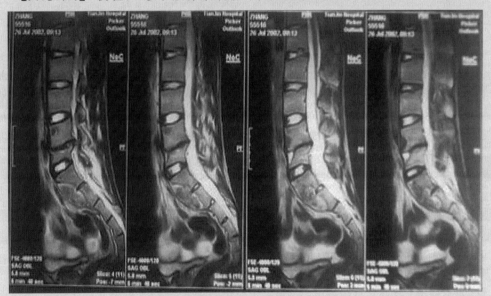

图 10-2-7 腰 4、5 椎体结核的 MR 表现

【MR 表现】 腰 4 椎体前缘和腰 5 椎体上 2/3 及其间盘破坏明显,同时显示出骶 1、2 前方的脓肿(T1W1 较低信号,T2W2 为高信号),且骶 1、2 前方骨质被侵蚀破坏。

【MR 诊断】 腰 4、5 椎体结核。

病例 10-2-8

【病史摘要】 男性,15 岁。右侧膝关节肿痛,活动受限,有盗汗、低热症状(图 10-2-8)。

【X 线表现】 右侧股骨远端骨类圆形破坏,边缘模糊,关节周围肿胀。

【X 线诊断】 右侧膝关节结核。

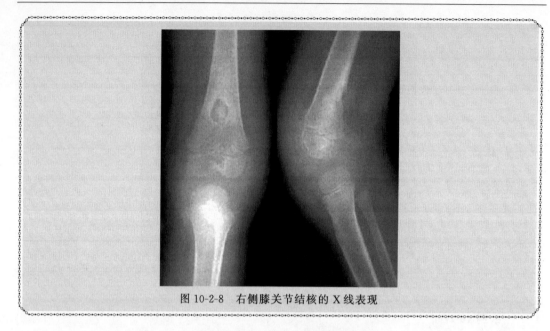

图 10-2-8　右侧膝关节结核的 X 线表现

临床思维：骨与关节结核

（一）骨结核

骨结核(tuberculosis of bone)是以骨质破坏和骨质疏松为主的慢性病。多发生于儿童和青年。系继发性结核病，原发病灶主要在肺部。结核杆菌经血行到骨，停留在血管丰富的骨松质内，如椎体、骶和干骺端或关节滑膜而发病。骨结核不是单纯的病变，是全身疾病在局部的表现。骨结核为一种比较慢性进展的骨感染，好侵犯邻近软骨（骺软骨、关节软骨）。以相对比较局限的骨质破坏，患肢持续性骨质疏松为其特征，部分病变可合并冷性脓肿形成。

【影像学表现】　骨结核在 X 片上的表现：

1. 骨质破坏　骨小梁模糊，似磨砂玻璃样的改变，呈现出骨质缺损。其缺损区为局限性，边缘相对清晰，可有硬化，是局限性结核病灶的特点，再继续以弥散性破坏加剧，易向髓腔拓展而形成结核性骨髓炎。骨质破坏易发生于骨骺及干骺，可在骨质中央部分亦可在边缘部分，形成缺损，往往骨骺及干骺同时破坏，形成不受骺板限制的统一破坏区。常在骨端内或干骺端内见到，中央性破坏可形成囊状，亦可在短骨及块状骨见到，甚至在骶骨上显示囊状破坏区。死骨的形成一般较多见的为细小的沙砾样死骨，常在松质骨破坏区发现。

2. 骨形改变　管状长骨的破坏可表现为不同程度的膨胀变形，脊椎的椎体结核、椎体塌陷可呈楔状变形，椎体上下之间相互嵌入出现驼背或龟背畸形等。

3. 关节改变　关节软骨被破坏可使关节间隙狭窄，软骨破坏后不会再生，关节狭窄发生后会长期存在。脊椎椎间盘破坏不能再生，如破坏明显，椎间隙永久性消失。

【鉴别诊断】　多发性内生软骨瘤：好发于骨骺端或骨干，呈偏心性膨胀性生长，与正常骨组织分界不清，瘤区内可见有条状骨脊及斑点状钙化影，骨皮质变薄，无骨膜反应。

（二）脊椎结核

脊椎结核(tuberculosis of spine)是最常见的骨结核病，以儿童和青年居多，中老年较少，但亦可发病，女性稍多于男性。以腰椎发病率最高，胸椎次之，腰骶部和颈部较少。病变可单发，也可相邻两个椎体同时破坏或多椎体同时受累。临床上以腰部长期慢性疼痛，患者弯腰困难，活动后加重，下肢麻木、瘫痪,儿童发病者全身结核中毒症状较重。脊柱结核以血型进入骨髓为主。椎体结核的病灶部位与椎体微循环解剖结构有关,在儿童中,椎体内部血液主要来自椎后动脉,颈动脉分支从椎体后方进入骨松质内,因此,特别是小儿患者,病灶常位于椎体中心,故儿童以中心型多见,成年后,由椎体前方肋间动脉及腰动脉分支供应椎体前方,病灶以椎体前上缘和前下缘多见。随着病情的发展,干酪样或液化坏死组织突破骨皮质向外扩散至椎旁软组织和腰大肌,形成椎旁脓肿或腰大肌影的改变。脓肿可延腰大肌筋膜鞘流注髂窝,引起骶髂关节结核和髂窝脓肿的发生。病变使骨质液化,导致血运中断,发生骨坏死或者骨膜血管破坏,造成椎体大部分缺血,表现为整个椎体密度增高或虫蚀样破坏区小骨片。脊柱结核具有一定的X线特征,如虫蚀样破坏、椎间隙狭窄、椎旁脓肿形成等即可诊断。另外,有文献报道,骨质破坏不明显而出现椎旁脓肿者亦可考虑。

(三)关节结核

骨与关节结核(bone and joint tuberculosis)常见于脊柱、髋、膝、肩、肘、踝等处,但最常见的是脊椎结核,占骨与关节结核60%,发病年龄以10岁以下儿童和青壮年为最多见。在脊柱结核中以20～30岁青壮年为最多。在髋关节结核的进展期10岁以下儿童多见。X线检查是诊断骨关节结核的重要手段之一。通过X线平片和断层片,它不但能够确定病变的部位和程度,而且还能明确病变的性质和病理改变,对于早期诊断和指导治疗都有重要价值。肺结核的发现不但可以协助诊断,更有利于治疗方案的选择,也有一定的指导意义。骨与关节结核X线征象在发病初期是显示不出来的,一般是在发病后3个月左右。X线征象显示以后是逐渐缓慢发展,所以说定期X线复查对诊断骨与关节结核非常重要。

【鉴别诊断】 化脓性关节炎:起病急,常有高热,局部红、肿、热、痛。骨质破坏出现早,且以承重部位为著,与关节结核的非承重区破坏不同。

六、骨关节炎

病例 10-2-9

【病史摘要】 男性,45岁。右髋关节疼痛,周围软组织肿胀(图10-2-9)。

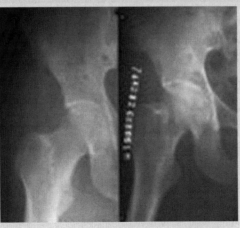

图 10-2-9　右髋关节化脓性关节炎的 X 线表现

【X线表现】 右髋关节周围软组织肿胀影,骨质疏松,关节间隙变窄,骨质破坏,反应发现有质增生。

【X线诊断】 右髋关节化脓性关节炎。

病例 10-2-10

【病史摘要】 女性,40 岁。双手疼痛,肿胀,晨起僵硬,活动后好转(图 10-2-10)。

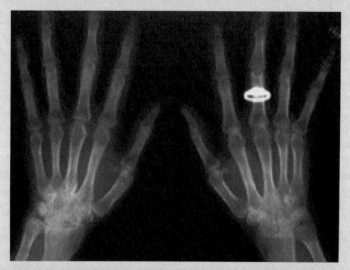

图 10-2-10 类风湿性关节炎的 X 线表现

【X 线表现】 双手对称骨质疏松,近端指间关节软组织梭形肿胀,多发小关节间隙变窄,双腕关节对称性侵蚀性骨质破坏,关节间隙变窄。

【X 线诊断】 类风湿性关节炎。

临床思维:骨关节炎

(一) 化脓性关节炎

化脓性关节炎(pyogenic arthritis)是一种由化脓性细菌直接感染,并引起关节破坏及功能丧失的关节炎,又称细菌性关节炎或败血症性关节炎。任何年龄均可发病,但好发于儿童、老年体弱和慢性关节疾患者,男性居多,男女之比为(2~3):1。50% 以上的致病菌为金色葡萄球菌,其次为链球菌、肺炎双球菌、大肠埃希菌、流感嗜血杆菌、产气杆菌等。感染途径以血源性感染最多见,另外细菌可由关节腔穿刺、手术、损伤或关节邻近组织的感染直接进入关节。临床表现:90% 为单关节炎,成人多累及膝关节,儿童多累及髋关节,其次为踝、肘、腕和肩关节,手足小关节罕见。关红肿、热、痛,压痛明显,活动受限。深部关节如髋关节感染时,局部肿胀、疼痛,但红热不明显。多数患者起病急骤,有畏寒、发热、乏力、纳差等全身中毒症状。

【影像学表现】 早期即可出现关节间隙改变,骨端破坏先见于关节的承重面,破坏区比较广泛,晚期表现关节骨性强直。

【鉴别诊断】

1. 类风湿性关节炎 多侵犯四肢小关节,为对称性多发性关节炎,类风湿因子为阳性。

2. 风湿性关节炎 为游走性大关节炎,伴有风湿热的其他表现,如心包炎、皮下结节、环形红斑等,"抗 O"增高,对水杨酸制剂疗效好,炎症消退后关节不留畸形。

3. 结核性关节炎 病程长,反复发作,滑液呈渗出性,为淡黄色,结核菌素实验呈强阳性,抗结核治疗有效。

（二）类风湿性关节炎

类风湿性关节炎（rheumatoid arthritis）是一慢性全身性自身免疫性疾病。多见于中年妇女。早期有关节红肿热痛和功能障碍，晚期关节可出现不同程度的僵硬畸形，并伴有骨和骨骼肌的萎缩，极易致残。从病理改变的角度来看，类风湿关节炎是一种主要累及关节滑膜（以后可波及关节软骨、骨组织、关节韧带和肌腱），其次为浆膜、心、肺及眼等结缔组织的广泛性炎症性疾病。类风湿关节炎的全身性表现除关节病变外，还有发热、疲乏无力、心包炎、皮下结节、胸膜炎、动脉炎、周围神经病变等。广义的类风湿关节炎除关节部位的炎症病变外，还包括全身的广泛性病变。为明确本病的诊断、病期和发展情况，在病初应摄包括双腕关节和手及（或）双足 X 线片，以及其他受累关节的 X 线片。

【影像学表现】　X 线早期表现为关节周围软组织肿胀，关节附近轻度骨质疏松，继之出现关节间隙狭窄，关节破坏，关节脱位或融合。根据关节破坏程度将 X 线改变分为Ⅳ期：

Ⅰ期（早期）：X 线检查无破坏性改变，可见骨质疏松。

Ⅱ期（中期）：骨质疏松，可有轻度的软骨破坏，有或没有轻度的软骨下骨质破坏，可见关节活动受限，但无关节畸形，邻近肌肉萎缩，有关节外软组织病损，如结节和腱鞘炎。

Ⅲ期（严重期）：骨质疏松加上软骨或骨质破坏，关节畸形，如半脱位，尺侧偏斜，无纤维性或骨性强直，广泛的肌萎缩，有关节外软组织病损，如结节或腱鞘炎。

Ⅳ期（末期）：纤维性或骨性及Ⅲ期标准内各项表现。

【鉴别诊断】

1. 骨关节炎　该病为退行性骨关节病，发病年龄多在 40 岁以上，主要累及膝、脊柱等负重关节。活动时关节痛加重，可有关节肿胀、积液。手指骨关节炎常被误诊为类风湿关节炎，骨关节炎通常无游走性疼痛，大多数患者血沉正常，类风湿因子阴性。X 线示关节间隙狭窄、关节边缘呈唇样增生或骨疣形成。

2. 痛风　痛风性关节炎多见于中老年男性，常呈反复发作，好发部位为单侧第一跖趾关节或跗关节，也可侵犯膝、踝、肘、腕及指/趾关节，急性发作时通常血尿酸水平增高，慢性痛风性关节炎可在关节和耳廓等部位出现痛风石。

3. 银屑病关节炎　银屑病关节炎以手指或足趾远端关节受累为主，也可出现关节畸形，但类风湿因子阴性，且伴有银屑病的皮肤或指甲病变。

4. 强直性脊柱炎　本病主要侵犯脊柱，但周围关节也可受累，特别是以膝、踝、髋关节为首发症状者，需与类风湿关节炎相鉴别。该病有以下特点：①青年男性多见；②主要侵犯骶髂关节及脊柱，外周关节受累多以下肢不对称关节受累为主，常有肌腱端炎；③90%～95%患者 HLA-B27 阳性；④类风湿因子阴性；⑤骶髂关节及脊柱的 X 线改变对诊断极有帮助。

七、强直性脊柱炎

病例 10-2-11

【病史摘要】　男性，20 岁。下腰痛，不适，晨起加重，活动后缓解（图 10-2-11）。

【X 线表现】　腰椎多处韧带和关节囊骨化，呈典型竹节状脊柱。

【X 线诊断】　强直性脊柱炎。

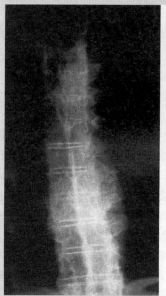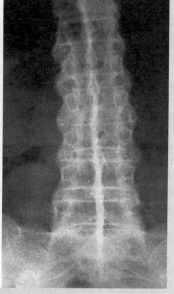

图 10-2-11　强直性脊柱炎的 X 线表现

临床思维:强直性脊柱炎

　　强直性脊柱炎(ankylosing spondylitis)属于风湿病范畴,是血清阴性脊柱关节病中的一种。研究表明,该病原因尚不很明确,以脊柱为主要病变的慢性疾病,病变主要累及骶髂关节,引起脊柱强直和纤维化,造成弯腰、行走活动受限,并可有不同程度的眼、肺、肌肉、骨骼的病变,也有自身免疫功能的紊乱,所以又属自身免疫性疾病 AS 患者多有关节病变,且绝大多数首先侵犯骶髂关节,以后上行发展至颈椎。少数患者先由颈椎或几个脊柱段同时受侵犯,也可侵犯周围关节,早期病变处关节有炎性疼痛,伴有关节周围肌肉痉挛,有僵硬感,晨起明显;也可表现为夜间疼,经活动或服止痛剂缓解。随着病情发展,关节疼痛减轻。

　　【鉴别诊断】　强直性脊柱炎与其他血清阴性脊椎关节病,如牛皮癣性关节炎及 Reiter 病的区分困难。故鉴别时应将临床,细菌免疫及放射学资料结合起来进行综合判断;还应注意与致密性骨炎鉴别,后者表现为骶髂关节髂面的明显硬化,骶骨面正常,没有骶髂关节面的破坏及关节活动受限和畸形,晚期整个脊柱和下肢变成强硬的弓形,向前屈曲。

八、股骨头坏死

　　病例 10-2-12

　　【病史摘要】　男性,30 岁。右侧髋部疼痛、压痛,活动受限,跛行及"4"字试验阳性(图10-2-12)。

　　【X 线表现】　右侧股骨头塌陷,承重区见死骨致密影,周围伴有透光带和硬化带。

　　【X 线诊断】　右侧股骨头缺血性坏死。

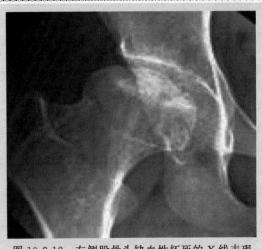

图 10-2-12　右侧股骨头缺血性坏死的 X 线表现

临床思维:股骨头坏死

　　股骨头缺血性坏死(avascular necrosis of the femoral head)并不是一个单独性疾病,而是由于各种不同原因导致股骨头血供障碍,使部分或全部股骨头出现缺血的病理现象。引起股骨头缺血性坏死的病因很多,大致可分为创伤性及非创伤性两大类。导致创伤性股骨头缺血性坏死的疾病主要为股骨颈骨折、髋关节脱位、髋臼骨折等;导致非创伤性股骨头缺血坏死的疾病主要为某些血液系统疾病、脂肪代谢紊乱、酒精中毒、肾上腺皮质功能亢进或肾上腺糖皮质激素服用或注射过量等。当然,股骨头本身解剖特点,特别是血液循环方面的特点,以及髋关节生物力学方面的特征,也是股骨头病变较易发生而引起缺血性坏死的内在因素。总的来讲,股骨头缺血性坏死的发病机制可能是血流动力学、代谢生化和生物力学等多种因素改变并彼此影响的结果。主要临床表现为膝关节和大腿外侧痛。疼痛可为间歇性或持续性钝痛或酸痛不适,常位于腹股沟区,站立或行走活动后加重,休息后减轻。后期可出现休息痛。髋关节可因疼痛引起的肌痉挛和髋关节间隙狭窄而活动受限,关节僵硬,屈伸活动不灵活,外展和旋转受限明显;症状加重时,可出现跛行及下蹲、盘腿等动作障碍,有的患者甚至需持拐行走。创伤性股骨头缺血性坏死则有明显的暴力外伤史,并在外伤愈合后逐渐或突然出现腿痛。股骨头缺血性坏死的体征为局部深压痛,内收肌止点压痛,"4 字"试验阳性、托马斯征阳性等。对于本病的诊断有赖于普通 X 线、CT、ECT、MRI 等检查。X 线片包括髋关节的后前位、侧位及断层片等,必要时还应拍摄对侧髋关节做对照。通常在侧位和断层片上发现早期病变,随病程发展可以有相应的 X 线征象出现,一般普通 X 线检查就可以明确诊断。

　　【鉴别诊断】　退行性骨关节病:关节间隙明显变窄,骨质增生显著,股骨头塌陷及股骨颈缩短变粗不如缺血坏死明显,CT 检查无特征性"双边征"出现。

复习思考题

一、选择题

1. 男孩,5 岁,突发寒战,体温 39℃,右膝部疼痛剧烈,不敢活动,局部无明显肿胀。应首先考虑的是
（　　）
　　A. 慢性骨髓炎　　　　　　　B. 化脓性关节炎　　　　　　　C. 类风湿性关节炎
　　D. 急性血源性骨髓炎　　　　E. 胫骨结节骨软骨病

2. 中心型松质骨结核的 X 线表现在早期主要是(　　)

　　A. 骨质缺损　　　　　　　　　　B. 层状骨膜反应

　　C. 病状中有密度稍高、边缘不齐的小死骨　　D. 骨小梁模糊,呈磨砂玻璃样改变

　　E. 病灶区呈局限性密度降低区

3. 符合脊柱结核 MR 信号表现的是(　　)

　　A. T1WI 和 T2WI 均为低信号　　　　　　B. T1WI 为低信号,T2WI 为高信号

　　C. T1WI 和 T2WI 均为高信号　　　　　　D. T1WI 为高信号,T2WI 为低信号

　　E. T1WI 和压缩像均为低信号

4. 类风湿关节炎的特征是(　　)

　　A. 侵犯大关节(不对称)　　　B. 不对称侵犯小关节　　　C. 对称性侵犯小关节

　　D. 对称侵犯大关节

5. 下面是强直脊柱炎 X 线表现的是(　　)

　　A. 晨僵　　B. 第一趾关节先侵犯　　C. 小关节对称、软组织肿胀　　D. 对称性骶髂关节受累

6. 下列是成人股骨头缺血坏死早期表现的是(　　)

　　A. 颈横线　　　　　B. 台阶征　　　　　C. 双边征　　　　　D. 裂隙征

7. 股骨头缺血性坏死最好最早检出的检查方法是(　　)

　　A. X 线　　　　　B. CT　　　　　C. MRI　　　　　D. B 超

二、简答题

1. 简述脊椎结核与椎体压缩性骨折鉴别。

2. 简述化脓性关节炎的 X 线表现。

思考题答案

一、选择题

1.D　2.D　3.B　4.C　5.D　6.A　7.C

二、简答题

1. 答:脊椎结核的主要 X 线表现是椎体骨质破坏、变形,椎间隙变窄或消失和冷性脓肿的出现;椎体压缩性骨折多有明确的外伤史,椎体仅表现压缩楔状变形,无骨质破坏,早期椎间隙不变窄,鉴别不难。

2. 答:早期即可出现关节间隙改变,骨端破坏先见于关节的承重面,破坏区比较广泛,晚期表现关节骨性强直。

第三节　骨　肿　瘤
一、良性骨肿瘤

病例 10-3-1

【病史摘要】　男性,35 岁。右大腿下段肿痛 5 个月余(图 10-3-1)。

【X 线表现】　右股骨远端可见膨胀性骨质破坏区,内有肥皂泡样多房骨性间隔,皮质薄,但尚完整。

【X 线诊断】　右股骨远端骨巨细胞瘤。

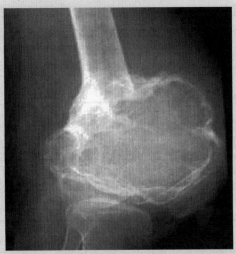

图 10-3-1　右股骨远端骨巨细胞瘤的 X 线表现

病例 10-3-2

【病史摘要】　男性,40 岁。右侧股骨下端疼痛、压痛,活动受限,表面皮温升高(图 10-3-2)。

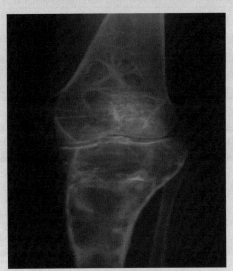

图 10-3-2　骨巨细胞瘤的 X 线表现

【X 线表现】　右侧股骨下端及胫骨上端呈溶骨性膨胀性骨破坏,骨壳菲薄,骨破坏区与正常骨交界区清楚,但无硬化。

【X 线诊断】　骨巨细胞瘤。

病例 10-3-3

【病史摘要】　男性,16 岁。右大腿下段疼痛 2 个月余(图 10-3-3)。

【X 线表现】　瘤巢位于骨皮质,周围骨质增生,骨皮质增厚,以瘤巢处最明显。

【X 线诊断】　右股骨骨样骨瘤。

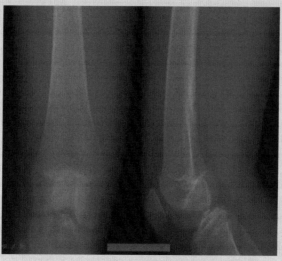

图 10-3-3　右股骨骨样骨瘤的 X 线表现

病例 10-3-4

【病史摘要】　男性,25 岁。右侧前臂外侧肿痛,夜间加重。服用水杨酸类药物可缓解疼痛(图 10-3-4)。

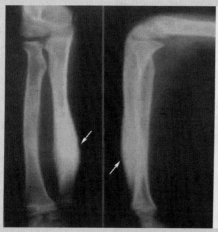
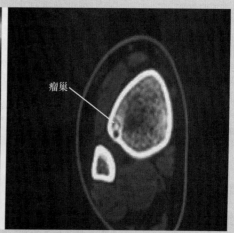

瘤巢

图 10-3-4　右侧桡骨骨样骨瘤的影像表现

【影像表现】　X 线平片示右侧桡骨内外骨膜明显增生,其中央部分的骨皮质内隐约见一个小破坏区。CT 横断扫描清楚显示骨皮质内的小破坏区,瘤巢内的钙化。

【影像诊断】　右侧桡骨骨样骨瘤。

病例 10-3-5

【病史摘要】　男性,21 岁。左后踝肿痛 3 个月余(图 10-3-5)。

【X 线表现】　左后踝见骨性突起,边缘光整,基底部较宽,垂直胫骨生长。

【X 线诊断】　骨软骨瘤。

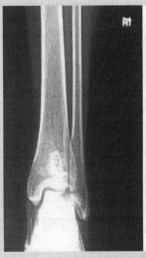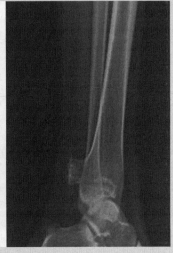

图 10-3-5　骨软骨瘤(1)的 X 线表现

病例 10-3-6

【病史摘要】　男性,25 岁。右侧股骨处可扪及一个硬结(图 10-3-6)。

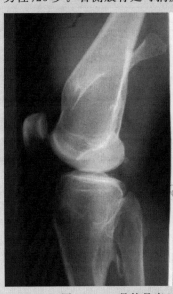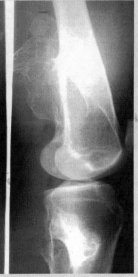

图 10-3-6　骨软骨瘤(2)的 X 线表现

【X 线表现】　右股骨下端及胫骨上端骨软骨瘤,肿瘤骨性基底部的皮质与母体骨相连续,肿瘤背向膝关节生长。

【X 线诊断】　骨软骨瘤。

病例 10-3-7

【病史摘要】　女性,45 岁。头颅左侧肿物 2 个月(图 10-3-7)。

【CT 表现】　左侧颞骨外板见向外突起的高密度影,边缘光整。

【CT 诊断】　左颞骨骨瘤。

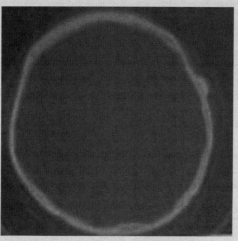

图 10-3-7 左颞骨骨瘤的 CT 表现

病例 10-3-8

【病史摘要】 男性,20 岁。左侧膝关节疼痛 3 个月余(图 10-3-8)。

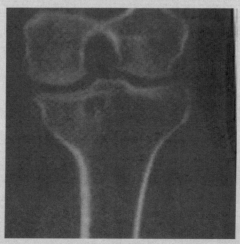

图 10-3-8 骨母细胞瘤的 CT 表现

【CT 表现】 冠状位示胫骨上端分叶状低密度影,边缘硬化,其内可见钙化。

【CT 诊断】 骨母细胞瘤。

临床思维:良性骨肿瘤

(一) 骨巨细胞瘤

骨巨细胞瘤(giant cell tumor of bone)是起源于骨骼结缔组织之间充质的肿瘤。由于肿瘤的主要组成细胞之一类似破骨细胞,故又称之为破骨细胞瘤。大部分为良性,少数为恶性。好发于 20～40 岁,以股骨下端,胫骨上端和桡骨下端为常见,主要表现为患部疼痛,肿胀和压痛,邻近关节活动度常受限。瘤内出血或病理骨折往往伴有严重疼痛。骨质膨胀变薄时压之可有捏乒乓球感。

【影像学表现】

1. X线　骨骺处有局限的囊性改变，一般呈溶骨性破坏，也可有"肥皂泡"样改变，其扩展一般为软骨所限。不破入关节，少有骨膜反应，肿瘤范围清楚，初发时病变在骨骺内旁侧，发展后可占骨端的全部，骨皮质膨胀变薄，有的可以穿破，进入软组织。

2. CT　平扫表现为位于骨端的囊性膨胀性骨破坏区，骨壳基本完整，但可有小范围的间断。

3. MRI　肿瘤在 T1 上多呈低或中等信号强度，在 T2 多为高信号。

【鉴别诊断】

1. 骨囊肿　发病年龄较轻，一般无临床症状，有较明显的好发部位。多在干骺愈合前发生，病变侵犯干骺端而不在骨端。

2. 成软骨细胞瘤　多发生在干骺愈合前的骨骺，骨壳较厚且破坏区内可见钙化影。

（二）骨样骨瘤

骨样骨瘤（osteoid osteoma）是一种孤立的具有疼痛的良性骨肿瘤，由骨样组织及成骨细胞构成骨样骨瘤。多见于 30 岁以下的青少年，男性比女性多见，发病率为 2∶1。起病缓慢，以患骨疼痛为主，夜间加重。服用水杨酸类药物可缓解疼痛，本病常发生于长管状骨骨干，多见于股骨和胫骨，下肢的发病率约为上肢的 3 倍，85% 位于骨皮质。可分为三型：皮质型、松质型和骨膜下型。病程有特征性，疼痛出现较早，往往于 X 线片上出现阳性病损前几个月就已存在，病初为间歇性疼痛，夜间加重，服用止痛药可以减轻。后期则痛加重，呈持续性，任何药物不能使之缓解。疼痛多局限，软组织可肿胀，但受累区很少。有的患者也可没有疼痛症状。病灶较小时，疼痛可伴有血管运动性反应，如皮温增高和多汗。疼痛不一定限于患区，也可以放射至附近关节。

【鉴别诊断】

1. 骨皮质脓肿　局部软组织肿胀，透亮区无钙化或骨化。

2. 硬化性骨髓炎　硬化范围广，硬化区中见巢样透亮区，有发炎史。

3. 应力性骨折　当骨折处骨质增生和骨膜反应明显时可类似骨样骨瘤，但应力骨折者多有较长期的劳损史，有特定的好发部位。

（三）骨软骨瘤

骨软骨瘤（osteochondroma）又称外生性骨疣，也属软骨肿瘤，是一种最常见的良性骨肿瘤。可分为单发和多发，常合并骨骼发育异常。好发于长骨干骺端，最多发生于膝关节及踝关节附近，常为两侧对称性并有遗传性，又称遗传性多发性外生骨疣。发生于关节附近骨端的叫做骺生骨软骨瘤，位于趾末节趾骨的叫做甲下骨疣。骨软骨瘤由纤维组织包膜、软骨帽和骨性基底构成。其基底可为细长呈蒂状，也可为宽广的基底。在生长年龄内，骨软骨瘤本身有其自己的骨骺板，所以到生长年龄结束时，骨软骨瘤的生长也停止。在骨软骨瘤与周围组织之间，可因摩擦而产生滑囊。患者多为青少年，早期无症状，肿瘤增大因压迫周围组织，如肌腱、神经、血管等影响功能时可有压痛。多发性骨软骨瘤可妨碍正常长骨生长发育，以致患肢有短缩弯曲畸形。恶变征象为近期突然增大，出现钙化、密度减低、骨膜反应等。

【鉴别诊断】

1. 中心型软骨肉瘤　好发中老年，多位于长骨干骺端，骨皮质内有骨膜反应，密度不均匀。

2. 骨旁骨瘤　来自骨皮质表面，不与母体骨的髓腔相通。

3. 表面骨肉瘤　不具有骨皮质和骨松质结构的基底，基底部与母体骨没有骨皮质与骨小梁的延续。

（四）骨瘤

骨瘤（osteoma）是一种良性骨性肿瘤，密质骨瘤常发生于颅骨，面部和颌骨，多见于颅骨外板。松质骨瘤发生于长骨的干骺端，凸向骨外，也称外生性骨疣。

【鉴别诊断】　脑膜瘤：常引起额骨规则或不规则的骨质增生，基底宽，范围较大，发展快，边界不清。

（五）骨母细胞瘤

骨母细胞瘤（osteoblastoma）又称成软骨细胞瘤，大多为良性，少数可出现侵袭、复发和转移或恶变。多好发于 11～30 岁，30 岁以上罕见。多发生于四肢长骨的骨骺或骨端，以股骨、胫骨及肱骨最多。

【鉴别诊断】　骨样骨瘤：疼痛较重，直径 2cm 以下，反应性骨硬化明显，常见骨皮质。

二、恶性骨肿瘤

病例 10-3-9

【病史摘要】　男性，15 岁。左小腿上端肿痛 5 个月。局部肿胀和运动障碍，夜间加重（图 10-3-9）。

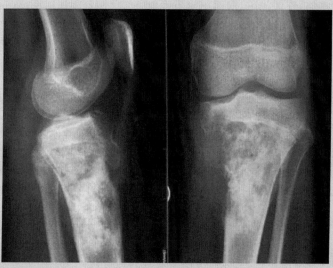

图 10-3-9　骨肉瘤的 X 线表现

【X 线表现】　左胫骨近端见不规则的骨质破坏，骨皮质不连续，表面模糊，界限不清，可见骨膜反应。

【X 线诊断】　骨肉瘤。

病例 10-3-10

【病史摘要】　男性，45 岁。右大腿下段肿痛半年（图 10-3-10）。

【X 线表现】　右股骨远端膨胀性骨质破坏，内见多个透亮区，边界清晰，可见不规则钙化影。

【X 线诊断】　软骨肉瘤。

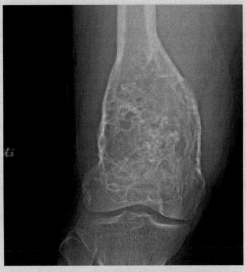

图 10-3-10　软骨肉瘤的 X 线表现

病例 10-3-11

【病史摘要】　男性,52 岁。腰痛数月(图 10-3-11)。

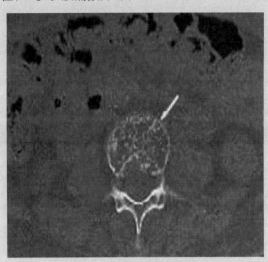

图 10-3-11　骨髓瘤的 CT 表现

【CT 表现】　椎体内肥皂泡样骨破坏,椎体后缘骨皮质中断。

【CT 诊断】　骨髓瘤。

病例 10-3-12

【病史摘要】　男性,41 岁。全身疼痛半年(图 10-3-12)。

【X 线表现】　颅骨平片显示多发颗粒状、穿凿样骨质破坏,边缘不清。

【X 线诊断】　多发骨髓瘤。

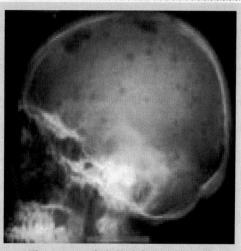

图 10-3-12 多发骨髓瘤的 X 线表现

临床思维:恶性骨肿瘤

(一) 骨肉瘤

骨肉瘤(osteosarcoma)是最常见的原发性恶性骨肿瘤,它由肿瘤性成骨细胞、骨样组织所组成,是起源于成骨性间叶组织以瘤细胞能直接形成骨样组织或骨质为主要特征。骨肉瘤发病率在原发性恶性肿瘤中占据首位。恶性程度高,预后极差,可于数月内出现肺部转移。好发于骨端及长骨干骺端,发生在股骨下端及胫骨上端的约占所有骨肉瘤的四分之三,多数为溶骨性。好发年龄 11～20 岁,其次 21～30 岁。主要表现为局部疼痛、肿胀和运动障碍。可有跳跃性转移。根据骨破坏和肿瘤骨的多少可分为 3 型:成骨型、溶骨型和混合型。骨肉瘤含有不同成分的软骨,纤维组织及生骨组织。骨膜下骨皮质及髓腔部均可发生浸润扩散。早期肿瘤主要部分在骨膜下,融合于骨皮质,溶骨性瘤组织,软骨成分少,骨破坏较快,循环丰富,骨坏死区可形成包裹,肿瘤向邻近软组织扩散,可发生病理骨折,少数肿瘤骨质坚硬。一般骨肉瘤不侵入关节,偶有破坏皮质或病理骨折后累及关节。由于肿瘤的发展及骨膜反应,常有骨膜高起形成三角通称 Codman 三角,并有与骨干呈垂直的阳光样放射骨针。几乎所有转移均经血液转移至肺,少数转移至脑、内脏、肾及经淋巴管至淋巴结。疼痛为早期症状,可发生在肿瘤出现以前,起初为间断性疼痛,渐转为持续性剧烈疼痛,尤以夜间为甚。恶性大的肿瘤疼痛发生较早且较剧烈,常有局部创伤史。骨端近关节处肿瘤大,硬度不一,有压痛,局部温度高,静脉扩张,有时可摸出搏动,可有病理骨折。

【影像学表现】 骨质破坏,瘤骨,骨膜反应,软组织肿胀,髓腔扩大等。

【鉴别诊断】

1. 软骨肉瘤 年龄较大,病情进展缓慢,常呈囊状破坏区。

2. 急性骨髓炎 急性发病,全身症状明显骨质破坏范围广泛,软组织内无肿瘤骨或肿瘤软骨及其钙化或骨化。

(二) 软骨肉瘤

软骨肉瘤(chondrosarcoma)根据好发部位,可分为中心型和周围型,前者发生于髓腔,呈中心性生长,后者发生于骨表面。软骨肉瘤发病年龄较大,高峰为 40～60 岁,部位以股骨和胫骨多见。周围型软骨肉瘤以继发为多。瘤软骨的环形钙化具有确定其为软骨来源的定性价值。

【鉴别诊断】 骨肉瘤:病程进展快,年龄小,少有囊状或膨胀性骨破坏。

（三）骨髓瘤

骨髓瘤（myeloma）是恶性骨髓内肿瘤。40 岁以上常见，可多发或单发，多发占大多数。椎体、肋骨、胸骨、颅骨和骨盆为其好发部位。晚期，股骨和肱骨亦可被累，但膝和肘以下的骨质极少发生。其主要症状为疼痛，初期为间歇性，继为持续性，疼痛十分剧烈。神经可能被压迫，造成放射性疼痛或截瘫。肿瘤一旦发现后，多数患者逐渐发生进行性贫血和恶病质变化。但很少产生转移瘤，肺部极少被累。骨髓瘤主要症状是持续的骨痛，呈进行性加重。多发者其痛范围很广。40%～50%的患者伴有病理性骨折。易出现截瘫和神经根受压症状。

【鉴别诊断】 骨转移瘤：多有原发恶性肿瘤的病史，多不伴有骨质疏松，在脊柱上除侵犯椎体外，常有椎弓的骨质破坏。

三、继发骨肿瘤

病例 10-3-13

【病史摘要】 男性，61 岁。肺癌病史一年半，现左侧大腿疼痛（图 10-3-13）。

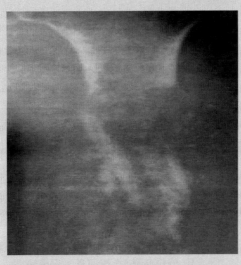

图 10-3-13 骨软移癌的 X 线表现

【X 线表现】 左股骨干广泛性骨质破坏，边界不清，密度不均匀。

【X 线诊断】 骨转移癌。

临床思维：继发性骨肿瘤

转移性骨肿瘤（metastatic tumor of bone）是恶性骨肿瘤最常见者，常发生在中老年。原发肿瘤多为乳腺癌、肺癌、甲状腺癌、前列腺癌、肾癌、鼻咽癌等。病变常多发引起广泛性骨质破坏。有溶骨型、成骨型、混合型三型。骨转移瘤的发生率是骨原发恶性肿瘤的 35～40 倍。癌症骨转移是癌性疼痛的主要原因之一，它所造成的病理性骨折、脊髓压迫、高钙血症和骨髓衰竭等并发症，加速了病情的发展，严重影响了癌症患者的生存质量。

【鉴别诊断】 多发骨髓瘤：骨转移灶多大小不一，边缘模糊，常不伴明显的骨质疏松，病灶间的骨质密度正常。而多发骨髓瘤的病灶大小多较一致，常呈穿凿性骨破坏，常伴有明显的骨质疏松；骨破坏区出现软组织肿块和出现膨胀性骨破坏的概率较高。

复习思考题

一、选择题

1. 骨巨细胞瘤的典型 CT 征象包括（　　）

    A. 多数肿瘤的骨壳完整连续，但无包壳外软组织肿块

    B. 骨壳内面凹凸不平，肿瘤内无真正的骨性间隔

    C. 肿瘤与松质骨交界多不清楚，且无骨质增生硬化

    D. 肿瘤内密度均匀，有时可见液平

    E. 清楚显示肿瘤周围的软组织情况及与周围神经血管的关系

2. 骨样骨瘤特征性 X 线、CT 表现为（　　）

    A. 好发于胫骨和股骨干骺端

    B. 骨质破坏形成圆形低密度，周围有反应性骨硬化，其中央常见斑点钙化或骨化影

    C. 发生于松质骨，很少出现钙化

    D. 好发于颅骨

3. 骨软骨瘤的好发部位（　　）

    A. 骨盆   B. 颅骨   C. 脊柱

    D. 股骨下端、胫骨上端   E. 股骨干、胫骨干

4. 关于骨肉瘤的 MRI 检查描述，下列错误的是（　　）

    A. MRI 不能显示细小、淡薄的骨化或钙化

    B. 骨质破坏、骨膜反应、瘤骨和瘤软骨钙化在 T2WI 显示最好

    C. 骨质破坏、骨膜反应、瘤骨和瘤软骨钙化在 T1WI 显示最好

    D. 大多数骨肉瘤在 T1WI 上表现为不均匀的低信号，而在 T2WI 上表现为不均匀的高信号

    E. MRI 能判断骨髓受侵犯的程度以及检出骨髓内的跳跃性子灶

5. 骨髓瘤的 X 线表现（　　）

    A. 广泛性骨质疏松   B. 多发性骨质破坏   C. 软组织肿块

    D. 骨质硬化   E. 骨质硬化、破坏并存

6. 骨转移瘤较常见的影像学征象为（　　）

    A. 多发棉絮状成骨   B. 骨膜反应   C. 骨质破坏

    D. 病理骨折   E. 脊椎转移时，椎间盘多保持完整

二、简答题

简述骨肉瘤的 X 线分型及各型的 X 线表现。

思考题答案

一、选择题

1. B　2. B　3. D　4. C　5. A B C D E　6. A C D E

二、简答题

答：骨肉瘤大致可分为成骨型、溶骨型和混合型。

    成骨型：①以骨质增生、硬化（瘤骨或反应骨）为主，明显时可呈大片致密影称象牙质变，骨破坏较少或不明显。②骨膜增生较明显。③软组织肿块中也有较多肿瘤骨。

    溶骨型：①以骨质破坏为主，很少或没有骨质增生。②骨破坏呈不规则斑片状或大片低密度区，边界不清。③骨膜增生易被肿瘤破坏，形成骨膜三角。④软组织肿块中大多无瘤骨生成。⑤广泛性骨破坏时，易引起病理性骨折。

    混合型：骨质增生与破坏的程度大致相同。

第四节　肿瘤样病变

病例 10-4-1

【病史摘要】　男性,13 岁。右上臂间歇性疼痛 5 个月余(图 10-4-1)。

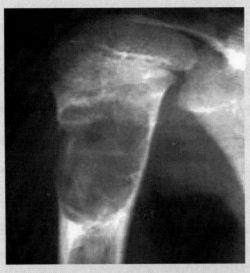

图 10-4-1　骨囊肿(1)的 X 线表现

【X 线表现】　右肱骨上段见囊性透亮区,边缘清晰,临近骨皮质轻度膨胀。

【X 线诊断】　骨囊肿。

病例 10-4-2

【病史摘要】　男性,25 岁。无症状,外伤后检查发现病变(图 10-4-2)。

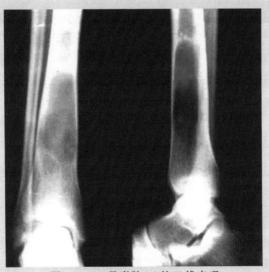

图 10-4-2　骨囊肿(2)的 X 线表现

【X 线表现】　右侧胫骨远端膨胀性透亮区,皮质变薄,边缘光整。

【X 线诊断】　骨囊肿。

临床思维：肿瘤样病变

骨囊肿（bone cyst）为单发性骨的瘤样病变，病因不明。瘤样病变是指临床、病理和影像学表现与骨肿瘤相似而并非真性肿瘤。囊壁为一层纤维包膜，囊内为黄色或褐色液体。主要以手术治疗为主，预后良好。骨囊肿在其发展过程中很少出现症状，大部分患者是由于外伤造成病理性骨折后产生局部肿痛、肿胀、压痛、不能活动等骨折表现而发现。少数病例表现为局部包块或骨增粗，关节活动多正常，肌肉可轻度萎缩。发生在下肢的患者，偶有跛行。常见于 20 岁以下的青少年。好发于长管状骨干骺端的松质或骨干的髓腔内，多见于股骨颈、股骨上端和肱骨上端。随着年龄增长，囊肿逐渐向骨干方向移动。一般无明显症状，多数因病理性骨折，出现疼痛、肿胀，功能障碍而就诊，X 线摄片才发现此病。

【影像学表现】 X 线摄片显示长骨干骺端或骨干部位有椭圆形溶骨破坏，边界清楚，其周围可见薄层硬化带，骨皮质可有轻度膨胀变薄。

【鉴别诊断】

1. 动脉瘤样骨囊肿 多为偏心性、具有中等度侵蚀性，且常可穿破骨皮质包壳、其边缘轮廓模糊不清，呈虫蚀状，其骨皮质常膨胀如气球状，可穿刺出新鲜血液，穿刺时常有血液搏动感。而骨囊肿则为黄色或褐色液体。

2. 骨巨细胞瘤 多见于 20 岁以上的成年患者，好发于股骨的远端及胫骨近端，病变呈多房状或泡沫状，具有高度偏心性和膨胀性，有一定的侵蚀性，可穿透骨皮质累及骨骺等特点。但股骨上端的骨巨细胞瘤与骨囊肿有时仍难以鉴别。

3. 孤立性骨嗜酸性肉芽肿 该病病损范围常较小，可发生于骨的任何部位，但以骨干部为多，常伴明显的疼痛，白细胞计数和嗜酸粒细胞计数均可增高，X 线影像其病损边缘不如骨囊肿清晰，且多有骨膜反应。

4. 非骨化性纤维瘤 多呈偏心性，距离骺板常有一定距离，病变范围较小。

5. 内生软骨瘤 好发于手、足短管状骨，X 线片上可见病变的透明区内有钙化斑点。

复习思考题

选择题

1. 骨囊肿属于（　　）
　　A. 良性骨肿瘤　　　　　　B. 恶性骨肿瘤　　　　　　C. 潜在性恶性肿瘤
　　D. 肿瘤样变　　　　　　　E. 继发性肿瘤

2. 下列表现属于骨囊肿的是（　　）
　　A. 骨片陷落征　　　B. 皂泡征　　　C. 横板征　　　D. 椒盐征

3. 关于骨囊肿的描述，下列错误的是（　　）
　　A. 不跨越骺板　　　　　　B. 股骨、肱骨、跟骨好发　　C. 可为单房或多房囊肿
　　D. 局部骨皮质变薄，但不向外膨隆　　E. 易发生病理性骨折

4. 符合骨囊肿 CT 表现的是（　　）
　　A. 边缘硬化，有液-液平　　B. 无钙　　　C. 无液-液平面、无增强
　　D. 有钙化或骨化影　　　　E. 边缘有硬化、无液-液平面

思考题答案

选择题

1. D　2. A　3. D　4. C

（蔡庆斌　王淑英　吴永强　李宏伟）

第二篇 介入放射学

第十一章 血管介入技术

第一节 经导管动脉栓塞术

病例 11-1-1

【病史摘要】 男性,22岁。咯血1小时入院(图11-1-1)。

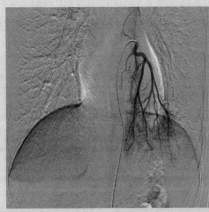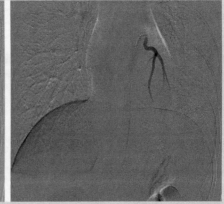

图 11-1-1 左侧支气管动脉造影表现

【造影表现】 血管造影示左侧支气管动脉明显增粗,实质期造影剂外溢。注入少许明胶海绵颗粒栓塞后,造影剂外溢消失。

【治疗效果】 咯血停止。

病例 11-1-2

【病史摘要】 男性,46岁。小肠穿孔术后鲜血便4天(图11-1-2)。

【造影表现】 肠系膜上动脉造影见,回盲区动脉期明显造影剂外溢至肠腔内,注入明胶海绵颗粒后再次造影见造影剂外溢消失。

【治疗效果】 便血停止。

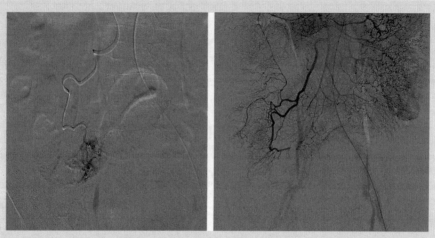

图 11-1-2　肠系膜上动脉造影表现

病例 11-1-3

【病史摘要】　男性,30 岁。外伤后腹痛,腹腔穿刺抽出不凝血(图 11-1-3)。

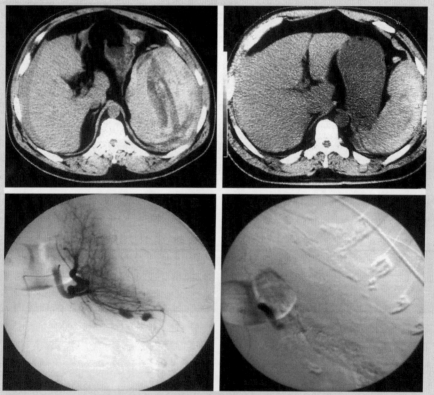

图 11-1-3　脾动脉造影表现

【CT 表现】　术前示脾大,内见混杂密度影,脾脏周边密度增高。栓塞后脾脏较前明显缩小,脾脏周边未见出血征象。

【造影表现】　脾动脉造影动脉期见脾下极有造影剂外溢,注入明胶海绵颗粒栓塞后造影剂外溢消失。

【治疗效果】　出血停止。

病例 11-1-4

【病史摘要】　女性,40 岁。月经量增多 8 年。彩超示子宫肌瘤(图 11-1-4)。

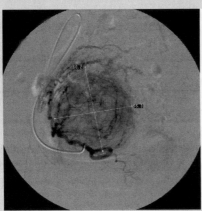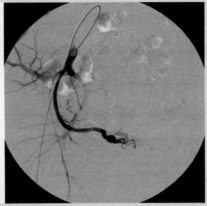

图 11-1-4　子宫血管造影表现

【造影表现】　血管造影示子宫螺旋动脉增粗,实质期见类圆形肿瘤染色。注入明胶海绵颗粒后再次造影见肿瘤染色消失。

【治疗效果】　月经量恢复正常。

病例 11-1-5

【病史摘要】　男性,56 岁。右上腹疼痛 3 个月余。CT 示肝右叶内占位性病变(图 11-1-5)。

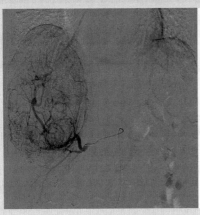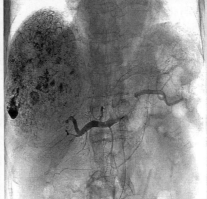

图 11-1-5　肝动脉造影表现

【造影表现】　肝动脉造影见动脉期肝右动脉增粗,血管分支紊乱成抱球征,实质期见巨大类圆形肿瘤染色,边界清楚,其内可见血管湖。注入碘化油与化疗药物配成的乳化液透视显示碘油沉积良好。

【治疗效果】　右上腹痛好转,CT 示肿瘤缩小。

病例 11-1-6

【病史摘要】 男性,52 岁。反复鼻出血 2 年,既往肝炎肝硬化病史 10 年,血小板 2.3×
10^9/L(图 11-1-6)。

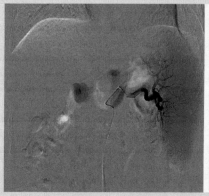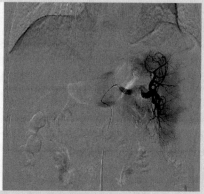

图 11-1-6 脾动脉造影表现

【造影表现】 血管造影示脾动脉增粗、迂曲,脾内血管分支增多,注入少许明胶海绵颗
粒后再次造影显示脾脏栓塞约 60%。

【治疗效果】 鼻出血症状消失,血小板 15×10^9/L。

临床思维:经导管血管栓塞术

经导管血管栓塞术(transcatheter arterial embolization,TAE)用于止血,特别是动脉性出血,如
外伤性盆腔和内脏出血、泌尿系统出血、消化道出血、严重鼻出血和颌面部出血、大咯血、手术后所
发生的内出血等。静脉性出血主要为保守治疗无效的食管静脉曲张出血,可以经过经皮肝穿刺门
静脉插管进入曲张的胃冠状静脉栓塞止血。用于治疗肿瘤,对于富血管性实体性肿瘤通过栓塞其
供养血管使肿瘤组织缺血坏死,达到缩小肿瘤体积,有些肿瘤可以通过栓塞得以根治。对恶性肿
瘤的栓塞常常与化疗药物的局部灌注结合进行,特别是使用碘油化疗乳剂,称之为化疗性栓塞。
对器官栓塞治疗的主要目的是为了消除或抑制其亢进的功能、减少体积或使之彻底消除。

复习思考题

选择题

1. 下列哪项为经导管栓塞术(　　)

 A. 肾自截　　　　B. 肝癌碘油栓塞　　C. 肺栓塞　　　　D. 脑栓塞　　　　E. 肾动脉成形术

2. 部分脾动脉栓塞如果过量栓塞,最容易引发的并发症(　　)

 A. 腹腔出血　　B. 白细胞下降　　　C. 血小板升高　D. 黄疸　　　　E. 脾脓肿

3. 下列哪项属于血管介入(　　)

 A. 冠脉搭桥术　B. 脾动脉栓塞术　　C. 经皮腰穿刺术　D. PTCD　　E. 经皮椎间盘切吸术

4. PVA 特点(　　)

 A. 永久栓塞剂　B. 可被吸收　　　　C. 有抗原性　　D. 液态　　　　E. 以上都不是

5. 下列栓塞剂中哪一项不是永久栓塞剂(　　)

 A. 明胶海绵　　B. 弹簧圈　　　　　C. 可脱球囊　　D. 无水乙醇　E. 碘化油化疗药物乳剂

6. 下列哪项不是液体栓塞剂(　　)

 A. 碘化油化疗药物乳化剂　　　　　B. 无水乙醇　　　　　C. 鱼肝油酸钠

　　D. 泡沫聚乙烯醇　　　　　　　　E. 组织胶

7. 原发性肝癌进行肝动脉栓塞治疗时常用的栓塞剂是(　　　)

　　A. 碘化油化疗药物乳化剂　　　B. PVA　　　　　　　　C. 无水乙醇

　　D. 明胶海绵　　　　　　　　　　E. 金属弹簧圈

8. 介入栓塞术可用于以下情况,不适宜的是(　　　)

　　A. 产后大出血　　　　　　　　　B. 肾挫伤　　　　　　　　C. 胃冠状静脉出血

　　D. 蛛网膜下腔出血　　　　　　　E. 脑实质出血

思考题答案

选择题

1.B　2.E　3.B　4.A　5.A　6.D　7.A　8.E

第二节　经皮腔内血管成形术

【示意图】　球囊血管成形术示意图见图 11-2-1。

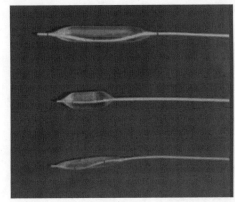
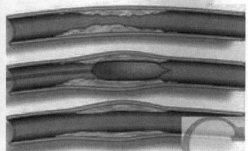

球囊导管

图 11-2-1　球囊血管成形术示意图

病例 11-2-1

　　【病史摘要】　男性,62 岁。心前区疼痛 1 个月。心电图示心肌缺血(图 11-2-2)。

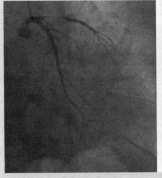
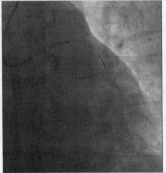
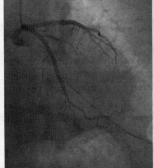

图 11-2-2　心肌缺血的冠状动脉造影表现

　　【造影表现】　血管造影示冠状动脉明显狭窄,球囊扩张后血管造影见血流通畅。

　　【治疗效果】　心肌缺血症状改善。

【示意图】 血管内支架示意图见图 11-2-3。

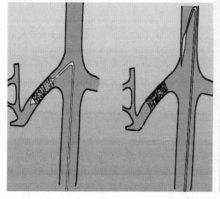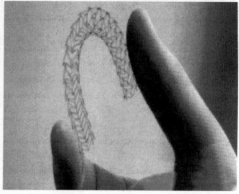

图 11-2-3 血管内支架示意图

病例 11-2-2

【病史摘要】 女性,68 岁。心前区疼痛 1 天。心电图示心肌梗死(图 11-2-4)。

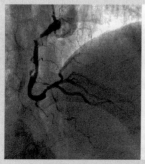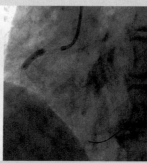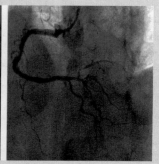

图 11-2-4 心肌梗死的冠状动脉造影表现

【造影表现】 血管造影示冠状动脉明显狭窄,球囊扩张植入金属支架血管造影见血流通畅。

【治疗效果】 心肌缺血症状改善。

病例 11-2-3

【病史摘要】 男性,60 岁。左下肢间歇性跛行 1 年(图 11-2-5)。

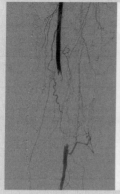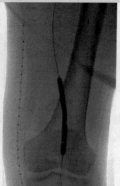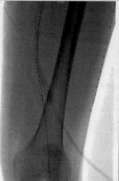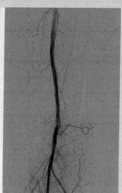

图 11-2-5 左股动脉造影表现

【造影表现】 血管造影示左股动脉下段血流中断,经球囊扩张后植入支架,再次造影示血管腔狭窄明显改善,血流通畅。

【治疗效果】 左下肢疼痛症状好转。

临床思维:经皮腔内血管成形术

经皮腔内血管成形术(percutaneous transluminal angioplasty,PTA)是指经皮穿刺置入导丝、球囊导管、支架等器械,对狭窄或闭塞的血管进行扩张和再通的技术。可用于全身动脉、静脉、人造或移植血管,是临床治疗血管狭窄闭塞性疾病的首选方法。

复习思考题

选择题

1. 球囊导管成形术后再狭窄机制中,不是导致血管急性闭塞的原因是(   )
   A. 内-中膜撕裂　　　B. 内膜剥离　　　C. 血管痉挛　　　D. 血栓形成　　　E. 血管破裂
2. 下列选项中,不是经皮经腔血管成形术适应证的是(   )
   A. 动脉粥样硬化引起的有血流动力学意义的血管狭窄
   B. 血管搭桥术后所致的吻合口狭窄及移植血管狭窄
   C. 肾动脉狭窄所致高血压
   D. 动脉狭窄段合并有溃疡或钙化者
   E. 血管肌性发育不良所致的局限形狭窄
3. 根据治疗领域分类,下列手术中不属血管系统介入放射学的是(   )
   A. 颅内动脉瘤电解式可托弹簧圈栓塞术　B. 原发性肝癌化疗栓塞术　C. 下腔静脉滤器植入术
   D. 原发性肝癌射频消融术　　　　　　　E. TIPSS 术
4. 外伤性肾挫伤合并假性动脉瘤形成,通常选用的栓塞物质是(   )
   A. 碘化油　　　B. PVA　　　C. 无水乙醇　　　　　D. 明胶海绵　　　E. 金属弹簧圈
5. 下列不是溶栓药物的是(   )
   A. 双香豆素　　　B. 尿激酶　　　C. 组织纤溶酶原激活因子　　　D. 链激酶　　　E. 东菱克栓酶
6. 介入治疗中常用的抗凝药物是(   )
   A. 低分子肝素　　　B. 鱼精蛋白　　　C. 阿司匹林　　　　　D. 肝素　　　E. 华法林
7. 在介入血管造影中,常使用血管活性药物提高造影诊断的准确性。下列药物中不是血管扩张剂的是(   )
   A. 罂粟碱　　　B. 前列腺素　　　C. 肾上腺素　　　　　D. 妥拉唑啉　　　E. 缓激肽
8. 下列溶栓药物中,溶栓药物过敏反应发生率高,临床现已很少使用的是(   )
   A. 蝮蛇抗栓酶　　　B. 尿激酶　　　C. 组织纤溶酶原激活因子　　　D. 链激酶　　　E. 东菱克栓酶

思考题答案

选择题

1.A 2.D 3.D 4.E 5.A 6.D 7.C 8.D

第三节　心脏疾病介入治疗——房间隔缺损

病例 11-3-1

【病史摘要】 女性,42 岁,心悸、气短 20 年。诊断:房间隔缺损(图 11-3-1)。

【介入治疗经过】 从股静脉插入直径 2～3mm 的传送器,将一个可自行膨胀的由镍钛

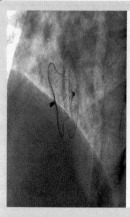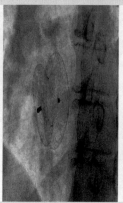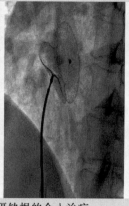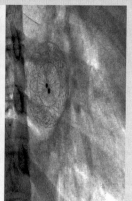

图 11-3-1　房间隔缺损的介入治疗

记忆合金丝编制而成的双盘结构封堵器放置在房间隔缺损处,封堵器犹如一把撑开的小伞,卡在房间隔上,心房水平的左向右分流随之消失。

【治疗效果】　症状改善。

临床思维:房间隔缺损

房间隔缺损(ASD)是较通常的,外科开胸手术修补安全、有效,但手术仍有一定的并发症及遗留手术疤痕等问题。使用"纽扣"式补片装置进行封闭 ASD,简化了操纵,手术更为安全有效。有手术指征的 ASD 患者符合以下条件者可经导管行介入封闭术:ASD 缺损最大伸展直径<30mm;缺损上下房间隔边沿不少于 4mm;房间隔的整体直径应大于拟使用的补片直径。

第四节　经导管药物灌注治疗——经导管溶栓术

病例 11-4-1

【病史摘要】　女性,66 岁。右上肢疼痛伴桡动脉搏动消失 5 小时(图 11-4-1)。

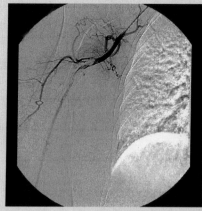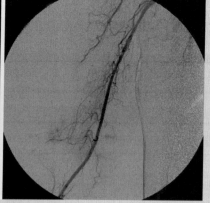

图 11-4-1　右上肢动脉造影表现

【造影表现】　血管造影示右腋动脉内充盈缺损,远端血管显影淡。经动脉灌注尿激酶溶栓治疗后再次造影示血管通畅。

【治疗效果】　右上肢疼痛消失,右桡动脉搏动正常。

临床思维:经导管溶栓术

经导管溶栓术(transcatheter thrombolysis)是通过介入微创技术将溶栓导管经动、静脉顺行插入病变血管,增加了溶栓药物与血栓的接触面积,缩短了溶栓药物到达血栓部位的时间,大大提高了病变部位局部的溶栓药物浓度,使高浓度溶栓药物在最短时间内达到最佳的溶栓效果,并降低了全身出血并发症的发生,从而取得较好的溶栓效果。

第五节 其他血管介入技术

一、血管内异物取出术

病例 11-5-1

【病史摘要】 女性,58 岁。血管内支架移位(图 11-5-1)。

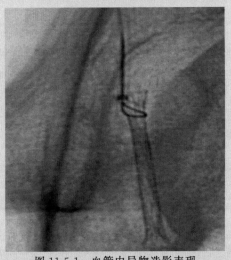

图 11-5-1 血管内异物造影表现

【造影表现】 DSA 引导下用圈套器取出移位支架。

临床思维:血管内异物取出术

心血管腔内异物残留是介入诊断和治疗操作中的一种严重并发症,若不及时处理可导致心血管机械性损伤、穿孔、破裂、栓塞、血栓形成、心律失常等,严重者可导致死亡。异物可分为两大类,一类是各种断裂或滑脱的导管、导丝;另一类是各种介入器材及附件。经皮心血管腔内异物取出术可以及时、有效、简便地异物的残留,从而提高了介入诊断及治疗的效果。

二、下腔静脉滤器植入术

病例 11-5-2

【病史摘要】 女性,65 岁。胸痛、胸部憋闷感 1 天。诊断:肺动脉栓塞、下肢深静脉血栓(图 11-5-2)。

【造影表现】 肾静脉造影明确肾静脉开口,于肾静脉开口下方植入下腔静脉滤器。

【治疗效果】 术后抗凝对症治疗,胸痛及下肢水肿症状消失。

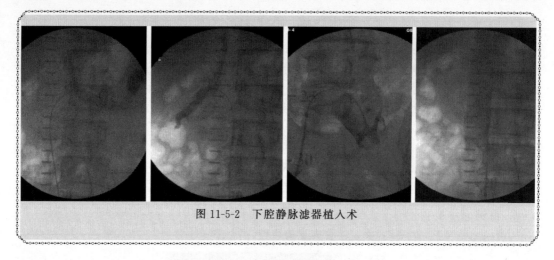

图 11-5-2 下腔静脉滤器植入术

临床思维:下腔静脉滤器植入术

下腔静脉滤器植入术主要治疗目的是为预防下肢及盆腔静脉系统血栓脱落后沿下腔静脉上行造成肺栓塞的几率降至最低,从而预防肺梗死发生。目前对于血栓性疾病的治疗在无禁忌的前提下以抗凝治疗为主,置入滤器不作为一种常规的手段。由于植入滤器可明显降低肺栓塞(PE)的发生率,滤器植入的目的是为了防止发生致命的 PE,同时尽可能减少滤器相关的并发症,因此,置入滤器应严格掌握指征,谨慎对待。

三、布-加综合征介入治疗

病例 11-5-3

【病史摘要】 男性,46 岁。间断腹胀、鼻出血 5 年。诊断:布-加综合征(图 11-5-3)。

【造影表现】 血管造影示肝静脉开口上方之下腔静脉阻塞,从股静脉送入穿刺针至肝静脉-下腔静脉汇合处,用穿刺针开通阻塞。用球囊导管扩张狭窄区,置入支架于阻塞区,再次球囊扩张。复查造影示下腔静脉通畅。

【治疗效果】 腹胀、鼻出血症状消失。

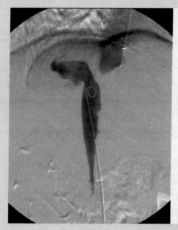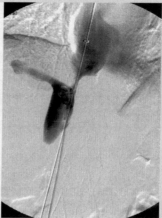

图 11-5-3 介入治疗的造影表现

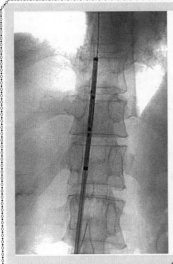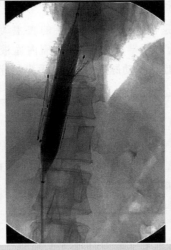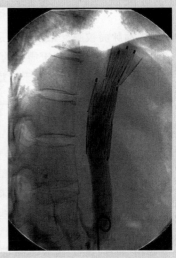

图 11-5-3　介入治疗的造影表现（续）

临床思维:布-加综合征介入治疗

布-加综合征为泛指肝静脉流出道(从肝小叶静脉到下腔静脉入右心房口处)任何部位、任何性质的血栓性阻塞。介入治疗目的是开通治疗(球囊扩张伴或不伴支架置入)的肝静脉流出道(肝静脉或下腔静脉)的短段狭窄或闭塞性病变,以其创伤小、操作简单、并发症少及可重复操作等优点已经成为布-加综合征主要的治疗方式。

四、腹主动脉瘤被膜支架植入术

病例 11-5-4

【病史摘要】　男性,53 岁。突发胸痛 1 天(图 11-5-4)。

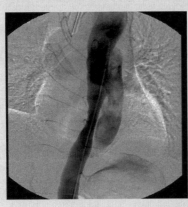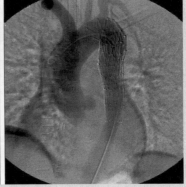

图 11-5-4　腹主动脉瘤被膜支架植入术

【造影表现】　造影见造影剂可通过主动脉壁上的裂口进入动脉夹层,使真假腔显示为两条平行的致密管道影,其中有一个细的透亮线影分隔。植入覆膜支架后假腔消失。

【治疗效果】　胸痛缓解。

临床思维:腹主动脉瘤被膜支架植入术

腹主动脉瘤被膜支架植入术是在肾动脉开口以下的腹主动脉瘤可经股动脉送入被覆有高分子材料薄膜的支架,跨于瘤体的上下端,使支架外的瘤内血液机化,瘤壁免受血流冲击,以防止瘤体破裂。被膜支架亦用于治疗假性动脉瘤,达到非手术治疗假性动脉瘤的目的。

复习思考题

选择题

1. TIPSS 手术主要应用于(　　)

　　A. 原发性肝癌　　B. 阻塞性黄疸　　C. 肝硬化、门脉高压　　D. 下消化道出血　　E. 脾功能亢进

2. 布-加综合征的临床表现中,不正确的是(　　)

　　A. 以青壮年多见,男性多于女性

　　B. 以中老年多见,女性多于男性

　　C. 腹痛、腹胀、黄疸、腹水、肝脾肿大等门脉高压的症状和体征

　　D. 双下肢肿胀

　　E. 活动后心悸、气短

3. 选择性腹腔干动脉造影中,下列动脉中不会显影的是(　　)

　　A. 胃左动脉　　B. 肝总动脉　　C. 脾动脉　　D. 肠系膜上动脉　　E. 胃右动脉

4. 下列选项中不是富血管肿瘤造影的典型表现的是(　　)

　　A. 肿瘤供血动脉增粗　　B. 肿瘤内可见到排列紊乱、增生的新生血管

　　C. 肿瘤内可见异常引流静脉、动静脉瘘　　D. 肿瘤染色

　　E. 邻近血管被推压包绕

5. 下列选项中,不是经皮经腔血管成形常见并发症一项是(　　)

　　A. 穿刺部位血肿　B. 动脉瘤形成　　C. 空气栓塞　　D. 血栓形成　　E. 血管壁破裂

6. 动脉穿刺插管术后,通常穿刺点压迫多长时间后局部加压包扎(　　)

　　A. 3~5 分钟　　B. 5~8 分钟　　C. 6~10 分钟　　D. 10~15 分钟　　E. 15~20 分钟

7. 下列途径中介入手术中最常用的穿刺途径的是(　　)

　　A. 桡动脉　　B. 肱动脉　　C. 股动脉　　D. 颈总动脉　　E. 锁骨下动脉

思考题答案

选择题

1. C　2. B　3. D　4. E　5. C　6. D　7. C

(刘　琳　莫庆国　蔡庆斌)

第十二章 非血管介入技术

第一节 管腔狭窄扩张成形术

一、胃肠道狭窄扩张成形术

【示意图】 胃肠道狭窄扩张成形术示意图见图 12-1-1。

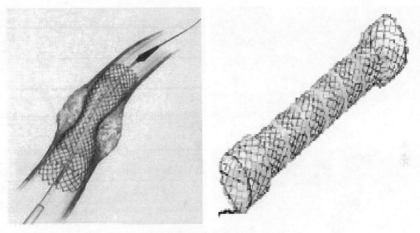

图 12-1-1 胃肠道狭窄扩张成形术示意图

病例 12-1-1

【病史摘要】 男性,52 岁。进行性吞咽困难半年。诊断:食管癌(图 12-1-2)。

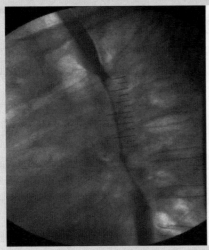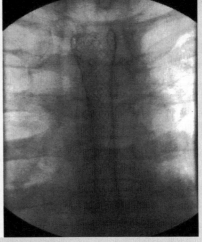

图 12-1-2 食管癌的造影表现

【造影表现】 造影见食管中下段明显狭窄,植入食管支架后狭窄明显改善。

【治疗效果】 吞咽困难症状改善。

<h3 style="text-align:center">临床思维：胃肠道狭窄扩张成形术</h3>

胃肠道狭窄常用球囊或支架扩张术为主要介入治疗方法，主要是通过介入方法将球囊导管或支架送入胃肠道狭窄段，充胀球囊或支架使其扩张狭窄病变。

<h2 style="text-align:center">二、胆道狭窄扩张成形术</h2>

病例 12-1-2

【病史摘要】 男性，52 岁。皮肤、巩膜黄染伴右上腹疼痛 1 个月。诊断：胆管癌（图 12-1-3）。

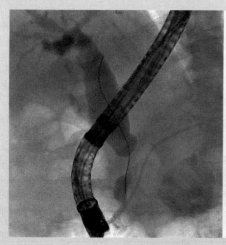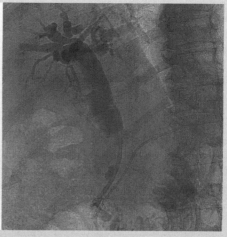

图 12-1-3　胆囊癌的造影表现

【造影表现】 胆道造影见肝内胆管明显增粗连续中断，植入胆道内涵管引流通畅。

【治疗效果】 右上腹疼痛改善，皮肤巩膜黄染逐渐改善。

<h3 style="text-align:center">临床思维：胆道狭窄扩张成形术</h3>

1. 良性胆管狭窄 炎症、手术等均可造成良性胆管狭窄，并引起梗阻性黄疸。一般用球囊扩张术治疗，先行经皮经肝胆管造影，明确胆管狭窄的部位、范围及程度。通过介入方法将球囊导管置于狭窄段。充胀球囊，以扩张狭窄。

2. 恶性胆管狭窄 对于不能手术治疗的恶性胆管狭窄，采用支架内引流，主要是靠金属支架弹性膨胀而支撑于胆管狭窄段，改善或恢复胆管形态，以达到引流的目的。

<h2 style="text-align:center">第二节　经皮穿刺引流与抽吸术——经皮经肝胆道引流</h2>

病例 12-2-1

【病史摘要】 男性，67 岁。间断右上腹疼痛，皮肤巩膜黄染 1 周。诊断：梗阻性黄疸（图 12-2-1）。

【造影表现】 经皮肝穿刺扩张胆，注入造影剂肝内胆管成树枝样分布，肝总管、胆总管、胆囊未显影。植入胆道内支架及外引流管，再次造影胆道通畅。

【治疗效果】 皮肤巩膜黄染逐渐改善。

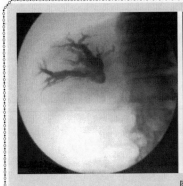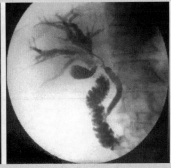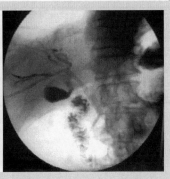

图 12-2-1 梗阻性黄疸的造影表现

临床思维:经皮经肝胆道引流

经皮经肝胆道引流分外引流、内引流、留置永久性涵管或支架引流。这种非手术性胆道引流已成为胆道恶性梗阻姑息治疗和梗阻性黄疸减压的有效方法。

1. 外引流 先行经皮经肝穿刺胆管,在导丝的引导下,将有多个侧孔的引流管置扩张的胆管内,导管头端放在梗阻的上方。即可将胆汁引流至体外,降低胆道内压力,缓解黄疸。

2. 内引流 在导丝的引导下,直接将引流管头端通过狭窄段,置于狭窄远端的胆管内或十二指肠内,胆汁即可经引流管之侧孔流入梗阻下胆管,进入十二指肠内。

3. 永久性涵管引流 主要用于不能手术切除的恶性胆道梗阻患者,作姑息治疗。

第三节 结石的介入处理

【示意图】 取石网篮示意图 12-3-1。

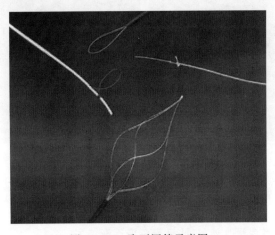

图 12-3-1 取石网篮示意图

病例 12-3-1

【病史摘要】 男性,53 岁。上腹疼痛 3 天。诊断:胆道结石(图 12-3-2)。

【造影表现】 胆管造影见肝内胆管增粗,胆管内充盈缺损,引入网篮取出结石,再次造影见胆道通畅。

【治疗效果】 上腹疼痛症状缓解。

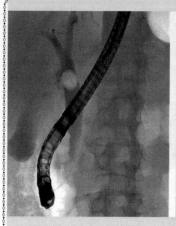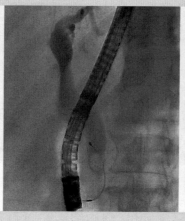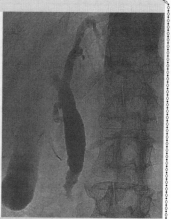

图 12-3-2　胆道结石(1)的造影表现

病历 12-3-2

【病史摘要】　男性,68 岁,皮肤巩膜黄染伴上腹疼痛 1 周。诊断:胆道结石(图 12-3-3)。

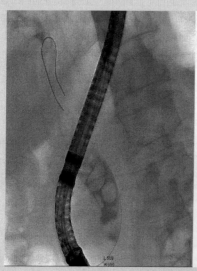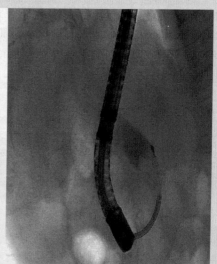

图 12-3-3　胆道结石(2)的造影表现

【造影表现】　胆管造影见胆总管内多发结石胆管增粗,引入取石网篮取出结石,再次造影见胆道通畅。

【治疗效果】　腹痛症状改善,皮肤巩膜黄染逐渐消失。

临床思维:结石的介入处理

　　胆道和泌尿系统结石是临床常见病、多发病,通过穿刺建立通道后,可以使用内镜或其他介入器材进行直接取石或粉碎取石。介入治疗方法简单、侵袭小。

复习思考题

选择题

1. 食管狭窄金属支架成形术不适宜（　　）
   A. 食管癌晚期　　　　　　B. 年龄偏小的儿童食管化学性烧伤　　　C. 食管气管瘘的患者
   D. 食管肿瘤术后复发的患者　E. 贲门癌
2. 下列消化道哪个部位不能进行管腔成形术的介入治疗（　　）
   A. 食管　　　　　B. 胃　　　　　C. 十二指肠　　　　D. 空肠　　　　E. 直肠
3. 下列器材中不在血管系统介入中使用的是（　　）
   A. 穿刺针　　　　B. 导丝　　　　C. 导管鞘　　　　D. 内涵管　　　　E. 金属支架
4. 下列不属于介入治疗非血管管腔成形术范围的是（　　）
   A. 胆道成形术　　B. 鼻泪管成形术　C. 泌尿道成形术　　D. 消化道成形术　E. 椎管成形术

思考题答案

选择题

1.B　2.D　3.D　4.E

第四节　经皮椎间盘突出切吸术

【示意图】　经皮椎间盘突出切吸术示意图 12-4-1。

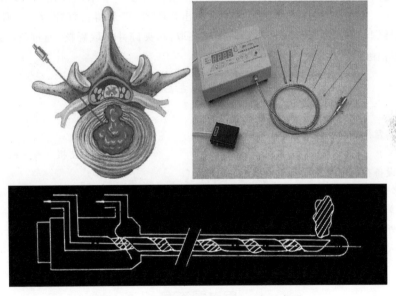

图 12-4-1　经皮椎间盘突出切吸术示意图

病例 12-4-1

【病史摘要】　男性,55 岁。腰痛伴左下肢痛 1 个月。诊断:腰椎间盘突出症(图 12-4-2)。

【造影表现】　穿刺针侧后方穿刺到椎间盘内,正侧位透视证实穿刺针在椎间盘中央。逐级扩张穿刺道,引入切割器治疗。

【术后疗效】　症状明显改善。

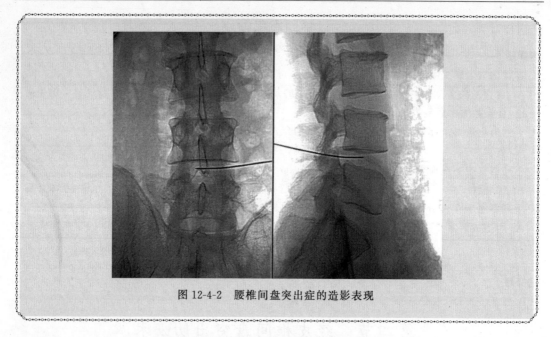

图 12-4-2　腰椎间盘突出症的造影表现

临床思维:经皮椎间盘突出切吸术

椎间盘突出是常见病,以往以保守治疗和手术治疗为主。手术治疗创伤大,术后部分病例复发。选择介入治疗,应用经皮穿刺腰椎间盘脱出切吸术,可取得良好疗效。切吸术通过介入方法送入的环锯切割纤维环。再通过送入髓核夹取钳,夹碎并夹取髓核,通过负压抽吸,吸出夹碎的髓核,以消除压迫症状。

复习思考题

选择题

1. 穿刺活检术常用的导引设备是(　　)
　　A. B 超　　　　B. CT 机　　　　C. DSA 机　　　　D. 开放型 MR 机　　　E. 电视透视机
2. 下列影像设备在血管系统介入放射学最常用的是(　　)
　　A. 彩色多普勒　B. 多排螺旋 CT 机　C. DSA 机　　　　D. 开放型 MR 机　　　E. 电视透视
3. 介入放射学分类正确的是(　　)
　　A. 内科、外科　　B. 西医、中医　　　C. 血管、非血管　　D. 传统、现代　　　E. 心血管、神经
4. 不属于介入导向设备的是(　　)
　　A. 透视　　　　B. 超声　　　　　C. CT　　　　　　D. 胃镜　　　　　　E. 心电图

思考题答案

选择题

1.A　2.C　3.C　4.E

（刘　琳　莫庆国　蔡庆斌）